Dr. med. Andreas Weins

NEURODERMITIS ENDLICH IM GRIFF

Wenn Kinderhaut juckt, brennt und Hilfe braucht

südwest

»Keep me away from wisdom that does not cry, from the philosophy that does not laugh, and from the greatness that does not bow to children.« – Khalil Gibran

INHALT

Hinweis: Aus Gründen der besseren Lesbarkeit wird bei Personenbezeichnungen und personenbezogenen Hauptwörtern in diesem Buch die männliche Form verwendet. Entsprechende Begriffe gelten im Sinne der Gleichbehandlung grundsätzlich für alle Geschlechter. Die verkürzte Sprachform hat nur redaktionelle Gründe und beinhaltet keine Wertung.

VORWORT

Zwischen unserer Haut und unseren Gefühlen gibt es eine besondere Verbindung. Davon zeugen nicht nur zahlreiche Redewendungen, wie die, dass uns etwas »unter die Haut geht« oder dass wir »aus der Haut fahren«. Unsere Haut spiegelt auch unsere Gefühle wider: Wir erröten aus Scham oder erblassen vor Schreck. Entsprechend verwundert es nicht, dass Erkrankungen, die unsere Haut betreffen, immer auch einen Einfluss darauf haben, wie wir uns fühlen. Dies trifft in besonderem Maße für die Neurodermitis zu. Nicht nur, weil die entzündlich gerötete Haut für unsere Umgebung sichtbar ist und für ungute Gefühle und Scham sorgt, sondern vor allem auch, weil der damit verbundene Juckreiz den Alltag erheblich mitbestimmen kann.

Eine ganz besondere Gefühlsebene sprechen Hauterkrankungen an, wenn sie unsere Kinder betreffen. Zumal die Neurodermitis hier in eine besonders sensible Lebensphase fällt und mit ihrem langen Schatten das Wunschbild einer unbeschwerten Kindheit trüben kann.

Genetische Veranlagung, Hautbarrierestörung, erhöhte Entzündungsbereitschaft, Veränderungen der Hautflora – an diesen Schlagworten zur Krankheitsentstehung lässt sich bereits erkennen, dass wir es bei der Neurodermitis mit einer vielschichtigen Erkrankung zu tun haben. Hinzu kommt, dass Begleiterkrankungen wie Nahrungsmittelallergien, Heuschnupfen und Asthma alles zusätzlich verkomplizieren können. Die vielen Facetten und Einflussfaktoren der Neurodermitis ziehen hohe Ansprüche an die Therapie nach sich – Ansprüche an alle, die mit ihr zu tun haben. Die Vielzahl an Maßnahmen reicht von Vermeidungsstrategien über die Basistherapie bis hin zur gezielten antientzündlichen Behandlung und psychosomatischen Betreuung.

»Was haben wir falsch gemacht?« Mit dieser Frage beginnen Eltern nicht selten das Gespräch in meiner Sprechstunde. Bis hierhin liegen in der Regel bereits zahlreiche Arztbesuche, noch mehr schlaflose Nächte und Behandlungsversuche mit verschiedenen Cremes hinter ihnen. Und eine gefühlt nicht enden wollende Suche nach möglichen Ursachen und Auslösern, gerade weil der Verlauf der Erkrankung für viele so unvorhersehbar und wechselhaft ist. Zu spüren ist neben der Erschöpfung und Ernüchterung daher oft auch Hoffnungslosigkeit und Verzweiflung, da man seinem Kind – trotz aller Bemühungen – am Ende doch nicht helfen kann. Doch es gibt Hoffnung. So kommen mir spontan einige Namen von kleinen Patienten aus meiner Sprechstunde in den Sinn, zum Beispiel Pia, Leo und Levi. Für sie, wie für so viele, wurden die Ekzeme schon in den ersten Lebensmonaten zu einem stetigen Begleiter, der Juckreiz, Hautbrennen und schlaflose Nächte bescherte. Bis zu unserem Kennenlernen hatten die drei schon einen beträchtlichen Teil ihrer noch kurzen Kindheit in Kinder- und Spezialkliniken verbracht – anstatt Zeit mit Gleichaltrigen im Kindergarten zu genießen. Heute stehen Pia, Leo und Levi wieder mitten im Leben: Sie toben, lachen, tanzen, spielen ... Individuelle Verläufe wie diese zeigen, dass die Neurodermitisbehandlung zwar herausfordernd sein kann, dass ein erfolgreiches Management aber möglich ist. Pia, Leo und Levi stehen stellvertretend für viele weitere »meiner Kinder« aus der Sprechstunde. Die Erfahrungen mit ihnen motivierten mich, dieses Buch zu schreiben. Auch Eltern, die ihre Erfahrungen, Ängste und Sorgen innerhalb von Neurodermitisschulungen mit mir teilten, haben einen großen Beitrag geleistet.

Meine persönliche Überzeugung ist, dass ein tieferes Verständnis für die Erkrankung des Kindes wesentlich zu einem erfolgreichen Management beiträgt. Denn wenn man versteht, was bei Neurodermitis in und unter der Haut passiert, kann man mit gezielten Maßnahmen gegensteuern. Darum möchte ich Ihnen mit diesem Buch einen umfassenden Überblick über die verschiedenen Aspekte geben und häufige Fragen beantworten, die sich zu Beginn oder im Laufe der Erkrankung auftun. Die einzelnen Kapitel werden sich – wie kleine Puzzlesteine – zusammenfügen und etwas großes Ganzes ergeben: kein Heilsversprechen, sondern eine alltagstaugliche Strategie, mit der es gelingen soll, die Neurodermitis in den Griff zu bekommen.

Ich gehe auch auf die unterschiedlichen Verlaufs- und Erscheinungsformen ein, die die Neurodermitis bei Säuglingen, Kleinkindern und Jugendlichen annehmen kann. Denn die häufigste chronische Hauterkrankung im Kindesalter hat viele Gesichter, was unter anderem an alterstypischen Unterschieden im Aufbau der Haut und an individuellen Einflussfaktoren liegt. All das ist wichtig für das erfolgreiche Management der Neurodermitis. Dieses Buch möchte die Struktur eines solchen Managements vorstellen und konkrete Hilfestellungen, Tipps und Strategien für die Behandlung und typische Alltagssituationen geben. Mir ist bei alldem wichtig, das Kind als Ganzes in den Mittelpunkt der Betrachtung zu stellen, denn das Thema Neurodermitis geht nach meiner Ansicht weit über die entzündlich gerötete und juckende Haut hinaus – gerade, weil unter jeder Haut eine Seele wohnt.

NEURODERMITIS IST GEFÜHLSSACHE

In diesem Kapitel erfahren Sie ...

- warum und wie die Kinderdermatologie sich von der Dermatologie bei Erwachsenen unterscheidet,
- wie eng Haut und Nervensystem miteinander verbunden sind und was das mit der kindlichen Seele zu tun hat,
- welche psychischen und körperlichen Belastungen die Neurodermitis für Kinder mit sich bringt.

KINDERDERMATOLOGIE BENÖTIGT ZEIT UND FEINGEFÜHL

Die Kinderdermatologie befasst sich mit den Hauterkrankungen von Kindern und Jugendlichen. Kinderdermatologie nenne ich gern auch Sinnesmedizin. Denn in den allermeisten Fällen geht es genau darum: hinzusehen, hinzuhören und (mit) zu fühlen.

Für die Einordnung der allermeisten Hauterkrankungen brauche ich in der Regel nicht viel mehr als meine Augen, Ohren und Hände und kann meist auf große und schwere Apparate verzichten, die komische Geräusche machen und aus dem Blickwinkel eines kleinen Kindes Furcht einflößend wirken können.

Als oberflächlichstes Organ fällt die Haut sprichwörtlich ins Auge und viele Veränderungen lassen sich mit den Händen ertasten. Mit allem, was hier sichtbar und tastbar ist, »spricht« die Haut: Dass ihr etwas fehlt und ob sie mit etwas kämpft, all das lässt sich anhand manchmal nur sehr diskreter, bisweilen aber auch sehr eindrücklicher Veränderungen nachvollziehen.

Bei tiefer unter der Haut liegenden Veränderungen, die schlecht von außen zu beurteilen sind, hilft oft der Einsatz eines Ultraschalls. Und in unklaren Fällen kann die Entnahme einer Gewebeprobe (Hautbiopsie) Klarheit schaffen.

Das Wort »Medizin« beginnt mit dem Buchstaben »M« wie »Mensch«. Das passt gut zu der Tatsache, dass gute Medizin eine persönliche Beziehung braucht. Besonders im Umgang mit Kindern ist diese Beziehungsebene eine wichtige Voraussetzung. Beziehungen entstehen durch Vertrauen, Zeit und einen Rahmen, in dem man sich öffnen kann. Leider ist Zeit heute, da die Medizin unter dem zunehmenden Druck der Wirtschaftlichkeit steht, mitunter zum Kostbarsten geworden, was wir haben – beziehungsweise was wir uns als Ärzte, die wir helfen wollen, tagtäglich erkämpfen müssen.

Doch Zeit ist gerade bei der Versorgung hautkranker Kinder eine wichtige Voraussetzung: für die Abklärung einer Krankheit und besonders für deren Behandlung. Für beides brauche ich beim Umgang mit Kindern und ihren Eltern Geduld und Zeit. Denn nur so kann ich mich gegenüber den Betroffenen öffnen, was wiederum die Voraussetzung für eine vertrauensvolle Arzt-Patienten-Beziehung ist, in der auch intime Themen, Ängste und Sorgen Platz haben. Gerade wegen dieser unmittelbaren Nähe – weil ich mit Augen, Ohren und Händen meinen kleinen Patienten und Eltern so nahekomme – hat mich die Behandlung von Haut- und Allergieerkrankungen schon früh fasziniert.

»Kinder sind keine kleinen Erwachsenen.«

Dieses Zitat verstand Maria Montessori als Leitspruch der durch sie geprägten Pädagogik. Auf Vorträgen zitiere ich diesen Spruch immer wieder, auch wenn es mir dabei weniger um Pädagogik geht. Vielmehr verdeutliche ich mit ihm die fundamentalen Unterschiede in Aufbau und Funktion der Kinder- gegenüber der Erwachsenenhaut. Diese Unterschiede haben entsprechende Konsequenzen für die Abklärung, die Behandlung und die längerfristige Betreuung chronischer Kinderkrankheiten. Leider findet das innerhalb eines zunehmend komplexer arbeitenden Gesundheitssystems immer weniger Berücksichtigung.

Was mir gerade bei der Betreuung von Kindern mit chronischen und vielschichtigen Erkrankungen schon während meiner Ausbildung auffiel, ist, wie schnell Kinder und Familien durch die Raster fallen können, wenn nicht mehr der »ganze Mensch« gesehen wird, sondern nur noch »die Neurodermitis«, »das Asthma« oder andere, kleine Facetten eines großen Ganzen. Meine persönliche Konsequenz war es, mit dieser Erkenntnis einen eigenen Weg zu beschreiten. Dieser Weg hat mich inzwischen neben meiner oberärztlichen Funktion in einer Kinderklinik in meine eigene Praxis geführt, in der sich alles um die Kinderhaut dreht. Hier kann ich vieles, wenn auch nicht alles, anders machen. In erster Linie: das Kind mit seiner Familie in den Mittelpunkt stellen, die Welt mit Kinderaugen betrachten, eine kindgerechte Umgebung bieten. Und mir Zeit nehmen, in meinem kleinen »Spatzennest« (Ulms Wahrzeichen ist der Spatz).

HAUTSACHE IST GEFÜHLSSACHE

Hautsache ist Gefühlssache: Wenn man sich durch eine Krankheit wie Neurodermitis nicht mehr wohl in seiner Haut fühlen kann, wird dies besonders deutlich. Denn wenn die Haut krank ist, so hat dies einen erheblichen Einfluss darauf, wie wir uns fühlen.

Das erlebe ich sowohl bei den Eltern, die mit ihrem hautkranken Kind Hilfe suchen, als auch bei meinen kleinen Patienten selbst. Wenn die Haut juckt, brennt und jede Berührung unangenehm ist, macht das etwas mit uns beziehungsweise unseren Kindern. Es verändert die Gefühlslage, das Verhalten zu mir selbst und zu anderen. Unsere Haut steht also in einer ganz besonderen Beziehung zu uns und ist gleichzeitig auch eine wichtige Verbindung zu den umgebenden Menschen. Besonders prägend ist diese Beziehung im Kindesalter.

Unter der Vielzahl an Hauterkrankungen im Kindesalter nimmt die Neurodermitis innerhalb meiner Sprechstunde einen besonders großen Anteil ein. Denn sie ist die häufigste chronische Erkrankung im Kindesalter, aktuell ist mehr als jedes zehnte Kind in Deutschland betroffen. Dabei hat die Neurodermitis in den westlichen Ländern über die letzten Jahrzehnte deutlich zugenommen. Auch die Neurodermitis ist Gefühlssache. Im Erstkontakt mit den Eltern sind oft Hilflosigkeit, Erschöpfung und Verzweiflung präsent – Gefühle, die mit einem allgemeinen Unbehagen, einer Zurückgezogenheit oder manchmal auch Gereiztheit der Kinder zusammentreffen.

Haut und Nervensystem – eng miteinander verflochten

Die besondere Verbindung zwischen Haut und Gefühlen wird bereits sehr früh geprägt, und zwar in der Embryonalphase, also der Zeit, die an die Verschmelzung von Ei- und Samenzelle anschließt. Haut und Nervensystem gehen in dieser Frühphase der Entwicklung aus derselben Grundstruktur hervor: einem Keimblatt, dem sogenannten Ektoderm. Dieser gemeinsame Ursprung verbindet beide Organe ein Leben lang fest miteinander und erklärt mitunter die wechselseitige Beziehung zwischen ihnen.

Wie eng Haut, die darunter liegende Seele und der Organismus miteinander verflochten sind, zeigen beispielsweise wissenschaftliche Untersuchungen zum direkten Körperkontakt zwischen Eltern und Kind unmittelbar nach der Geburt:[1] dem sogenannten »Skin-to-Skin«-Kontakt, bei dem das Neugeborene auf dem Oberkörper der Mutter oder des Vaters liegt. Dieser erste innige Hautkontakt fühlt sich nur nicht nur für beide Seiten gut an, sondern er hat erwiesenermaßen positive Wirkungen auf wichtige Körperfunktionen und die Psyche. Die beruhigende Wirkung zeigt sich aufseiten des Neugeborenen unter anderem in kürzeren Weinphasen, zudem sind die Kinder in Bezug auf Körpertemperatur und Herzschlag deutlich stabiler.

Auch auf mütterlicher Seite lassen sich positive Wirkungen feststellen: So fördert der Kontakt zwischen Mutter und Kind die Produktion von Muttermilch und trägt darüber hinaus zur Reduktion des Stresspegels bei, der bei all den Aufregungen und Anstrengungen vor und während der Geburt bekanntermaßen hoch ist. Einen wichtigen Beitrag leistet hier das Hormon Oxytocin. Oxytocin, das im menschlichen Gehirn gebildet wird, hat zum einen eine wichtige Bedeutung beim Geburtsprozess, indem es beispielsweise die Wehentätigkeit auslöst. Oxytocin beeinflusst zudem unsere Gemütslage und trägt wesentlich zur Ausbildung und Prägung von Beziehungen zwischen Menschen bei, auch zwischen Mutter, Vater und Kind. Über Berührungen entstehen somit Beziehungen. Unmittelbar nach der Geburt, aber auch zu jeder weiteren Stunde. Jeder dieser Hautkontakte ist wertvoll.

Neurodermitis beeinflusst viel mehr als die Haut

»Wir haben Angst, dass es Neurodermitis ist« – so antworten mir Eltern häufig auf die Frage, was der Anlass für den Besuch in meiner Sprechstunde sei. Tatsächlich ergab eine Elternbefragung zum Thema Kindergesundheit im Jahr 2015, dass es sich bei der Neurodermitis um die »Angstdiagnose Nummer eins« handelt.[2] Diese Angst treibt Eltern mit ihrem Kind insbesondere dann um, wenn die Haut zum ersten Mal gerötet ist, juckt, brennt und nichts so recht helfen mag.

Gefürchtet ist die Neurodermitis deshalb, weil es sich um eine chronische Krankheit handelt, deren Beschwerden dauerhaft und in wechselnder Intensität den Alltag überschatten können. Wie groß dieser Schatten sein kann, davon bekommt man einen Eindruck, wenn man mit Eltern, Geschwistern oder Großeltern ins Gespräch kommt. Denn wenn ein Kind leidet, leidet nicht nur das Kind selbst, sondern auch die Menschen in seinem Umfeld.

Unmittelbar verbunden mit der Neurodermitis ist der Juckreiz. Vielen bekannt sind die Bilder von entzündeter Haut, die von Kratzspuren gezeichnet ist, teils nässt und mit Krusten übersät ist. Auch das mit dem Juckreiz verbundene Kratzen und Scheuern bleibt für das Umfeld nicht unbemerkt. Sowohl aus dem Blickwinkel des hautkranken Kindes als auch aus dem seiner Familie ist die Neurodermitis jedoch weit mehr als »ein bisschen Juckreiz«, denn die Erkrankung zieht zahlreiche Einschnitte im Alltag nach sich.

Ein schweres Ekzem kann das Familienleben viel stärker beeinflussen, als man auf den ersten Blick vermuten würde, denn viele Belastungen bleiben von außen zunächst »unsichtbar«. Wie stark die Neurodermitis die Lebensqualität beeinträchtigen kann, macht eine inzwischen schon ältere Studie deutlich, deren Erkenntnisse jedoch noch immer aktuell sind. In dieser Untersuchung landete die schwere Neurodermitis teils mit großem Abstand vor anderen chronischen Erkrankungen wie der Blutzuckerkrankheit (Diabetes mellitus), Krampfanfällen (Epilepsie) oder chronischen Nierenleiden, die man auf den ersten Blick als viel gravierender ansehen würde.[3]

Tatsächlich gehen die Beeinträchtigungen, die die Neurodermitis mit sich bringt, wortwörtlich tiefer als nur bis zur Hautoberfläche. Viele davon bleiben auf den ersten Blick unsichtbar, obwohl sie im Alltag des Kindes und der Jugendlichen teils erhebliche Veränderungen nach sich ziehen können.

Gerade wenn sensible (z. B. Gesicht, Hände) oder große Teile der Haut von einer Krankheit betroffen sind, ziehen Kinder und Jugendliche mit besonders schwerem Gepäck auf dem Rücken durchs Leben. Selbst ein zunächst banal wirkender Besuch im Schwimmbad kann für Betroffene zu massivem Stress führen. Gezeigt hat dies unter anderem die sogenannte ISOLATE-Studie (International Study of Life with Atopic Eczema), für die mehr als 2000 Kinder und Jugendliche beziehungsweise deren Betreuungspersonen befragt wurden.[4] Erschreckend ist, dass die Mehrheit angab, unglücklich zu sein. Auch ich erlebe, wie die Neurodermitis Kindern und Jugendlichen bei der Entwicklung eines gesunden Selbstbewusstseins im Wege stehen kann und – wie es einer meiner jungen Patienten formulierte – »immer dabei ist«. Das macht mich immer wieder aufs Neue betroffen.

Jeder Abschnitt der Kindheit ist von wichtigen Entwicklungsphasen geprägt. Und so verwundert es auch nicht, dass eine chronische Erkrankung Spuren in der individuellen Biografie hinterlassen kann. Dass Kinder trotzdem ihren Weg gehen, ihre Potenziale, Interessen und Vorlieben entwickeln und leben

GUTE FRAGE

Wie belastet die Neurodermitis den Alltag von Kindern?

Verschiedene Studien untersuchten, welche Belastungen die Neurodermitis für Kinder mit sich bringt.[5] Einige von ihnen sind auch für Außenstehende direkt sichtbar, andere hingegen bleiben unsichtbar:

- Juckreiz, Hautbrennen und Kratzen
- Ein- und Durchschlafstörungen
- Konzentrationsstörungen
- Reduzierte Leistungsfähigkeit und Fehlzeiten in Schule/Kindergarten
- Einfluss auf Familienleben, Freundschaften, Partnerschaft und Freizeitgestaltung
- Zeitaufwand für die Behandlung einschließlich Kleidungsauswahl und -wechsel
- Angstgefühle, Rückzugstendenzen, depressive Verstimmung
- Ausgrenzung, Schamgefühle und Hänseleien

können, das ist das Ziel eines gelungenen Krankheitsmanagements, das in meinen Augen jedes Kind verdient hat.

Neben dem jungen Patienten selbst tragen aber auch die Eltern und Geschwister einen beträchtlichen Teil der Krankheitslast mit. Dem wird meiner Ansicht nach viel zu wenig Beachtung geschenkt – auch von uns Ärzten. Denn was mir auffällt: Eltern berichten mir immer häufiger, dass sie sich oft nicht verstanden oder ernst genommen fühlen. Das liegt zum Teil auch daran, dass innerhalb der knapp acht Minuten, die heutzutage ein durchschnittlicher Arzt-Patienten-Kontakt dauert, vieles unbemerkt bleiben muss.

Miteinander zu sprechen muss uns daher ein besonderes Anliegen sein. Wenn dieses Buch zum Austausch beiträgt, so freue ich mich darüber.

Nicht nur das Kind leidet

Im Erstgespräch mit Eltern spüre ich vielfach Hilflosigkeit, Erschöpfung und Verzweiflung. »Ich kann einfach nicht mehr« oder »Ich bin am Ende«, heißt es häufig. Fast immer schwingen Schuldgefühle bis hin zu Selbstvorwürfen mit, weil man dem eigenen Kind nicht helfen kann. Für zusätzliche innerliche Anspannung oder Gewissensbisse sorgen oftmals Schuldzuweisungen oder auch gut gemeinte Ratschläge durch andere, Meinungsverschiedenheiten zum grundsätzlichen Umgang mit der Erkrankung und der Therapie, aber auch Gefühle der Vernachlässigung beim Partner oder Geschwisterkind. Gerade bei einem schwer hautkranken Kind können sich so weitere Spannungen ergeben. Die Neurodermitis steht förmlich »zwischen« allen Beteiligten und stellt die Beziehung zwischen den Eltern, dem hautkranken Kind und seinen Geschwistern immer wieder aufs Neue auf die Probe.

Mit ihren vielen Facetten verlagert die Hauterkrankung die Aufmerksamkeit weg vom normalen Familienleben hin zu Krankheitsthemen. Die Versorgung des hautkranken Kindes steht im Mittelpunkt, was sich auch auf die Freizeitgestaltung und das Sozialleben der Familie auswirken kann. Im Säuglingsalter zwingt »die schlechte Haut« viele Eltern zu einer Absage des bereits gebuchten Babyschwimmkurses, im akuten Schub fallen Treffen mit Freunden, die geliebte Vereinstätigkeit oder der Urlaub kürzer als geplant aus. Wie Elternbefragungen zeigen, kann die Neurodermitiserkrankung eines Kindes sogar die weitere Familienplanung beeinflussen, woran deutlich wird, wie beträchtlich die Folgen auf das Familienleben sein können.[6]

Neben all diesen Problemen verlangt das Management der Neurodermitis von der Familie viel Zeit. Die äußerliche Behandlung der Haut, das Anlegen von Verbänden, zusätzliche Kleiderwechsel ... Schnell ist damit mehr als eine Stunde am Tag verbracht. Und so kann es auch nicht verwundern, dass viele Eltern mir gegenüber feststellen, dass für nichts anderes mehr Zeit bleibt.

Hinzu kommen die Ausgaben, die direkt für Medikamente, Pflegecremes und Hilfsmittel (wie z. B. Verbände) anfallen, ebenso wie für Maßnahmen, die sich indirekt aus der Erkrankung beziehungsweise ihrer Therapie ergeben (z. B. Anschaffung geeigneter Kleidung/spezieller Bettbezüge, Kosten für Babysitter für Arztbesuche). Im Rahmen einer Studie wurden hierzu vor einigen Jahren amerikanische Eltern von Kindern mit mittelschwerer bis schwerer Neurodermitis befragt. Ihre monatliche finanzielle Belastung durch die Erkrankung belief sich umgerechnet auf rund 250 Euro.[7] Auch wenn es zwischen dem amerikanischen und deutschen Gesundheitssystem beträchtliche Unterschiede gibt, so bestätigen auch Studien aus anderen Ländern eine erhebliche finanzielle Mehrbelastung. Diese übertraf sogar die Kosten für andere chronische Erkrankungen (wie z. B. Asthma) deutlich. In einer italienischen Untersuchung lagen die durchschnittlichen jährlichen Selbstkosten bei 1254 Euro, was immerhin etwa 100 Euro pro Monat entspricht.[8] Eine länderübergreifende Studie aus Europa (Tschechien, Dänemark, Frankreich, Deutschland, Italien, Niederlande, Spanien, Schweden und Großbritannien) bestätigte diese Zahlen.[9]

Mehr Zeitaufwand, weniger Geld – diese Probleme werden bei berufstätigen Eltern oft durch Fehlzeiten am Arbeitsplatz noch verschärft. Besonders in Erinnerung geblieben ist mir hier das Schicksal der Eltern des kleinen Leo. Als ich ihn kennenlernte, war seine Neurodermitis so schwer, dass die Haut vom Kopf bis zur Kleinzehe gerötet und von unzähligen Kratzspuren übersät war. Und das, obwohl bereits unzählige Arztbesuche und sogar wiederholte Klinikaufenthalte hinter der Familie lagen.

Für die damals noch berufstätigen Eltern bedeutete dies zusätzlich zu den emotionalen Belastungen: Betreuung des Geschwisterchens sicherstellen, Termine vereinbaren und anstelle zu arbeiten im Warte- und Sprechzimmer sitzen. Zusammen mit den Klinikaufenthalten ergaben sich schnell beträchtliche berufliche Fehlzeiten. Doch es kam noch schlimmer: Nachdem die Behandlungen und die vielen Arztbesuche irgendwann nicht mehr anders zu bewerkstelligen waren, gab Leos Mama ihre Berufstätigkeit auf, später verlor sein Vater infolge der krankheitsbedingten Fehlzeiten seine Anstellung …

Obwohl bei unserem Kennenlernen Verzweiflung und Hilflosigkeit den Raum füllten, beeindruckte mich der Zusammenhalt der Eltern trotz aller Schicksalsschläge ganz besonders. Heute haben Leo und seine Eltern dank neuer Medikamente und einem festen Therapieplan zurück in ein normales Leben gefunden. Entsprechend glücklich und dankbar bin ich, den Jungen und seine Eltern wieder lächeln zu sehen – in erster Linie, weil die Haut zur Ruhe gefunden hat, aber auch, weil der Familienalltag seinen gewohnten Gang nehmen kann und beide Eltern wieder fest im Berufsleben stehen.

Die Beeinträchtigungen der Berufstätigkeit, die von reduzierter Arbeitszeit über Fehlzeiten bis hin zu verzögerten Wiedereinstiegen reichen, sind in wissenschaftlichen Untersuchungen beschrieben.[10] So berichteten nahezu drei Viertel von rund 1000 befragten Eltern, dass sie aufgrund der Neurodermitis ihres Kindes in den letzten vier Wochen mindestens einen Tag am Arbeitsplatz gefehlt haben. Leos Familie ist nur ein Beispiel von vielen.

Wenn der Juckreiz den Schlaf raubt

Darin sind sich alle Eltern einig: »Wenn nur dieser Juckreiz nicht wäre!« Das ist der wohl drängendste Wunsch aller Eltern, die meine Sprechstunde aufsuchen. In der Tat geht ein Großteil aller Belastungen, die die Neurodermitis mit sich bringt, auf dieses unerträgliche Missempfinden zurück.

Oft berichten Eltern, dass mit den ersten Ekzemen eine allgemeine Unruhe bei den Kindern aufkommt und »man ihnen nichts recht machen« könne. Auf die Frage, wie es um das Schlafen steht, berichten mir die meisten, dass ihr Kind »schon immer ein schlechter Schläfer« war. Typisch sind ein »Schlafen in Etappen« und damit eine deutlich verkürzte Schlafdauer, ein weniger tiefer und weniger erholsamer Schlaf oder auch mal komplett schlaflose Nächte. Interessant ist, dass wir aus wissenschaftlichen Untersuchungen wissen, dass Kinder mit Neurodermitis selbst in der schubfreien Phase noch immer schlechter schlafen als hautgesunde Kinder.[11] Dabei greift alles ineinander: Wer schlecht schläft, ist »dünnhäutiger« und gerät leichter in Stress. Und wer gestresst ist, schläft bekanntlich schlechter. Eine Endlosschleife ...

Im Kleinkindalter leiden über 60 Prozent der Kinder mit Neurodermitis unter Schlafstörungen, womit der gesamte Tag – beziehungsweise Tag und Nacht – der Familie überschattet ist. Besonders treffend finde ich in diesem Zusammenhang das Bild eines Stramplers, auf dem der Spruch »If I don't sleep, nobody sleeps« steht. Das habe ich bei einer Vorbereitung eines Vortrages zum Thema Neurodermitis und Schlafstörungen entdeckt. Beim Einblenden dieser Vortragsfolie kommt zwar immer ein kurzes Schmunzeln auf, aber er spiegelt in der Tat die Realität sehr vieler Eltern wider.

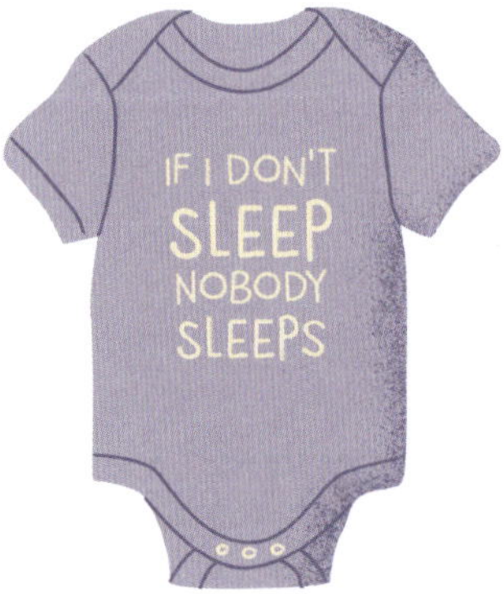

Ein Body mit einem Slogan, der besonders im Kontext eines an Neurodermitis erkrankten Säuglings zutrifft, denn infolge des gestörten Schlafes finden auch seine Eltern und Geschwister häufig nachts nicht zur Ruhe.

Denn die meisten von ihnen berichten, dass der Juckreiz und das Kratzen des Kindes nicht nur das Kind, sondern auch sie selbst nachts wach halten. Nächte, angefüllt mit dem Wehklagen des Kindes, den unterschiedlichsten Linderungsversuchen, mit Eincremen und Kühlung der Haut, feuchten Umschlägen, Umziehen, Ablenken mit einer Geschichte und mit der Frage: »Was können wir noch tun?« – die Liste könnte noch lange fortgesetzt werden, wie die Nacht zum Tag werden kann … Selbst wenn das Kind (noch) schläft, kann die Betroffenheit über die intensiven Kratz- und Scheuergeräusche aus dem Zimmer nebenan Eltern und Geschwisterkinder wach halten.

Bemerkenswert sind in diesem Zusammenhang Zahlen, die eine Befragung von Eltern ergab: Mehr als die Hälfte der Eltern berichtete, mindestens zweimal pro Nacht aufgrund der kindlichen Erkrankung wach zu sein. Die Schlafzeit reduzierte sich um mehr als zwei Stunden pro Nacht.[12]

Folgen des Schlafmangels

All das ist nicht nur deshalb bedeutend, weil unser Schlaf mitbestimmt, wie wir uns am nächsten Tag fühlen. Der Schlaf hat auch wichtige neurokognitive Funktionen. Damit ist unter anderem gemeint, dass unser Gehirn während des Schlafes Informationen des Tages verarbeitet und im Gedächtnis verankert. Bei der Flut an Informationen, die tagtäglich auf uns einprasseln, wird im Gehirn so gleichzeitig auch »ausgemistet« und Platz für neues Lernen geschaffen. Der Schlaf trägt also zur Gedächtnisbildung bei und ist damit keineswegs eine Phase der Inaktivität. Auch außerhalb des Gehirns wirkt er an bedeutenden Prozessen mit: So werden während der Nacht unter anderem Hormone freigesetzt, die den Stoffwechsel im Körper regulieren.

Unabhängig von der Neurodermitis sind die Erkenntnisse der Wissenschaft zum Schlafmangel allgemein interessant. Dessen Folgen auf den Körper können sehr vielfältig sein. Menschen, die schlechter schlafen, erkranken beispielsweise häufiger an Übergewicht und Blutzuckerkrankheit (Diabetes). Gleichzeitig wissen wir inzwischen, dass Schlafmangel unterschiedliche entzündliche Prozesse in unserem Körper fördern kann – in der Haut wie auch darunter.[13]

Eine wenig erholsame oder gar schlaflose Nacht äußert sich bei Säuglingen und Kleinkindern in der Regel in quengeligem Verhalten und allgemeiner Unzufriedenheit, bei älteren Kindern und Jugendlichen zusätzlich mit Kon-

INFO Schlaf: Von wegen Ruhephase!

Der Schlaf spielt eine wichtige Rolle bei der Verarbeitung von Erfahrungen und Informationen (Lernen, Erinnern, Vergessen). Dies spiegelt sich auch darin wider, dass Säuglinge und Kleinkinder einen besonders hohen Schlafbedarf haben. Von stolzen 14 Stunden bei Neugeborenen nimmt er bis zum Eintritt ins Erwachsenenalter auf sieben bis acht Stunden ab.

zentrationsproblemen. Damit beeinträchtigt der Schlafmangel auch die schulische beziehungsweise berufliche Leistungsfähigkeit.

Noch immer sehr präsent sind mir die Erinnerungen an die Familie des zehnjährigen Noah, der unter schwersten Ekzemen an Händen und Füßen litt. Mehrfache Klinikaufenthalte und noch viel mehr Arztbesuche hatten zu so häufigen Fehlzeiten in der Schule geführt, dass seine Leistungen innerhalb eines Jahres so deutlich nachließen, dass der schon sicher geglaubte Übertritt von der Grundschule auf die weiterführende Schule letztlich nicht mehr möglich war …

Die Enttäuschung und Verzweiflung von Noah und seinen Eltern waren damals bedrückend. Es war klar, dass etwas passieren musste – auch deshalb, weil der Junge sich im Zuge der Erkrankung mehr und mehr zurückzog. Nach Durchsicht der zahlreichen Befunde und einer Übersicht über die unzähligen Therapieversuche stellten wir die Behandlung gemeinsam neu auf. Der Junge erhielt, nachdem die äußerlichen Behandlungsoptionen ausgeschöpft waren, eine innerliche Behandlung mit einem sogenannten Biologikum (→ Seite 167). Damit kam es innerhalb weniger Monate zu einer sehr guten Kontrolle der Ekzeme und des Juckreizes.

Nicht nur Noahs schulische Leistungen verbesserten sich, er zeigte sich auch offener im Kontakt mit Gleichaltrigen und ließ sich wieder auf gemeinsame Freizeitaktivitäten ein. Später konnte er (wenn auch mit kurzem Umweg) die ursprünglich angedachte weiterführende Schule besuchen. Kleine Helden wie ihn auf ihrem Weg begleiten zu dürfen, machen mein Leben reich – und sind für mich von unschätzbarem Wert. Das macht alle Anstrengungen in und außerhalb der Sprechstunde wett.

Mit ihrem Schicksal sind Noah und seine Familie nicht allein. Denn dass die Ekzeme und schlaflose Nächte zu Fehltagen und damit zu Problemen in der

Schule führen, davon berichten mir Eltern im Anamnesegespräch oft. Eine Elternbefragung in diesem Zusammenhang ergab, dass Kinder mit moderaten Ekzemen circa vier, bei mittelschwerer bis schwerer Neurodermitis durchschnittlich sogar sieben Fehltage pro Monat aufweisen.[14] Schlafstörungen, Konzentrationsschwierigkeiten, häufige Fehlzeiten: Die Chancen auf einen erfolgreichen Schulabschluss können sich für Kinder und Jugendliche laut Studien so verringern.[15]

Was für Schulkinder der Besuch der Schule ist, ist für Kleinkinder der Besuch einer Kindertagesstätte oder eines Kindergartens. Auch dort zeigt sich: Kinder, die schwer von Neurodermitis betroffen sind, haben krankheitsbedingt häufigere Fehlzeiten. Sie erleben vielfach einen Alltag, der mit seinen vielen Belastungen und Herausforderungen in krassem Kontrast zum Wunschbild einer »normalen Kindheit« steht.[16]

Doch es kommt noch schlimmer. Dass Schlafstörungen langfristig sogar weit tiefere Spuren hinterlassen können, zeigen Untersuchungen der letzten Jahre. So stehen einige Verhaltensauffälligkeiten in Zusammenhang mit Juckreiz und einem gestörten Schlaf.[17] Hierzu zählt unter anderem auch die Aufmerksamkeitsdefizit-Hyperaktivitätsstörung (ADHS).[18] Darüber hinaus haben Kinder, Jugendliche und Erwachsene mit Neurodermitis ein höheres Risiko für die Entwicklung einer Anpassungsstörung, Depression und Angststörung.

Wenn die krankheitsbezogenen Belastungen die eigenen Bewältigungsmöglichkeiten übersteigen, können sich dadurch psychische Veränderungen ergeben, die zu einer Anpassungsstörung führen. Das Risiko für eine der genannten psychischen Erkrankungen scheint sogar für Geschwisterkinder erhöht zu sein – und zwar unabhängig davon, ob diese selbst von einer Neurodermitis betroffen sind.[19]

Diese Erkenntnisse zwingen uns, bei der Neurodermitis »groß« zu denken. In erster Linie zum Wohle des betroffenen Kindes, aber auch der Menschen in seinem Umfeld. Neben den langfristigen Spuren, die gerade eine schwere Neurodermitis in der Biografie des Kindes und dem Familienleben hinterlassen kann, gehen wir heute davon aus, dass eine frühe und konsequente Behandlung das Risiko für mögliche Begleiterkrankungen reduzieren kann (→ Seite 178).

DIE KINDERHAUT – EIN TAUSENDSASSA

In diesem Kapitel erfahren Sie …

- wie unsere Haut aufgebaut ist und welche Besonderheiten Kinderhaut aufweist,
- warum man die Haut mit einer festen Außenmauer vergleichen kann,
- welch entscheidende Aufgaben diese »Außenmauer« erfüllt,
- was die Haut mit unserem Immunsystem zu tun hat,
- was Kinderhaut so besonders (empfindlich) macht.

DIE KINDERHAUT HAT ALLERHAND ZU TUN

Die Haut des Menschen ist ein faszinierendes Organ. Dass ich als Kinderhautarzt zu dieser Feststellung komme, mag wenig verwunderlich erscheinen. Tatsächlich ist sie nicht nur ein wortwörtliches Schwergewicht, sondern auch ein wahrer Tausendsassa.

Obwohl sie selbst nur wenige Millimeter dick ist, macht die Haut dennoch einen beträchtlichen Teil des Körpergewichts aus: stolze 15 Prozent, was schon bei einem Kleinkind ein bis zwei Kilogramm entspricht. Mit ihren rund zwei Quadratmetern Fläche, die sie im Laufe des Lebens einnehmen wird, stellt die Haut auch flächenmäßig das größte Organ des Menschen dar.

Noch weitaus faszinierender finde ich aber die vielen Aufgaben, welche die Haut tagein, tagaus erfüllt – in der Regel unbemerkt und ohne unser Zutun. Einige von ihnen sind lebenswichtig. So beschützt uns die Haut (Barrierefunktion, Immunfunktion), versorgt uns (Vitamin D) und lässt uns mitfühlen an dem, was um uns passiert (Sinnesfunktion). Die menschliche Haut ist also ein echtes Schwergewicht – nicht nur, was die Gesundheit angeht.

Die Haut: Eine feste Außenmauer

Die augenscheinlichste Aufgabe der Haut ist sicherlich, dass sie ein Grenzorgan darstellt: eine feste Außengrenze, die unser Inneres von dem, was uns umgibt, abgrenzt und beschützt. Dies macht unsere Haut zu einer festen Bastion, an der im besten Fall nichts und niemand vorbeikommen soll. Denn in unserer Umwelt wimmelt es nur so von potenziellen Gefahren – sichtbar und unsichtbar, darunter Verletzungen und Bakterien, Viren und Pilze, aber auch Allergene, Reiz- und Schadstoffe sowie UV-Strahlung.

Daneben sorgt unsere Haut dafür, dass Überlebenswichtiges, das in uns steckt, nicht verloren geht – im Wesentlichen geht es dabei um Wasser und Wärme. Unsere Körpertemperatur wird unter anderem über die Eng- und Weitstellung der Hautgefäße mitreguliert. Hierzu tragen auch die Schweißdrüsen in der Haut bei, die wiederum in den Wasserhaushalt eingebunden sind. Indem wir schwitzen und der dabei abgesonderte Schweiß verdunstet,

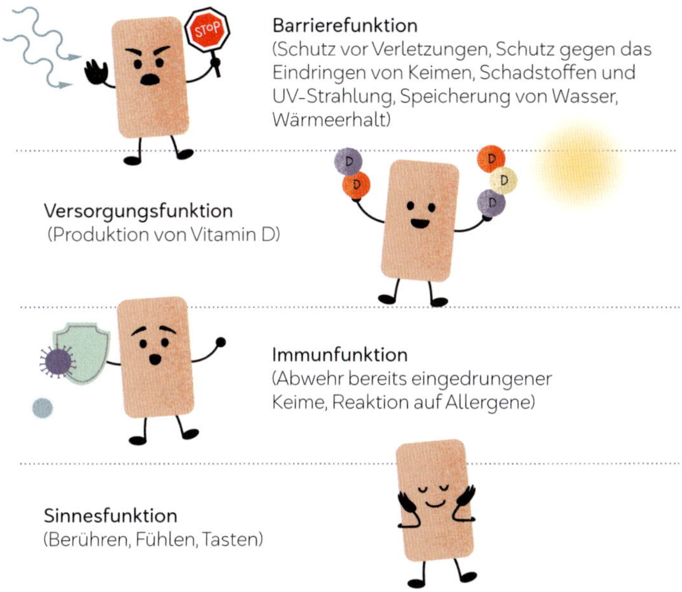

Die Haut schützt als Grenzorgan (Barrierefunktion) vor potenziell schädlichen Außeneinflüssen. Mitbeteiligt ist sie hieran als Sinnesorgan mit dem Tast-, Schmerz- und Temperatursinn (Sinnesfunktion). Bei der Abwehr von Infektionserregern und Allergenen wirkt das hauteigene Immunsystem (Immunfunktion) mit. Wichtig ist auch der Beitrag zur Vitamin-D-Produktion (Versorgungsfunktion).

entsteht ein Kühleffekt, mit dem sich unser Körper vor dem Überhitzen bewahrt, beispielsweise bei körperlicher Anstrengung oder heißen Außentemperaturen. Die Talgdrüsen leisten mit ihrem feinen Fettfilm ebenfalls einen wichtigen Beitrag zum »natürlichen Verdunstungsschutz« der Haut.

»Ziegel« und »Mörtel«: Von Hautzellen, Lipiden & Co.

Unsere »Hauthülle« besteht aus verschiedenen Schichten: der Unterhaut, der Lederhaut und der Oberhaut. Die äußerlich gelegene Oberhaut (Epidermis), die uns im Zusammenhang mit der Neurodermitis interessiert, setzt sich aus unterschiedlich geschichteten Zellen (Horn-, Körner-, Stachel- und Basalzellen) zusammen, die sich etwa im Zyklus von 30 Tagen erneuern. Diese Zellen kann man sich wie Ziegelsteine vorstellen, die von einer speziellen »Kittsubstanz« zusammengehalten werden (→ Abb. Seite 28). Sie bilden damit

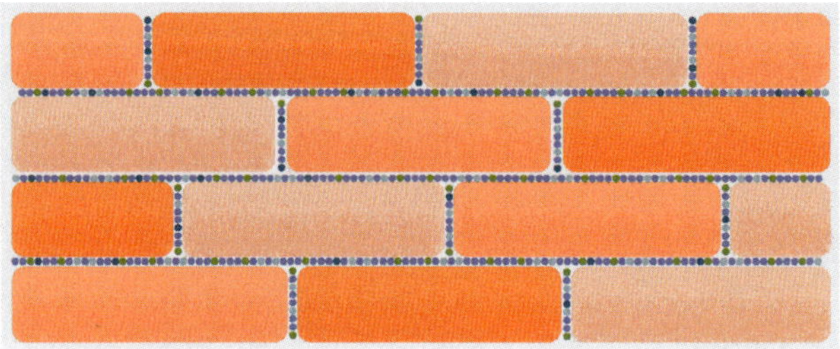

Stellt man sich die gesunde Haut als Ziegelsteinwand vor, so sind ihre Steine (Hautzellen) durch eine Kittsubstanz (Lipide, Natural Moisturizing Factors) fest miteinander verbunden.

eine Art feste Außenmauer. Bei gesunder Haut sitzen die Ziegelsteine dicht an dicht und sind fest in den dazwischenliegenden Mörtel eingebettet. Eine solche Mauer trotzt allen Witterungen und Belastungen.

Der »menschliche Mörtel« oder »Kitt« ist ein komplexes Gemisch aus ...

- verschiedenen Fettmolekülen (auch Lipide genannt),
- Eiweißstoffen (Strukturproteinen) und
- Feuchthaltefaktoren (Natural Moisturizing Factors, NMF).

Ein besonders wichtiges Strukturprotein ist das Filaggrin (Filament Aggregating Protein). Es hat einen wesentlichen Anteil daran, die Zellen der Oberhaut zwischen- und untereinander zu verbinden und zusammenzuhalten – womit die Haut auch abgedichtet wird. Veränderungen im Filaggrin-Molekül prägen in besonderem Maße das Risiko mit, an Neurodermitis zu erkranken. Welche Komponenten neben dem Filaggrin darüber entscheiden, ob unsere Haut eine feste Bastion darstellt oder nicht, lesen Sie im Abschnitt »Filaggrin – ein besonderer Baustein der Hautbarriere« (→ Seite 45).

Feuchthaltefaktoren können Wasser binden und halten damit auch die Haut dicht. Sie setzen sich aus verschiedenen Molekülen zusammen: unter anderem Aminosäuren, Mineralsalze, Harnstoff und Milchsäure. Auch als Natural Moisturizing Factors (NMF) bekannt, tragen sie maßgeblich dazu bei, dass sich gesunde Haut weich und geschmeidig anfühlt. Außerdem unterstützen sie den leicht sauren pH-Wert der Haut, den sogenannten Säureschutzmantel, der einen natürlichen Schutz gegenüber Infektionserregern aus der Umwelt und auf der Hautoberfläche darstellt. Hierauf gehe ich im Abschnitt zum Hautmikrobiom näher ein (→ Seite 30).

Halten wir fest: Die Haut sichert als Außengrenze des Menschen wichtige Körperfunktionen und schützt vor potenziellen Gefahren. Ohne Haut wären wir allen Einflüssen der Umwelt ungeschützt ausgesetzt. Ohne Begrenzung nach außen würden wir im wahrsten Sinne des Wortes austrocknen und alle Wärme verlieren. Damit kämen auch sämtliche Stoffwechselprozesse im Körper zum Erliegen.

Besonders dramatisch sind die Folgen, wenn große Teile oder gar die gesamte Haut schon von Geburt an krank sind. Ursache hierfür können zum Beispiel angeborene Verhornungsstörungen der Haut sein, sogenannte Ichthyosen (griechisch *ichthyo*: Fisch, noch immer geläufig ist daher der Ausdruck »Fischschuppenkrankheit«). Immer wieder werde ich zur Beurteilung des Hautzustandes auf eine Neugeborenen- oder Intensivstation zu Kindern gerufen, deren kranke Haut komplett gerötet ist und schuppt. Diesen Zustand nennen wir Erythrodermie (griechisch *erythro*: rot; *derma*: Haut). Hierbei handelt es sich um einen echten Notfall, weil diese Kinder gefährdet sind, über die kranke Haut rasch Körperwasser und Wärme zu verlieren. Daher liegen sie immer in Inkubatoren, die für eine konstante Luftfeuchtigkeit und Temperatur sorgen. Gleichzeitig sind sie besonders anfällig für Infektionen der Haut, sodass besondere Hygienemaßnahmen erforderlich sind.

INFO

Der Begriff der Hautbarrierestörung

Das Bild der festen Außenmauer greife ich gerne innerhalb der Sprechstunde und Neurodermitisschulung auf. Denn damit lässt sich sehr gut die Grundfunktion der Haut beschreiben, aber auch, was bei der Neurodermitis fundamental gestört ist: die Abgrenzung nach innen und außen. Und wo klare Grenzen fehlen, herrscht oft Unordnung, manchmal sogar Chaos. Da verhält es sich in der Haut nicht anders als im Alltag.

Die Neurodermitis beruht auf einer Störung dieser festen Außenmauer, der Hautbarriere. Weil die Hautbarrierestörung das zentrale Problem bei der Krankheitsentstehung ist und viele Facetten der Neurodermitis erklärt, ist dieses Verständnis so wichtig. Daher komme ich im Kapitel »Was ist bloß los in der Haut? Neurodermitis verstehen« (→ Seite 42) auch nochmals ausführlicher darauf zurück.

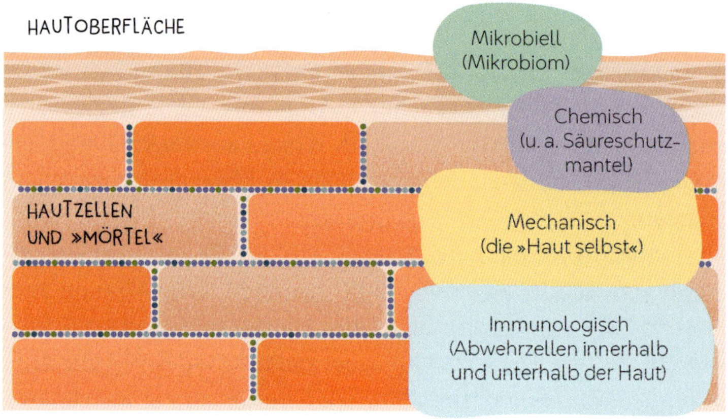

Der Vergleich mit einer festen Außenmauer macht deutlich, was die Hautbarriere ausmacht: Das Zusammenspiel ihrer verschiedenen Komponenten (mikrobiell, chemisch, mechanisch, immunologisch) macht sie gegenüber Einflüssen von Fremdstoffen, Infektionserregern und Allergenen zu einer festen Bastion.

Die Hautbarriere umfasst neben der mechanischen Komponente (den Zellen oder »Ziegeln«) und der chemischen Komponente (dem »Mörtel« mit seinen verschiedenen Bestandteilen) noch weit mehr. Zu ihren weiteren Elementen gehört das Hautmikrobiom (mikrobielle Barriere), das mit seiner Vielzahl an »Hautbewohnern« ebenfalls eine feste Bastion bilden kann. Der am tiefsten gelegene Teil der Hautbarriere schließlich erfüllt wichtige Immunfunktionen – ein Verbund aus Abwehrzellen, die eine Art Sicherheitsdienst oder »Hautpolizei« darstellen (→ Abb. oben). Doch wenden wir uns zunächst dem Mikrobiom zu.

Wohngemeinschaft »Außenmauer«: Das Hautmikrobiom

Die Haut ist also weit mehr als eine mechanische und chemische Barriere. Sie stellt zugleich eine Art kleines »Ökosystem« dar. Denn auf unserer Oberfläche wimmelt es nur so von Keimen – vorrangig Bakterien, aber auch Viren, Pilze und andere Mikroorganismen. Eine bunte Wohngemeinschaft an mikroskopisch kleinen Einsiedlern, die in ihrer Gesamtheit als Hautmikrobiom bezeichnet werden.

Neben zahlreichen Nützlingen, die die Hautgesundheit fördern, finden sich hier auch mögliche krankheitsauslösende Keime. Viele von ihnen können nur

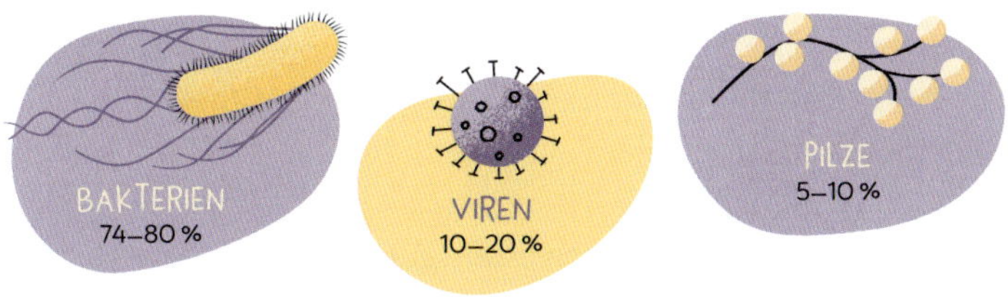

Auf der Hautoberfläche tummeln sich Bakterien, Viren und Pilze. Die Gesamtheit dieser Mikroorganismen wird als Hautmikrobiom bezeichnet. Veränderungen des Hautmikrobioms beeinflussen die Entstehung und den Verlauf von Hauterkrankungen wie der Neurodermitis.

bei Hautverletzungen für Ärger sorgen, wenn sie ins Körperinnere eindringen und dann Infektionskrankheiten hervorrufen. Bei intakter Haut hingegen haben sie dazu keine Chance.

Zu den Nützlingen zählen beispielsweise Milchsäurebakterien (Laktobazillen und Bifidobakterien), die beim Geburtsvorgang von der Vaginalflora der Mutter auf die Haut des Neugeborenen übersiedeln. Bei per Kaiserschnitt geborenen Kindern setzt sich die kindliche Hautflora primär aus der mütterlichen Hautflora zusammen, welche sich durch Hautkontakte nach der Geburt ergibt. Dazu gesellen sich weitere Keime aus der Umwelt des Neugeborenen, nachdem es das Licht der Welt erblickt hat.

Im Zuge des Wachstums verändert sich auch das Mikrobiom weiter, indem es bunter und vielfältiger wird. Besonders bis zum ersten Lebensjahr tut sich sehr viel. Aber auch später im Leben lassen sich noch Unterschiede zwischen älteren und jüngeren Menschen nachweisen.

Je nach Körperregion unterscheidet sich sowohl die Zusammensetzung als auch die Keimdichte des Mikrobioms. Dies erklärt auch, wieso manche Partien des Körpers (z. B. die Füße und Achseln) eher mal mit weniger schönen Gerüchen auf sich aufmerksam machen als andere (wie z. B. die Handflächen).

Die Gesamtheit der Mikroorganismen kann man sich wie ein fein ausbalanciertes Netzwerk vorstellen, in dem sich die Bewohner der »Wohngemeinschaft Haut« gegenseitig kontrollieren. Als »Türsteher« sorgen sie dafür, dass gefährliche Keime gar keine Möglichkeit haben, sich auf oder in der Haut auszubreiten: zum einen, indem sie schlichtweg in der Mehrheit sind und so den Platz für eine Ansiedelung von »Querulanten« blockieren. Zum anderen senden die Nützlinge Signale an die anderen Mitbewohner der Umgebung – unter anderem an die Abwehrzellen, die unter der Hautoberfläche Patrouille laufen (→ Seite 33).

Damit alle »Türsteher« ihre Kontrollaufgaben gut ausüben können, sind sie auf entsprechende Standortbedingungen auf der Hautoberfläche angewiesen. Wichtig ist beispielsweise, in welchem Zustand die Haut sich befindet, ob sie trocken ist oder nicht. Aber auch Antibiotikagaben haben Einfluss auf das Hautmikrobiom – erwünschte und unerwünschte. Denn neben der Bekämpfung von Infektionserregern können sie der gesunden Keimvielfalt zusetzen und die Haut damit anfälliger machen. Besonders entscheidend für ein gesundes Mikrobiom-Umfeld ist der oben bereits erwähnte Säureschutzmantel der Haut.

Der Säureschutzmantel als Förderer eines gesunden Mikrobioms

Die Hautoberfläche hat einen leicht sauren pH-Wert, wozu Schweiß, bestimmte Stoffwechselprodukte und die bereits bekannten Feuchthaltefaktoren (NMF) beitragen. Diese leicht sauren Bedingungen sind für einige Keime – besonders die nützlichen – förderlich, nicht aber für alle. Denn jeder Keim hat seinen »Wohlfühlbereich«. Da verhalten sich Bakterien, Viren und Pilze nicht anders als Menschen und andere Lebewesen. Und so erlaubt die leicht saure Hautoberfläche einigen potenziellen Infektionserregern nicht, sich weiter auszubreiten und zu vermehren. Dieser Effekt ist aber nur dann gewährleistet, wenn dieser Mantel keine Löcher und Risse bekommt.

Leider ist der Säureschutzmantel im Alltag in vielerlei Hinsicht Angriffen ausgesetzt: In erster Linie durch verschiedene Routinen, die der Reinigung der Haut dienen. Dazu zählen unter anderem häufiges Waschen und Desinfizieren sowie der Kontakt mit Seifen und anderen basisch wirkenden Zusätzen.

Interessant ist, dass die Haut des Neugeborenen nach der Geburt noch nicht sauer ist, sondern zunächst neutral bis leicht basisch. Das ist auch ein Grund, wieso Neugeborene zeitweise anfälliger für Infektionen sind. Innerhalb des ersten Lebensmonats verschiebt sich der pH-Wert jedoch in den sauren Bereich, womit auch der Säugling einen Säureschutzmantel trägt.

INFO

Hautkrankheiten und mikrobielle Dysbiose

Die Wissenschaft hat über die vergangenen Jahre zeigen können, dass das Hautmikrobiom von Hautkranken Unterschiede zu demjenigen gesunder Haut aufweist. Das gilt in besonderem Maße auch für die Neurodermitis.[20] So fällt beispielsweise auf, dass die »Wohngemeinschaft« bei Kindern mit Neurodermitis deutlich weniger »bunt« ist als die von gesunden Kindern. Man spricht in Bezug auf diese geringere Vielfalt an Bakterien, Viren und Pilzen auf der Haut auch von einer reduzierten Diversität oder von mikrobieller Dysbiose. Dieses Ungleichgewicht ist besonders auffallend in Bezug auf das Verhältnis von Nützlingen zu potenziell gefährlichen Keimen.

Mit weniger Türstehern haben wiederum Querulanten ein einfacheres Spiel, das empfindliche Gleichgewicht der Haut durcheinanderzubringen. Weil dieser Aspekt im Rahmen der Krankheitsentstehung sehr wichtig ist, greife ich ihn in separaten Kapiteln nochmals auf (→ »Die großen Brandstifter: Die Haufenkokken« ab Seite 73 und »Was die Neurodermitis komplizieren kann: Superinfektionen« ab Seite 173).

Die mikrobielle Komponente ist, wie wir gesehen haben, ein wichtiger Teil der Hautbarriere. Damit die Chancen für Eindringlinge so klein wie möglich sind, fährt die Haut des Menschen aber noch weitere große Geschütze auf: Sie lässt körpereigene Abwehrzellen an der Außenfläche patrouillieren.

Der Sicherheitsdienst in der Haut: Das Immunsystem

Für den Fall der Fälle – beispielsweise wenn die Außenmauer durch bestimmte Einflüsse und/oder einen fehlerhaften Bauplan (wie bei der Neurodermitis) brüchig geworden ist – hat der menschliche Körper mit weiteren Schutzmechanismen vorgesorgt: Denn falls doch Krankheitserreger eingedrungen sind, kommt das Immunsystem der Haut ins Spiel. Dafür haben sich unter der Hautoberfläche verschiedene Kräfte im Sinne eines Sicherheitsdienstes miteinander verbündet. Innerhalb dieses Dienstes gibt es eine Art »Außendienst«, der direkt durchgreifen kann, und einen »Innendienst«, der sich bei Bedarf rasch einbringen und sogar mit Verstärkung aufwarten kann. Um mögliche Gefahren frühzeitig und gezielt abzuwenden, arbeiten die Mitarbeiter des Außen- und Innendiensts eng zusammen.

Der Außendienst ist in der Oberhaut angesiedelt. Zu seinen wichtigsten Mitarbeitern zählen zwei körpereigene Abwehrzellen: die sogenannten Langerhans-Zellen und die dendritischen Zellen. Sie können über lange »Arme« sehr weit um sich greifen und Eindringlinge direkt »am Kragen packen«.

Den Innendienst bilden unter anderem sogenannte T-Zellen, die weiter unterhalb Streife stehen. Die T-Zellen gehören, wie viele weitere wichtige Abwehrzellen, zur Gruppe der weißen Blutkörperchen. Sie gelangen über die Blutgefäße an den für sie jeweils vorgesehenen Einsatzort. Für den Körper sind die weißen Blutkörperchen auch deshalb so wichtig, weil es unter ihnen unterschiedlich spezialisierte Vertreter gibt.

Die T-Zellen stehen in besonders engem Austausch mit anderen Mitgliedern des Innendienstes und können so Gefahrensignale über Boten(-stoffe) weiterreichen. Empfänger dieser Botschaften sind dann andere Innendienstmitarbeiter, die mehr oder weniger spezialisiert sind und so zu einer sehr gezielten Verteidigung beitragen – je nachdem, welche Strategie in Bezug auf eine bestimmte Gefahr erforderlich ist. Zu ihnen gehören die sogenannten B-Zellen, die besondere Schutzeiweißstoffe (Antikörper) bilden. Ebenso gehören hierzu Mastzellen, die das Molekül Histamin produzieren. Histamin ist einer von vielen Stoffen, der zum Juckreiz bei der Neurodermitis beiträgt.

Bei der körpereigenen Abwehr bündeln sich also die Kräfte vieler Einzelner, um gegenüber möglichst vielen verschiedenen Gefahren gewappnet zu sein. Ist die Haut, wie bei Neurodermitis, in einen ständigen Alarmmodus versetzt, kommt es zur Entzündung – hierzu mehr im Abschnitt »Das Entzündungsfeuer unter der Haut – ein ›Dauerbrenner‹« (→ Seite 51).

Die Haut als Vitamin-D-Fabrik

Die Haut ist nicht nur ein großer Beschützer, sondern sie trägt darüber hinaus zur Gesundheit des Menschen bei, denn in der Haut werden auch die Weichen für die körpereigene Produktion von Vitamin D gelegt. Vitamin D ist eigentlich ein Hormon. Es übernimmt in unserem Körper lebenswichtige Funktionen: In erster Linie betrifft dies unsere Versorgung mit Kalzium und weiteren Mineralsalzen, die wir für unsere Knochengesundheit brauchen. Denn Knochen benötigen Vitamin D, um durch Aufnahme von Kalzium und Phosphat ihre starke Struktur auszubilden.

Inzwischen ist jedoch bekannt, dass nahezu alle Körperzellen über Vitamin-D-Rezeptoren verfügen und Vitamin D damit in viele weitere Prozesse unseres Organismus eingebunden zu sein scheint. So haben sich über die vergangenen Jahre zahlreiche Hinweise gesammelt, wonach Vitamin D nicht nur Einfluss auf das Immunsystem nimmt, sondern auch schützende Funktionen in Bezug auf Krebs-, Stoffwechsel- und Autoimmunerkrankungen haben soll. Ob und welche Rolle Vitamin D, insbesondere bei einem Mangel, auf die Entstehung und den Verlauf der Hautbarrierestörung hat, ist noch nicht abschließend geklärt.

Berühren – Fühlen – Tasten: Die Sinnesfunktion der Haut

Die menschliche Haut ist mehr als eine Körperhülle, die als Barriere, Infektionsschutz und Vitamin-D-Fabrik fungiert. Sie ist zugleich ein wichtiges Bindeglied zwischen uns und unserer Umwelt, indem sie als Sinnesorgan und als Ausdrucks-/Kommunikationsorgan dient. Denn über die Haut empfängt der menschliche Körper eine Vielzahl an Signalen aus der Umwelt.

INFO

Die Haut als Ausdrucks- und Kommunikationsorgan

Wir empfangen über die Haut nicht nur Reize, sondern wir senden auch Signale aus, aus denen unsere Umwelt Informationen erhält – so zum Beispiel beim Erröten in einer peinlichen Situation oder beim Erblassen vor Schreck. Auch innere Krankheiten können sich an der Hautoberfläche widerspiegeln. Die Haut nimmt hier die Rolle als »Spiegelorgan« ein. Bekannt ist die Gelbfärbung der Haut im Zuge schwerer Leber- oder Nierenerkrankungen. Auch wenn die Haut selbst erkrankt, kann sie mit unterschiedlichsten Symptomen ausdrücken, was ihr fehlt (→ Seite 53). Hautveränderungen bringen infolge ihrer oberflächlichen Lage und ihrer Unmittelbarkeit Krankheit also direkt zum Ausdruck – weil sie über die Haut sichtbar wird. Leider kann das auch zu Stigmatisierung führen.

Empfangen werden diese Reize über verschiedene Formen von Sinneszellen, die in die Haut eingelagert sind. Sie spielen nicht nur bei der Wahrnehmung von Berührungen, wie beim bereits erwähnten »Skin-to-Skin«-Kontakt (→ Seite 15), eine Rolle, sondern auch in Bezug auf Temperatur, Bewegung, Vibration und Schwingung. Ebenso werden Missempfindungen wie Juckreiz und Schmerz über diese Sinneszellen wahrgenommen.

Solche Signale haben eine wichtige Warnfunktion, weil sie auf potenzielle Gefahren aufmerksam machen können, wie eine Verbrennung oder eine drohende Verletzung durch einen spitzen Gegenstand. Daher ziehen vor allem intensive Reize dieser Art entsprechende Reaktionen nach sich: sowohl auf der Gefühlsebene (Wohl- oder Missempfinden, Unbehagen, Angst) als auch auf der Verhaltensebene (z. B. sich zurücknehmen).

WAS MACHT KINDERHAUT BESONDERS?

Obwohl die Grundstruktur und die Aufgaben der Haut über das ganze Leben beibehalten werden, unterscheidet sich die junge Kinderhaut doch deutlich von der eines Erwachsenen.

Bis zum Ende der Schwangerschaft ist die Haut des ungeborenen Kindes vollständig entwickelt. Jede Hautzelle hat ihren Platz gefunden, eingebettet in ein weiches Binde- und Fettgewebe. Allerdings weist die Haut des Säuglings nach seiner Geburt noch eine gewisse Unreife auf, die sich in ihrem Aufbau und ihrer Funktionsweise bemerkbar macht. In erster Linie zeigt sich dies darin, dass die Kinderhaut besonders empfindlich gegenüber äußeren Einflüssen ist. Dies hat auch direkte Konsequenzen für die Behandlung der Haut, wenn wir sie pflegen oder aufgrund krankhafter Veränderungen mit Wirkstoffen behandeln.

Vom ersten Tag an prasseln verschiedene Einflüsse auf die Haut ein, gegenüber denen sie eine entsprechende Widerstandsfähigkeit unter Beweis zu stellen hat. So ist die Haut des Säuglings schon unmittelbar nach der Geburt mit der ersten großen Herausforderung konfrontiert: Denn nachdem sie während der ersten neun Monate von Fruchtwasser umgeben war, muss sie sich nun plötzlich an eine ganz neue Umgebung anpassen, die allgemein trockener ist und eine weniger konstante Temperatur aufweist. Daher sind Säuglinge auch auf den besonderen Schutz vor Wärme- und Feuchtigkeitsverlust angewiesen.

Als Teil einer normalen Anpassungsreaktion ist die Säuglingshaut in den ersten Tagen vor allem an den Beinen vorübergehend trocken und schuppig. Wir sprechen hier von der sogenannten postnatalen Desquamation (lateinisch *postnatal:* nach der Geburt; *squama:* die Schuppe). Sorgen aufseiten der Eltern kann ich hier rasch beruhigen, weil es sich nicht um eine krankhafte Veränderung handelt. Auch ohne Hilfe von außen reguliert sich die Haut meist von ganz allein.

In den ersten Lebensmonaten vollzieht sich an und in der Haut noch eine Reihe von Anpassungsprozessen, die wichtig für die Entwicklung einer gesunden Hautstruktur und -funktion sind. Die Gesamtheit dieser Veränderungen bezeichnen wir als funktionelle Ausreifung, die sich bis in das zweite Lebensjahr zieht.

Der offensichtlichste Unterschied zwischen der Kinder- und Erwachsenenhaut betrifft die Hautdicke, denn die Haut ist nach der Geburt noch sehr viel dünner als später. Dies gilt vor allem für die oberflächlich gelegene Hornschicht, aber auch für die übrigen Hautstrukturen beziehungsweise für die Haut als Ganzes. Der Unterschied kann, je nach Geburtsreife und Kindesalter, beträchtlich sein: So ist die reife Erwachsenenhaut bis zu doppelt so dick wie zum Zeitpunkt der Geburt.

Mit der reduzierten Hautdicke im frühen Kindesalter geht ihre noch nicht vollständig ausgereifte Hautbarrierefunktion einher. Diese Unreife äußert sich in einem erhöhten Wasserverlust, aber auch einem geringeren Gehalt an natürlichen Feuchthaltefaktoren. Beides bewirkt einen reduzierten Feuchtigkeitsgehalt, weshalb die junge Kinderhaut leichter zur Trockenheit neigt. Das zeigt sich besonders eindrücklich auch bei Frühgeborenen, die ohne entsprechende Vorsichtsmaßnahmen innerhalb kurzer Zeit einen Großteil des Körperwassers über die Haut verlieren würden. Der sich hierdurch ergebende Flüssigkeitsverlust kann lebensbedrohliche Konsequenzen haben.

Die unreife Hautbarriere birgt weitere Risiken: vor allem hinsichtlich der Aufnahme von Stoffen, die über die Haut in den kindlichen Organismus gelangen können. Das Risiko wird zusätzlich erhöht, weil Kinder im Vergleich zu Erwachsenen ein anderes Verhältnis von Körperoberfläche und Körpergewicht haben. Durch die im Vergleich größere Oberfläche werden Stoffe sehr viel einfacher aufgenommen. Das betrifft auch Dinge, mit denen wir im Alltag ganz selbstverständlich umgehen, wie Pflegecremes, Badezusätze und andere Reinigungsmittel.

In erster Linie sind diese Erkenntnisse aber bei der Behandlung mit medizinischen Wirkstoffen wichtig. Daher verordne ich für hautkranke Säuglinge zum Beispiel vielfach auch Cremes, die individuell von der Apotheke angerührt werden müssen, sodass die besonderen Bedürfnisse der noch jungen Haut entsprechend gut berücksichtigt werden.

Innerhalb der ersten Lebensmonate tragen verschiedene Prozesse dazu bei, dass die Hautbarriere reifer und damit die Kinderhaut als Ganzes robuster gegenüber äußeren Einflüssen wird. Ein entscheidender Aspekt ist die Verdickung der äußersten Hautschicht, der Hornschicht, indem sich die Hornzellen vermehren und verdichten. Am besten nachvollziehen lässt sich dies an den zarten Hand- und Fußsohlen oder den Knien, wenn es durch Krabbeln und die ersten Schritte zu stärkeren mechanischen Beanspruchungen kommt.

Weitere Robustheit gewinnt die Kinderhaut durch die Verzahnung der vergleichsweise dünnen Oberhaut mit dem darunterliegenden Bindegewebe der Unter- oder Lederhaut. Durch diese Vernetzung, die im Laufe der ersten Lebensmonate stattfindet, gewinnt die Haut mechanische Belastbarkeit. Dieser Umstand erklärt auch, wieso Säuglinge – insbesondere Früh- und Neugeborene – durch sogenannte Ablederungsverletzungen gefährdet sind: Diese entstehen durch abrupte mechanische Belastungen, die parallel zur Hautoberfläche einwirken, beispielsweise bei einer abrupten Entfernung von stark anhaftenden Pflastern. Und auch die Tatsache, dass bestimmte Hauterkrankungen in der frühen Kindheit, anders als im Erwachsenenalter, mit Bläschen und Blasenbildung einhergehen können, geht auf diesen Umstand zurück: So können akute Entzündungsprozesse die anfangs noch feine Verbindung zwischen den einzelnen Hautschichten auflösen – mit der Folge, dass sich die oberflächlichen Anteile lösen und sich Flüssigkeit ansammelt. Auch die Saugblasen, die sich infolge intensiverer mechanischer Reibung beim Stillen an der Lippe des Säuglings ausbilden können, sind ein Beispiel für eine harmlose Form dieses Phänomens.[21]

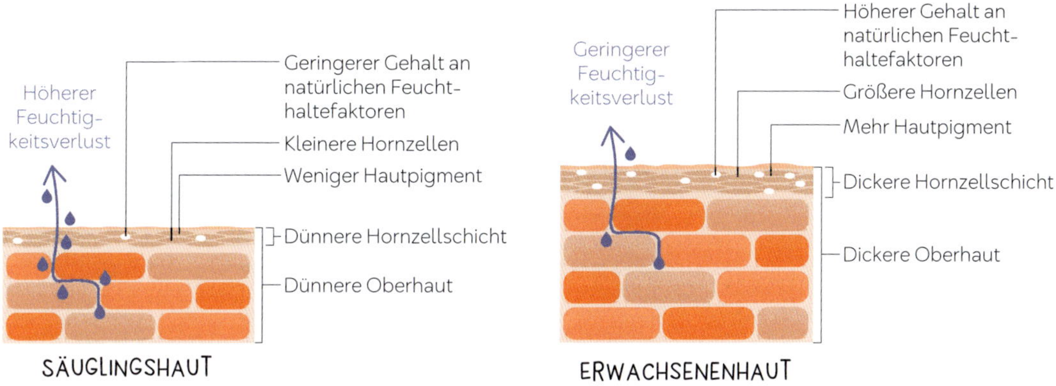

Die Haut eines Säuglings weist erhebliche Unterschiede zur Erwachsenenhaut auf: Sie ist nicht nur wesentlich dünner, sondern unterscheidet sich auch in ihrer Feinstruktur (z. B. Gehalt an NMF, Hautpigment) und Funktion (z. B. Wasserbindungsfähigkeit/Wasserverlust) gegenüber der reifen Haut eines Erwachsenen.

Innerhalb der ersten Lebensmonate gewinnt die Kinderhaut somit in erster Linie zusätzliche Substanz, aber auch eine ausgereiftere Feinstruktur. Dies betrifft neben der Oberhaut vor allem das Bindegewebe sowie die Hautgefäß- und Nervenstrukturen. Mit zunehmender Hautdicke wird die Haut widerstandsfähiger und kann ihre Barrierefunktion immer besser wahrnehmen.

Kinderhaut ist besonders empfindlich

Im Rahmen der Körperpflege kommen Säuglinge mit vielen verschiedenen Inhaltsstoffen in Kontakt. Leider können auch Inhaltsstoffe von Kosmetika potenziell schädliche oder reizende Wirkungen haben. So waren beispielsweise bis vor Kurzem in vielen Pflegeprodukten, darunter auch Babykosmetika, noch Parabene zu finden. Dabei handelt es sich um Abkömmlinge (Derivate) der para-Hydroxybenzoesäure. Sie werden Pflegeprodukten aufgrund ihrer antibakteriellen Wirkung als Konservierungsmittel zugesetzt. Wegen gesundheitlicher Bedenken wurden inzwischen einige Parabene in ihrer Anwendungskonzentration beschränkt, denn für langkettige Parabene konnte in Tiermodellen eine hormonähnliche Wirkung nachgewiesen werden.

Bedenkliche Inhalts- und Gefahrenstoffe im Säuglingsalter (modifiziert nach Peter Höger, Consilium)

INHALTSSTOFF	MÖGLICHE NEGATIVE WIRKUNGEN
ALKOHOL (Desinfektions-/ Konservierungsmittel)	Hautreizungen; bei flächiger Anwendung ist die Aufnahme in den Organismus möglich (eventuelle Folgen: Hirn-, Leberschädigung)
ÄTHERISCHE ÖLE	Hautreizung: Kontaktallergie möglich; Hautreaktionen mit Sonnenlicht (fototoxische Reaktionen). Bei direkter Anwendung oder Schleimhautkontakten: Atemwegsreizungen, Stimmritzen-/Kehlkopfkrampf, Atemnot
DUFT- UND PARFÜMSTOFFE	Kontaktallergie möglich
Bestimmte EMULGATOREN (z. B. Polyethylenglykol, PEG)	Erhöhter Wasserverlust über die Haut; Hauttrockenheit; Hautreizungen
NATRIUMLAURYLSULFAT (Waschdetergenz)	Beeinträchtigung der Hautbarriere; Erhöhung des Wasserverlusts über die Haut; Hauttrockenheit
Bestimmte ORGANISCHE UV-FILTER in Sonnenschutzcremes	Hormonähnliche Wirkung
PARABENE (Butyl- und Propylparaben; Konservierungsstoff)	Hormonähnliche Wirkung
POVIDON-JOD (Desinfektionsmittel)	Schilddrüsenfunktionsstörung
PUDER im Allgemeinen	Gefahr der Inhalation (Aspiration)
TRICLOSAN (Konservierungsmittel)	Hormonähnliche Wirkung
WOLLWACHS, WOLLWACHS-ALKOHOLE (Lanolin)	Kontaktallergie möglich; Verunreinigungen durch Pestizide möglich

Ein weiteres Beispiel sind Desinfektionsmittel, die häufig Alkohol oder Jod enthalten. Beide Stoffe stellen aufgrund der noch unreifen Hautbarriere von Neugeborenen und Säuglingen eine potenzielle Gefahr dar: Denn die Wirkstoffe können über die Haut in den Organismus gelangen und hier eventuell gefährliche Nebenwirkungen hervorrufen. Aus diesem Grund werden alkoholische Desinfektionsmittel oder Jodtinkturen auch nicht zur Nabelpflege empfohlen.

Erkenntnisse wie diese haben dazu beigetragen, dass wir uns seit geraumer Zeit sehr viel intensiver mit den Inhaltsstoffen von Hautpflegemitteln auseinandersetzen – gerade wenn es um deren Einsatz bei Neugeborenen und Säuglingen geht, deren Haut wie beschrieben noch sehr viel durchlässiger ist. Inzwischen kennen wir verschiedene solcher kritischer Inhaltsstoffe, auf die bei der Hautpflege und der Therapie erkrankter Haut verzichtet werden sollte. Einige von ihnen stellen sogar Mittel des täglichen Gebrauchs dar, auf die wir als Erwachsene bei Verletzungen oder bei Hautreizungen zurückgreifen.

WAS IST BLOß LOS IN DER HAUT? NEURODERMITIS VERSTEHEN

In diesem Kapitel erfahren Sie ...

- was eine Hautbarrierestörung ist und welche Folgen sie hat,
- wie verschiedenste Umwelteinflüsse auf die Haut einwirken,
- welche Rolle chronische Entzündungsreaktionen bei der Neurodermitis spielen,
- mit welchen Symptomen die Haut ihren Alarmmodus zum Ausdruck bringt,
- wie Juckreiz entsteht und was es mit dem Juckreiz-Kratz-Zyklus auf sich hat,
- wie entscheidend ausgewogene Hygienemaßnahmen sind – und warum.

BRÜCHIGE ZIEGELSTEINE UND RISSIGER MÖRTEL: DIE HAUTBARRIERESTÖRUNG

Im vorigen Kapitel haben Sie das Bild der Haut als feste Außenmauer kennengelernt. Eine solche Mauer kann jedoch durch fehlende Instandhaltungsarbeiten in die Jahre kommen und damit brüchig werden. Ebenso kann sie im Zuge eines fehlerhaften Bauplans oder durch Lieferengpässe bei wichtigen Bausteinen schon von Beginn an einsturzgefährdet sein. Dies ist bei der Neurodermitis der Fall.

Viele Kinder zeigen bereits vor dem ersten Neurodermitisschub Veränderungen der Haut. Meist äußern sich diese als allgemeine Hauttrockenheit. So berichten mir Eltern in der Sprechstunde, dass die Haut ihres Kindes »von Anfang an sehr rau« war oder »auf verschiedene Cremes reagiert« hat. Beides ist ein Hinweis auf eine gestörte Hautbarriere – und keine kosmetische Angelegenheit. Mit dem Phänomen der »trockenen Haut« ist eine besondere genetische Veranlagung verbunden. Die raue und rissige oder schuppende Haut kann einem frühen Hilfeschrei entsprechen, mit dem unsere Haut versucht, auf ein besonderes Bedürfnis aufmerksam zu machen. Es gilt, das erkennbare Defizit in konkrete Empfehlungen für den Alltag zu übersetzen. Denn in dieser Phase lässt sich die Haut häufig schon mit einfachen Anpassungen der täglichen Routine stabilisieren.

MYTHOS

»Durch zu viel Pflege verlernt die Haut, für sich selbst zu sorgen.«

Leider ist die Vorstellung noch immer sehr weitverbreitet, dass trockene Haut noch »erzogen« werden könne. Oder dass man vermeiden müsse, sie an äußere, unterstützende Maßnahmen zu gewöhnen - weil sie es sonst verlernen würde, für sich selbst zu sorgen. Dies ist nur einer von vielen Mythen, die sich hartnäckig in Bezug auf die frühkindliche Therapie der Neurodermitis halten. Nichts von alledem trifft jedoch zu. Neurodermitishaut braucht von Anfang an Hilfe!

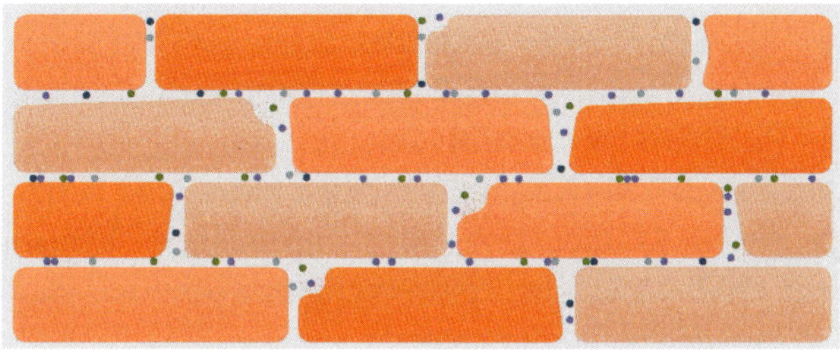

Stellt man sich die Neurodermitishaut modellhaft als Ziegelsteinwand vor, so sind die Mauersteine mangels Kittsubstanz (Lipide, Natural Moisturizing Factors) nicht mehr so fest miteinander verbunden wie bei gesunder Haut (→ Seite 28). Die Mauer ist brüchig, die Haut entsprechend labil gegenüber äußeren Einflüssen, die sie zum Einsturz bringen können. Der Mauereinsturz entspricht dem Aufflammen der Entzündung im akuten Schub.

Um beim Bild der »Außenmauer Haut« zu bleiben: Kleine, aber fundamentale Abweichungen im Bauplan der Mauer machen die Haut von Anfang an weniger dicht und damit auch anfälliger. Eine dieser feinen Abweichungen betrifft das bereits erwähnte Eiweißmolekül Filaggrin. An seinem Beispiel wird deutlich, wie kleine Planabweichungen in der Summe einen großen Unterschied machen können.

Filaggrin – ein besonderer Baustein der Hautbarriere

Filaggrin kommt in erster Linie in der obersten Hautzellschicht vor. Dort trägt es dazu bei, dass die Haut im Zuge der Verhornung eine feste Außenstruktur erlangt. Wie wichtig der Beitrag von Filaggrin für die Hautbarrierefunktion ist, hat die Wissenschaft im Zusammenhang mit Erkrankungen verstanden, die durch einen Mangel oder das komplette Fehlen von Filaggrin gekennzeichnet sind. Hierzu zählen unter anderem die Neurodermitis und die Ichthyose.

Um das Bild der Ziegelsteinwand nochmals aufzugreifen, beeinflusst ein Filaggrin-Mangel die Standfestigkeit der Außenmauer in mehrfacher Hinsicht: zum einen durch seinen direkten Einfluss auf die Festigkeit der Ziegelsteine, zum anderen aber auch, weil Filaggrin-Bestandteile im »Hautmörtel« enthalten sind. Mangelt es dort an Filaggrin, so hat dies Auswirkungen auf die Zusammensetzung der Mörtelmasse, was wiederum den Zusammenhalt der ohnehin schon anfälligen Bausteine weiter gefährdet. Sogar auf den Säureschutzmantel der Haut hat der Filaggrin-Mangel einen Einfluss, der ja einen wichtigen Bestandteil der Hautbarriere darstellt.

Inzwischen hat die Wissenschaft herausgefunden, dass genetische Veränderungen im Filaggrin auch den Krankheitsverlauf mitbeeinflussen können und möglicherweise sogar Unterschiede im Erscheinungsbild der Neurodermitis zwischen heller und dunkler Haut begründen.[22]

Folgen des Filaggrin-Mangels

Eine der wichtigsten Folgen des Filaggrin-Mangels ist, dass die Haut Wasser verliert. Man spricht hier von transepidermalem Wasserverlust (TEWL, von griechisch *trans-:* durch, über; Epidermis: obere Hautschicht). Der im Vergleich zu gesunden Kindern deutlich erhöhte Wasserverlust hat zur Folge, dass sich die Haut trocken, rau, schuppig oder gar rissig anfühlt.

Interessant ist, dass in wissenschaftlichen Untersuchungen gezeigt werden konnte, dass dieser Effekt bei der Neurodermitis sowohl die offensichtlich kranke (Rötungen, Rauheit, Schuppenbildung) als auch die augenscheinlich

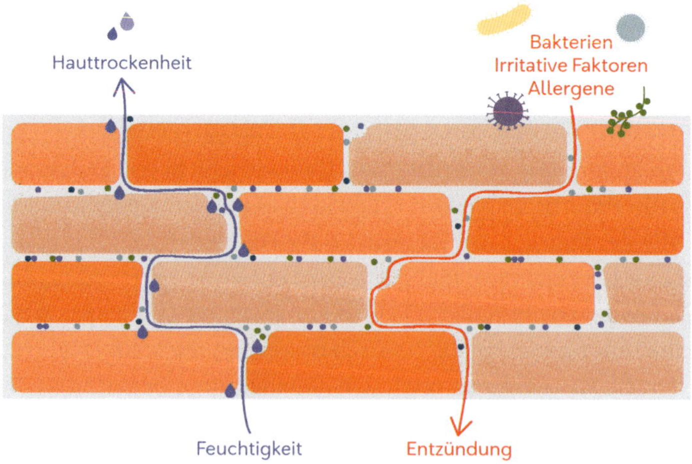

Merkmale der Hautbarrierestörung sind ein erhöhter Wasserverlust über die Haut und eine erhöhte Durchlässigkeit für Umweltfaktoren, die im Zuge einer erniedrigten Reizschwelle eine Entzündung verstärken können.

INFO

Fehlerhafter Bauplan – Hautbarrierestörung – Atopie

Die Hautbarrierestörung bei Neurodermitis kann man sich als Resultat eines fehlerhaften Bauplans vorstellen. Dieser Bauplan beinhaltet eine angeborene Veranlagung zu Überempfindlichkeitsreaktionen, auch Atopie genannt. Eine solche Veranlagung beruht auf genetischen Faktoren, womit hier die Erbanlagen (Gene) der Eltern gemeint sind, die die Kinder in sich tragen. Als angeborene Bereitschaft zur Überempfindlichkeit ist die Atopie zunächst einmal noch nichts Krankhaftes. Erst wenn weitere Umstände die Entwicklung einer Erkrankung begünstigen, kommt es zu Problemen.

gesunde Haut betrifft.[23] Dies hat wichtige Konsequenzen dafür, wo und wie therapiert werden muss (→ Seite 100).

Gleichzeitig können durch ein undichtes Mauerwerk – eine labile Hautbarriere – Stoffe in oder sogar unter die Haut, also in den Organismus, gelangen. Durch diese »Undichtigkeit« wird die Haut empfindlicher gegenüber äußeren Einflüssen: unter anderem gegenüber Reizstoffen (wie Wasser, Seife, andere Reinigungsmittel), Allergenen (z. B. Pollen, Inhaltsstoffe von Cremes, Salben und anderen Kosmetika) und Bakterien.

Besonders interessant sind zudem aktuelle Untersuchungen, wonach Filaggrin in der frühen Kindheit offenbar auch in Bezug auf die Entwicklung von Allergien ein wichtiges Wort mitzusprechen scheint.[24] Diesen Aspekt greife ich im Kapitel »Die Haut ›isst‹ mit« nochmals auf (→ Seite 180).

Weitere Bauplanprobleme

Neben Filaggrin können bei Neurodermitis auch weitere Bindemittel in der Haut fehlen, beispielsweise Feuchthaltemoleküle (NMF) sowie wichtige Hautfette wie die Ceramide. Solche Elemente der Hautbarriere können ebenso zur Veranlagung beziehungsweise Krankheitsentstehung beitragen. Die beschriebenen Veränderungen beeinflussen sich also gegenseitig und sorgen dafür, dass die Außenmauer Haut insgesamt anfälliger und durchlässiger wird: Die Barriere bekommt »Löcher«, in erster Linie für innerhalb der Haut gebundenes Wasser. Zwar versucht die Haut, den Mangel auszugleichen, doch weil ihre Möglichkeiten im Zuge der angeborenen Veranlagung stark begrenzt sind, gelingt es ihr nicht, ein stabiles Gleichgewicht herzustellen.

WELCHEN EINFLUSS DIE UMWELT AUF DIE HAUT HAT

Gesunde Haut dient als effektive Außenmauer, kranke Haut neigt unter anderem zu Wasserverlust - also Trockenheit - und ist zudem empfindlich gegenüber äußeren Einflüssen. Doch was muss man sich unter diesen Einflüssen genau vorstellen?

Zu wesentlichen Umwelteinflüssen für die Haut gehören:

- Äußere Rahmenbedingungen wie das Außen- und Innenraumklima, im weiteren Sinne auch die Umgebung, in der wir aufwachsen beziehungsweise leben (z. B. Stadt oder Land)
- Kleine, von der Luft getragene Partikel (z. B. Feinstaub, Staub, Dämpfe, Pollen, Zigarettenrauch)
- Unser Lebensstil samt aller kultureller Gepflogenheiten (z. B. Hygiene/Körperreinigung und -pflege)
- Mechanische Einflüsse (z. B. Passform und Beschaffenheit der Bekleidung, Reibung, Schwitzen, Kratzen)

Sich gegenüber diesen Einflüssen abzugrenzen, ist Aufgabe der Hautbarriere. Ihre Leistungsfähigkeit ist jedoch bei Kindern mit Neurodermitis von Beginn an reduziert, was sich in einer erniedrigten Reizschwelle und reduzierten Pufferkapazitäten gegenüber reizenden Faktoren zeigt. Dementsprechend ist neurodermitische Kinderhaut im Vergleich zu gesunder Haut weniger widerstandsfähig.

Besonders gut nachvollziehen lässt sich dies in der Herbst-/Winterperiode. Obwohl die Neurodermitis das ganze Jahr die Kinderhaut beschäftigen kann, sehe ich hier in meiner Sprechstunde sehr viel mehr Kinder und Jugendliche mit allgemein trockener und rauer Haut. Tatsächlich zeigen auch wissenschaftliche Untersuchungen, dass Kinder, die im Herbst und Winter geboren werden, ein höheres Risiko für die Entwicklung einer Neurodermitis haben.[25] Gleiches wurde beobachtet, wenn Kinder in kälteren Gegenden mit ausgiebigeren Heizperioden und niedrigerer Luftfeuchtigkeit aufwachsen.[26] Sowohl die mit der Heizung verbundene erniedrigte Luftfeuchtigkeit (»trockene Luft«) als auch der Wechsel vom warmen Innen- in den kalten Außenraum ziehen nach sich, dass die Haut vermehrt Wasser verliert. Während eine gesunde Haut dies ohne zusätzliche Belastungen weitgehend kompensieren kann, gelingt dies mit einer gestörten Hautbarriere weniger gut. Daran ist natürlich niemand schuld – auch nicht der Winter oder unser Heizverhalten. Vielmehr kann man an diesem Beispiel gut erkennen, wie an sich harmlose Faktoren Einfluss auf den Hautzustand nehmen können.

Wir alle kennen den Spruch »Die Dosis macht das Gift«. Und tatsächlich gilt dies auch für die Vielzahl an äußeren Einflüssen auf die Haut. Oft handelt es sich um das Zusammenspiel verschiedener Faktoren (z. B. tägliches Schwimmen, Schwitzen, Sonne) und nur selten um die Einwirkung eines einzelnen, intensiveren Einflusses von außen, der das ohnehin sehr sensible Gleichgewicht stört. Darum können Veränderungen der Umgebungstemperatur, Luftfeuchtigkeit und auch die Witterung im Zusammenspiel die Kinderhaut relativ einfach in Stress versetzen, was sich eben besonders gut im Herbst und Winter nachvollziehen lässt.

GUTE FRAGE

Was ist eigentlich ein Trigger?

Die »Neigung zur Überempfindlichkeit« beschreibt sehr gut ein wesentliches Merkmal der atopischen Veranlagung. Das ist bei der Neurodermitis besonders gut nachvollziehbar. Denn auf der Suche nach möglichen »Auslösern« lassen sich häufig Zusammenhänge zwischen solchen äußeren Reizen erkennen. Weil sie aber die Neurodermitis nicht auslösen, sondern ihre Reizwirkung erst vor dem Hintergrund einer erniedrigten Reizschwelle zur Wirkung kommt, sprechen wir hier besser von Verstärkungsfaktoren, wofür auch der Begriff »Trigger« geläufig ist.

Die gute Nachricht: Zwar lassen sich nicht alle Faktoren von außen beeinflussen, doch andere wiederum können sehr wohl gestaltet beziehungsweise verändert werden. Dies betrifft in erster Linie unseren Lebensstil. Hier können zahlreiche Maßnahmen der empfindlichen Kinderhaut einen festen Rahmen geben und sie damit unterstützen. Diese Maßnahmen habe ich in einem eigenen Kapitel zusammengefasst. Ein besonders wichtiger Aspekt ist dabei auch unser Verhältnis zu Sauberkeit und Hygiene (→ Seite 74).

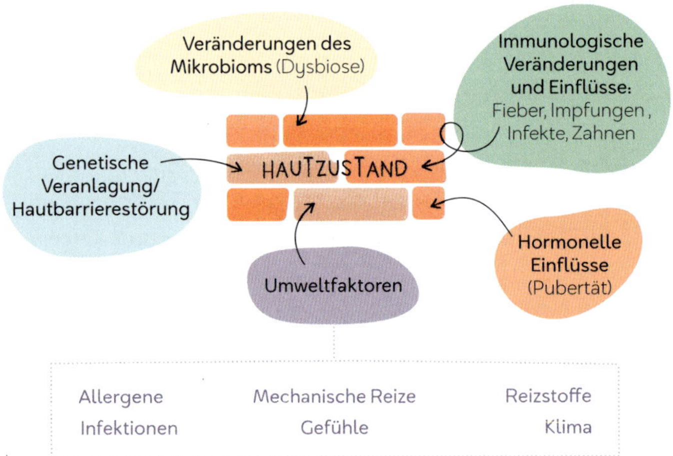

Der Hautzustand bei der Neurodermitis wird durch eine Vielzahl an Faktoren beeinflusst. Hierzu gehören neben der genetischen (atopischen) Veranlagung auch die damit verbundenen Unterschiede bei der Besiedelung der Haut mit Mikroorganismen (Dysbiose) sowie eine erhöhte und fehlregulierte Entzündungsbereitschaft. Hinzu kommen diverse Umwelteinflüsse, die das gestörte Hautgleichgewicht zusätzlich verstärken können.

DAS ENTZÜNDUNGSFEUER UNTER DER HAUT – EIN »DAUERBRENNER«

Die Neurodermitis ist mehr als eine trockene und leicht reizbare Haut. Denn mit der Störung der Hautbarriere verbunden ist, dass sich die Haut in einem dauerhaften Alarmmodus befindet, um sich gegenüber Fremdstoffen, Allergenen, Infektionserregern und anderen Umweltreizen zu schützen.

In diesem schützenden Alarmmodus ist unsere körpereigene Abwehr dauerhaft präsent und wachsam – und damit das Immunsystem der Haut hochaktiv. Wenn dies geschieht, spricht man medizinisch von einem Entzündungsprozess. Man kann sich das wie ein Feuer vorstellen, das die Hautoberfläche in unterschiedlich starkem Ausmaß zum Brennen bringt. Die Auswirkungen des »Flächenbrandes« sind meist auch an der Hautoberfläche zu beobachten (Rötungen) und zu spüren (Juckreiz, Hautbrennen).

In aller Deutlichkeit ausgerufen ist der Alarmzustand also, wenn die Kinderhaut gerötet und von Juckreiz begleitet ist – wie im akuten Schub, durch den sie sprichwörtlich mit Pauken und Trompeten auf sich aufmerksam macht. Auch für mich, wenn Eltern sich per Telefon, E-Mail oder direkt innerhalb der Sprechstunde an mich wenden. Anders als an der Ampel, fordert die Farbe Rot an der Haut zum Handeln auf.

So offensichtlich die zugrunde liegende Entzündung in diesem Stadium ist, so still und leise findet sie statt, wenn Kinder »nur« intensiv kratzen und die Haut weniger rot, aber dennoch sehr trocken und rau ist. Bei diesen Kindern wird das Ausmaß der Beschwerden oftmals von Außenstehenden nicht richtig erfasst. Das lässt sich auch daran erkennen, dass hier oft die Diagnose Neurodermitis fehlt und das Kratzen vielfach nur als »Marotte« gedeutet wird.

Mehr noch: Das Entzündungsfeuer brennt sogar – wenn auch mit kleiner Flamme – in der augenscheinlich nicht betroffenen Haut. Das erkennen wir unter anderem daran, wie einfach der Funke überschlagen kann und wie schnell die Haut durch geringfügige Einflüsse aus dem Gleichgewicht gerät und plötzlich juckt und brennt. Dieser Aspekt ist sehr wichtig, weil er unser bisheriges Krankheitsverständnis deutlich erweitert, auch über die bekannten Problemstellen wie die geröteten Ellen- und Kniebeugen hinaus.

INFO Die 5 Zeichen einer Entzündung

Entzündungsprozesse sind durch charakteristische Veränderungen gekennzeichnet. Diese wurden bereits von Aulus Cornelius Celsus, aus heutiger Sicht einem der ältesten Medizinjournalisten, im ersten Jahrhundert unserer Zeitrechnung beschrieben und dienen gerade bei der Beurteilung der Haut dazu, entzündliche Prozesse zu erkennen.

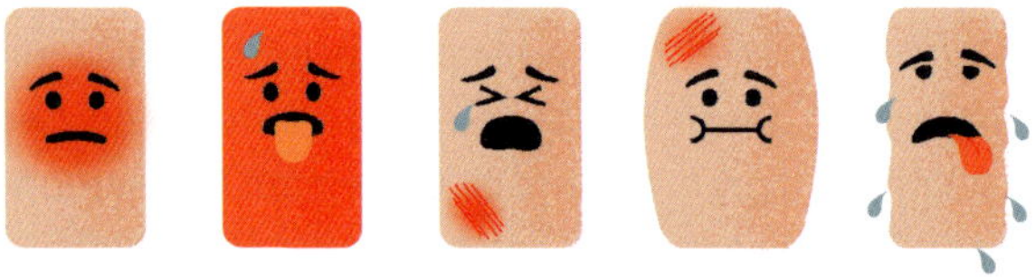

Rubor Calor Dolor Tumor Functio laesa

- Rubor (lateinisch für Rötung) – Hautrötung
- Calor (lateinisch für Wärme) – Überwärmung der betroffenen Haut aufgrund verstärkter Durchblutung infolge der Entzündung
- Dolor (lateinisch für Schmerz) – in erster Linie Jucken, infolge des Kratzens auch Brennen und Schmerz
- Tumor (lateinisch für Schwellung) – besonders nach innigem Kratzen angeschwollene, erhabene Haut
- Functio laesa (lateinisch für gestörte Funktion) – schwer beeinträchtigte Hautbarrierefunktion, unter anderem deutlich verstärkter Wasserverlust und Trockenheit

Diese Erkenntnis hat wesentliche Auswirkungen auf die Therapie, wie später im Therapieteil deutlich wird (→ Seite 100). Denn wie bei einer brüchigen Ziegelsteinwand, die beständig gestützt und bei der sowohl die Fugen als auch mancher Stein erneuert werden muss, so gibt es auch bei der Neurodermitis immer etwas zu tun.

DIE SPRACHE DER HAUT

Um einander zu verstehen, sind wir Menschen gelegentlich auf einen Dolmetscher angewiesen. Gleiches gilt in diesem Zusammenhang auch für die Haut. Das Besondere an ihrer Sprache ist jedoch, dass sie sehr vieldeutig sein kann. Und als Arzt bin ich so ein Dolmetscher für die Kinderhaut, die bisweilen auch nur sehr leise zu uns spricht.

Manchmal ist der Anlass für einen Besuch in meiner Sprechstunde gar nicht der Verdacht auf eine Neurodermitis, sondern die Beurteilung eines Muttermals oder eines unklaren »Knubbels«. Gar nicht so selten zeigt sich bei der Untersuchung der Haut hier als Nebenbefund eine allgemeine Trockenheit, die manchmal sogar von ersten Hautrötungen begleitet ist. Gerade dann, wenn die Familienanamnese durch atopische Erkrankungen geprägt ist, ist es wichtig, diesen (noch) stummen Hilfeschrei zu hören und zu handeln – bevor sich die Haut weiter entzündet.

Wie an den Zeichen der Entzündung deutlich wurde, hilft bei der Unterscheidung von gesunder und entzündeter, aber auch allgemein kranker Haut das Prinzip »sehen – fühlen – tasten«. Dass mit der Kinderhaut etwas nicht stimmt, ist damit bei der Neurodermitis recht offensichtlich:

- Kranke Haut juckt, weshalb sie oft gekratzt wird.
- Kranke Haut ist gerötet und warm.
- Kranke Haut beeinträchtigt den Schlaf und das Wohlbefinden (→ Seite 14).
- Kranke Haut verändert sich in ihrer Struktur, sie wird zum Beispiel rau und verdickt.

Neben dem Alarmsignal Rot für Entzündung kann die Haut durch weitere Veränderungen darauf aufmerksam machen, dass ihr etwas fehlt oder sie in ihrer Funktion gestört ist. Wie eine Art Morsesignale gibt es an der Haut Zeichen, die uns helfen, eine Erkrankung zu erkennen, zu beschreiben und schlussendlich zu behandeln. Dies gilt gerade auch für eine so vielgestaltige Erkrankung wie die Neurodermitis. Denn sie kann sich auf unterschiedliche Art und Weise an der Haut zeigen, was ich im Kapitel »Neurodermitis ist nicht gleich Neurodermitis« aufgreife (→ Seite 90).

INFO Hilfreiche Informationen für die Interpretation von Hautbefunden

- Welcher Bereich der Haut war zuerst betroffen?
- Mit welcher Art von Hautveränderung haben die Beschwerden begonnen?
- Haben sich die Hautveränderungen weiter ausgebreitet (Bauch, Rücken, Arme, Beine, gesamter Körper, Schleimhäute)?
- Haben sich die Hautveränderungen verändert?
- Bestehen zusätzliche Beschwerden wie Abgeschlagenheit, Fieber, Juckreiz, Berührungsempfindlichkeit oder Schmerzen?

Von der Vielzahl an unterschiedlichen »Morse- und Warnsignalen der Haut« helfen uns einige dabei, Hautveränderungen im Alltag richtig einzuschätzen, uns ein Bild davon zu machen, wie es der Kinderhaut geht, sowie die verschiedenen Formen und Schweregrade der Neurodermitis zu erkennen. Verlauf, Verteilung und mögliche begleitende Beschwerden geben weitere wichtige Hinweise. Als »Dolmetscher für die Haut« sind mir all diese Hinweise auch nützlich, wenn mich Familien außerhalb der Sprechstunde kontaktieren, um mir Veränderungen zu schildern, oder wenn wir uns zum aktuellen Stand der Dinge austauschen. Die Haut mit den Eltern gemeinsam »zu lesen«, hilft nach meiner Erfahrung, sie gemeinsam zu verstehen und das kranke Kind mitsamt seiner Familie besser unterstützen zu können. Die wichtigsten Veränderungen stelle ich im Folgenden vor.

Rötungen

Das akute Auftreten von Hautrötungen macht in der Regel auf entzündliche Veränderungen aufmerksam. Sie können nur umschriebene Körperbereiche oder die gesamte Körperhaut betreffen.

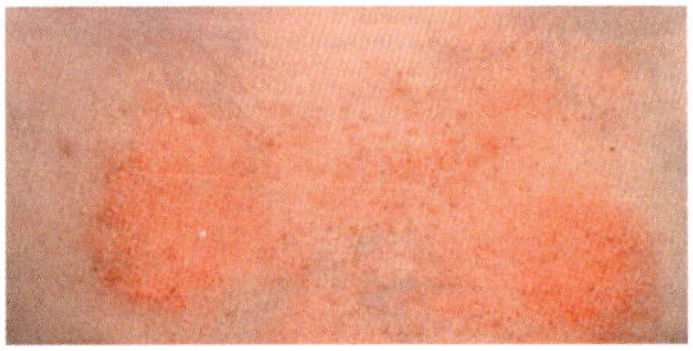

Rötung

Hervorzuheben sind großflächige Rötungen: Bei der Maximalform, das heißt wenn der gesamte Körper gerötet ist, sprechen wir von der bereits erwähnten Erythrodermie. Zu beachten ist dabei, dass flächige Rötungen mit einem Verlust an Wärme und Wasser einhergehen – vor allem, wenn Fieber hinzukommt. Dieser Zustand ist immer kritisch, besonders für Säuglinge und Kleinkinder. Wenn sich zusätzlich zu den flächigen Hautrötungen eine Schuppenbildung zeigt, verliert der Körper zusätzlich auch Eiweiß. Hier ist also rasches Handeln gefragt.

Bei fleckförmigen Hautrötungen hilft deren Form (rundlich, oval, ring- oder girlandenförmig) und Verteilung, sie bestimmten Hauterkrankungen zuzuordnen. Bei den klassischen Kinderkrankheiten (Masern, Ringelröteln, Röteln, Scharlach, Dreitagefieber) sind die roten Flecken sogar so charakteristisch, dass diese mit entsprechender Erfahrung »Blickdiagnosen« erlauben.

Hautknötchen (Papeln)

Wenige Millimeter große, flach erhabene Hautpartien werden als Papeln oder Hautknötchen bezeichnet. Sie wirken manchmal wie kleine Linsen oder Stecknadelköpfchen. Sie entstehen durch eine umschriebene Verdickung der Haut – bei der Neurodermitis im Zuge der damit verbundenen Entzündung.

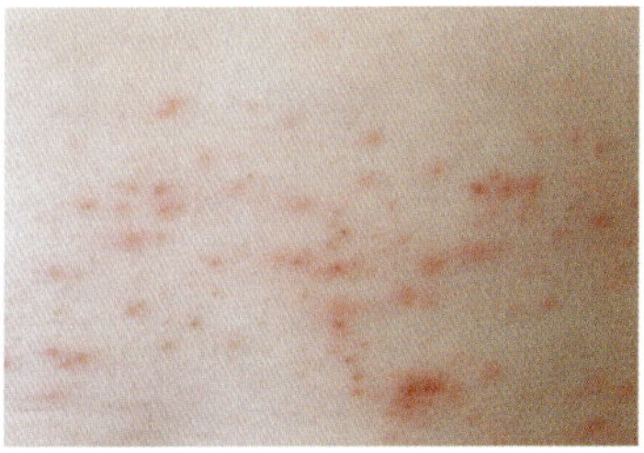

Papeln

Hautknoten

Papeln, die die Größe eines Kirschkerns übersteigen, beschreiben wir als Knoten. In der Dermatologie gibt es dafür sogar einen festen Richtwert: Hautknoten sind größer als 5 Millimeter. Sie sind aufgrund der zugrunde liegenden Vermehrung des (Unter-)Hautgewebes oft von fester Konsistenz.

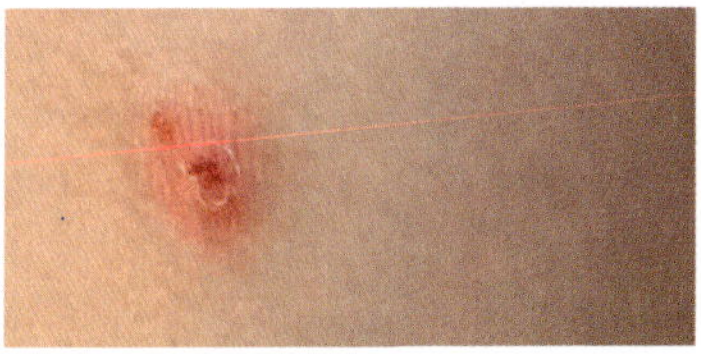

Knoten

Quaddeln (Urtikae)

Quaddeln sind rundlich-ovale Schwellungen der Haut, die manchmal vereinzelt, häufiger jedoch in größerer Zahl auftreten. Jeder, der einmal bereits mit Brennnesseln Kontakt hatte, kennt sie. Auch im Zuge eines Mückenstichs tritt an der Einstichstelle in der Regel eine Quaddel auf. Sind mehrere oder große Teile des Körpers gleichzeitig von Quaddeln betroffen, so sprechen wir von Nesselfieber oder Nesselsucht (medizinisch: Urtikaria).

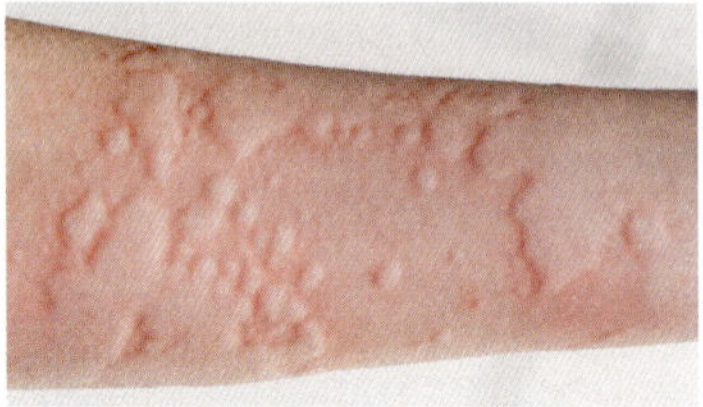

Quaddeln (Urtikae)

Anfangs haben Quaddeln ein weiß erhabenes Zentrum mit geröteter Umgebung. Innerhalb kurzer Zeit, meist weniger Stunden, gehen die Quaddeln in Rötungen über, die dann verblassen. Charakteristisch für Quaddeln ist der intensive Juckreiz.

Bläschen

Eine Bläschenbildung ist immer Ausdruck einer intensiven Entzündungsreaktion in den oberen Hautschichten, weil sich dabei gewissermaßen »das Hautdach« ablöst und mit klarer Flüssigkeit füllt. Bläschen sind damit klein und leicht erhaben. Trocknen sie ein, werden sie gelblich trüb und hinterlassen zunächst eine Kruste.

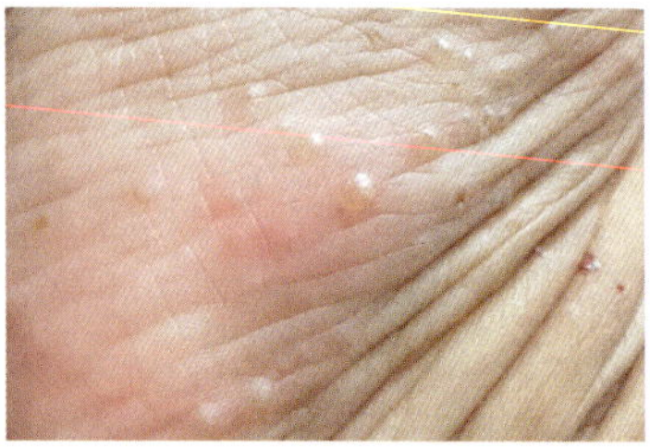

Bläschen und Blasen

Auch bestimmte Hautinfektionen mit Bakterien und Viren können eine Bläschenbildung bewirken. Gerade das Herpesvirus ist für seine schmerzhaften Bläschen, häufig an den Lippen, bekannt (→ Seite 173).

Blasen

Größere, klar gefüllte Bläschen nennen wir Blasen. Die Zahl Fünf ist hier gleich noch mal von Bedeutung: denn ab 5 Millimeter Größe sprechen wir in der Dermatologie streng genommen von keinem Bläschen mehr, sondern von einer Blase.

Blasenbildungen sind immer ein Alarmzeichen, schließlich lösen sich bei Blasen größere Anteile der Haut ab. Platzt die Blase auf, so entsteht eine Wundfläche, auf der sich in der Regel eine Kruste ausbildet. Blasen können verschiedene Ursachen haben. In jedem Fall sollte eine rasche Abklärung erfolgen.

Pusteln

Pusteln stellen mit Eiter gefüllte, kleine »Bläschen« dar. Anders als bei klassischen Bläschen kann man durch sie nicht hindurchsehen. Die Eiterbildung geht häufig auf eine Infektion zurück – meist handelt es sich hierbei um Bakterien, seltener um Pilze (→ Seite 173).

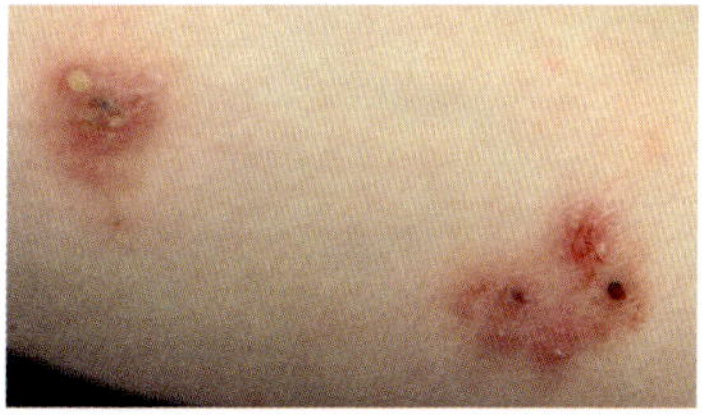

Pusteln

Blaurote Flecken

Die Blaufärbungen an der Haut kennen wir wahrscheinlich alle – beispielsweise an den Unterschenkeln nach einer Prellung oder einem Sturz. Diese blauen Flecken (Hämatome) klingen mit der Zeit spontan ab. Hervorzuheben ist demgegenüber die Art von blauen Flecken, die ohne äußere Einwirkung spontan an der Haut entstehen. Sie machen auf Veränderungen an den Gefäßen aufmerksam. Beispiel sind die sogenannten Petechien: Sie zeigen sich als kleinsprenkelige, rot-bläuliche Flecken infolge kleinster Bluteinlagerungen in die Haut. Anders als entzündliche Rötungen (die Zeichen einer intensiveren Durchblutung sind) lassen sich Petechien nicht wegdrücken. Bei Petechien, wie auch bei allen anderen spontanen Blaufärbungen der Haut, ist eine rasche ärztliche Abklärung notwendig.

Checkliste

Wann ein Arztbesuch sinnvoll ist

Bei manchen Hautveränderungen ist Vorsicht geboten, weil sie Anzeichen für eine potenziell ernste (Haut-)Erkrankung sein können. Bei den folgenden Anzeichen rate ich zu einer zeitnahen Abklärung:

- Rasch und großflächig auftretende Hautrötungen
- Auftreten von Bläschen und Blasen
- Auftreten verteilt stehender Pusteln
- Befall der Schleimhäute (Mund, Augen, Genitalbereich) - Veränderungen der Mundschleimhaut können die Nahrungs- und Flüssigkeitszufuhr beeinträchtigen
- Auftreten von bläulichen Verfärbungen oder Einblutungen in die Haut - insbesondere bei Fieber und starkem Krankheitsgefühl ist rasches Handeln gefragt
- Schwellungen im Kopf-Hals-Bereich - hier kann es zu einer Beeinträchtigung der Atemwege kommen!

WAS IST EIGENTLICH EIN EKZEM?

Mit dem Begriff »Ekzem« beschreiben wir in der Medizin ein charakteristisches Reaktionsmuster der Haut, sprich: eine Abfolge bestimmter Veränderungen, die sich im Zuge einer Entzündung ausbilden.

Gerade dann, wenn die Haut bereits von den frühen Kindheitstagen an trocken und gereizt ist, wird dieser Hautzustand häufig als »normal« eingeordnet. Und dennoch spüren Eltern, dass es eben nicht normal zugeht, wenn die Haut im Alltag durch Juckreiz beim Anziehen oder Brennen innerhalb der Badewanne für Aufmerksamkeit sorgt. Hinzu kommt, dass die Neurodermitis, wie ich sie innerhalb der Sprechstunde bei Groß und Klein erlebe, selten allein durch eine trockene und empfindliche Haut gekennzeichnet ist. Vielmehr sehe ich Haut, die sich flächig rötet, schuppt und einreißt, Hautknötchen ausbildet und dazu sogar Bläschen aufwirft. Mit diesen Zeichen bezieht die Kinderhaut klar Stellung: Es sind Zeichen der Entzündung – nur in jeweils unterschiedlichem Ausmaß.

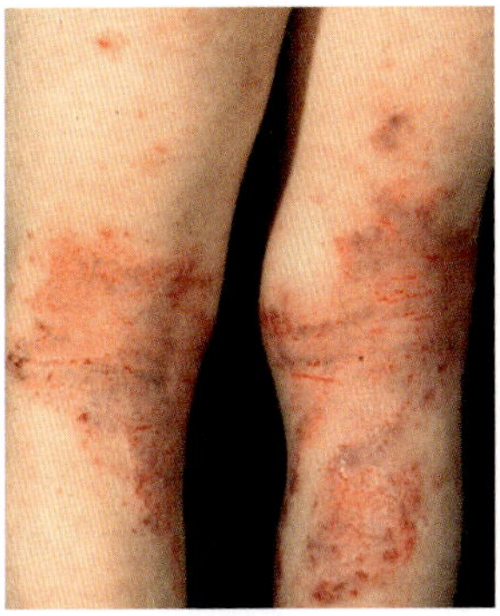

Beugenekzem bei Neurodermitis

Der Begriff »Ekzem«, der auf dem Überweisungsschein steht oder im Rahmen eines Arztbesuches erstmals genannt wurde, ist für Eltern vielfach nicht greifbar. Aussagekräftiger ist das Bild des »Juck-Ungeheuers«, das gefühlt jede Nacht aus dem Nichts hervortritt. Diesen Begriff brachten Noel und seine Eltern in die Sprechstunde mit, als für die Familie noch nicht klar war, dass es sich bei dem juckenden Hautausschlag um Neurodermitis handelt. So ein Ungeheuer macht Angst, zumal man sich vor ihm ziemlich klein und machtlos vorkommen kann. Daher ist mir dieses Bild aus unserem Erstgespräch auch bis heute im Gedächtnis geblieben. Denn es hat erkennen lassen, wie die Familie ihre Lage damals empfand: Sie fühlte sich diesem Ungeheuer wehrlos ausgesetzt.

Egal, ob man es als Ekzem oder als Juck-Ungeheuer bezeichnet: Charakteristisch ist die Kombination der fünf allgemeinen Zeichen der Entzündung (→ Seite 52) mit dem erweiterten Wortschatz der »Sprache Haut« aus dem vorangegangenen Abschnitt, also mit Papeln, Bläschen, Pusteln & Co.

Apropos Wortschatz: Heißt es Flechte, Neurodermitis oder atopische Dermatitis?

Vermutlich sind Ihnen im Zusammenhang mit der Erkrankung Ihres Kindes schon alle drei Begriffe begegnet. Welcher ist nun korrekt?

Schon in antiken Überlieferungen finden sich Beschreibungen neurodermitistypischer Beschwerden wie Hautempfindlichkeit, schuppende Hautrötungen und Juckreiz. Daher können wir davon ausgehen, dass es sich um eine vergleichsweise »alte« Erkrankung handelt.[27] Früher leiteten sich die Bezeichnungen einer Krankheit oft von den Namen der Erstentdecker oder von Beschreibungen ihrer charakteristischen augenscheinlichen Veränderungen ab.

INFO Ekzem ist nicht gleich Ekzem

Das atopische Ekzem – die Neurodermitis – ist nur eine von verschiedenen Ekzemarten an der Haut. Sie zeigen sich mit denselben Hautzeichen, unterscheiden sich jedoch in Bezug auf ihre Auslöser:

- Atopisches Ekzem (Neurodermitis): Die Ursache ist eine genetische Veranlagung (Atopie), die im Zuge der Hautbarrierestörung und Überempfindlichkeit gegenüber äußeren Einflüssen (Umweltfaktoren) zu wiederkehrenden Entzündungen an der Haut sorgt. Dazu tragen auch Veränderungen des Hautmikrobioms bei.
- Irritatives Kontaktekzem: Dieses Ekzem wird durch ein Missverhältnis hautschützender und hautreizender Faktoren hervorgerufen. Anders als bei der Neurodermitis ist das Kontaktekzem – wie sich vom Namen ableiten lässt – auf den Kontaktbereich eines Außenreizes (z. B. Schminke im Fasching, häufiges Händewaschen) beschränkt.
- Allergisches Kontaktekzem: Ursache ist keine allgemeine Reizung, sondern eine besondere Form der Überempfindlichkeit: eine sogenannte Kontaktallergie. Auch hier sind die Hautveränderungen begrenzt auf die Hautbereiche, die im Kontakt mit dem auslösenden Allergen stehen. Weil die Kontaktallergie im Zusammenhang mit der Neurodermitis von Bedeutung sein kann, gehe ich hierauf weiter unten noch mal ein (→ »Was hat ein Ekzem mit Allergien zu tun?« ab Seite 62 und »Neurodermitis und Allergie – ein kompliziertes Verhältnis« ab Seite 178).

Der Begriff der Flechte ist hier ein gutes Beispiel: Es gibt die Schuppenflechte, die Röschenflechte – und auch bei der Neurodermitis sprechen Eltern immer wieder von »Flechten im Bereich der Ellen- und Kniebeugen«. Gemeint sind dabei üblicherweise flächige und schuppende, klar abgrenzbare Hautpartien, die gerötet sind. Mit ihrer geflechtartigen Struktur ähneln sie tatsächlich oft den natürlichen Flechten, wie wir sie zum Beispiel an Baumrinden bei einem Spaziergang beobachten. Bei einer »Flechte« handelt es sich somit um keine Diagnose, sondern primär eine Beschreibung dessen, was sich an oder in der Haut verändert hat.

Schreiten wir in der Krankheitsgeschichte etwas weiter voran, stoßen wir auf den Begriff der Neurodermitis, der auch heute unter Betroffenen, in Gesundheitsratgebern und auf Internetportalen geläufig ist. Diese Bezeichnung beruht auf der historischen Annahme, dass die Hauterkrankung (griechisch *derma:* die Haut; *-itis:* entzündliche Erkrankung) durch Entzündungen an den Nerven (griechisch *neuro*) ausgelöst werde. Dieses Krankheitsmodell ist zwar seit der zweiten Hälfte des 20. Jahrhunderts überholt, der Begriff hat sich aber gehalten.

Wie kommen wir in der Medizin nun dazu, heute statt von Neurodermitis von atopischer Dermatitis zu sprechen? Wie viele Begriffe in der Medizin, hat auch das Wort »atopisch« einen griechischen Ursprung: *atopia* heißt im Altgriechischen »Ortlosigkeit«, *a-topos* »falscher Ort«. Anfang der 1920er-Jahre leiteten die beiden amerikanischen Allergologen Arthur F. Coca und Robert A. Cooke daraus das Wort »Atopie« ab, mit dem sie eine Überreaktion auf Einflüsse aus der Umgebung beschrieben, die örtlich (in Bezug auf einen Auslöser) nicht vorhersehbar schien.[28]

Inzwischen können wir die Krankheitsprozesse und Zusammenhänge sehr viel besser verstehen und »verorten«. Der Atopie-Begriff aber hat sich als Bezeichnung für die angeborene Bereitschaft eines Menschen zur Überempfindlichkeit gehalten. An der Haut kann sich die atopische Veranlagung in Form einer allgemeinen Trockenheit und leichten Reizbarkeit zeigen. Das wird oft noch nicht bewusst als Zeichen einer möglichen Erkrankung wahrgenommen. Treten jedoch entzündliche Hautrötungen hinzu, sprechen wir schließlich von einem atopischen Ekzem oder auch von einer atopischen Dermatitis.

Nach heutigem Stand sind für die Entwicklung atopischer Erkrankungen zwei Faktoren bedeutend: zum einen die genetische Veranlagung und zum anderen bestimmte Umwelteinflüsse, wobei erbliche Faktoren mehr Gewicht zu haben scheinen. Als genetische Veranlagung wird die Atopie bei einem Kind durch die Eltern geprägt, und zwar abhängig davon, ob nur ein Elternteil (Risiko: 20 bis 40 Prozent) oder beide Elternteile (Risiko: 40 bis 60 Prozent) an einer Neurodermitis, allergischen Rhinitis oder Asthma erkrankt sind. Interessanterweise scheint es auch einen Einfluss zu haben, ob Mutter oder Vater von der atopischen Erkrankung betroffen sind: Bei Jungen hat vor allem der Vater, bei Mädchen hingegen die Mutter eine prägende Wirkung auf deren Entstehung.

MYTHOS

»Neurodermitis entsteht durch übertriebene Fürsorge der Eltern.«

Problematisch im Zusammenhang mit dem Begriff »Neurodermitis« war auch, dass sich auf der Annahme, dass es sich um »Entzündungen an den Nerven« handle, Krankheitstheorien entwickelten, die »gestresste Mütter«, »Helikoptereltern« oder übertriebene Fürsorge gegenüber dem Kind in den Mittelpunkt der Krankheitsentstehung stellten. Indem elterliche Charakterzüge oder Beziehungsmuster in ursächlichen Zusammenhang mit der Krankheit gestellt wurden, baute sich damit für die Eltern mit einem hautkranken Kind zusätzlicher Druck auf. Wie im Mittelalter rückten Krankheit und Schuld wieder gefährlich nahe aneinander.
Dabei zehrt die Frage »Was haben wir *falsch* gemacht?« unabhängig von Schuldzuweisungen Dritter ohnehin schon an so vielen Müttern und Vätern. In Wirklichkeit muss man anerkennen, dass alle Eltern das Bestmögliche für ihr Kind geben - unter anderem im Zuge von Arztbesuchen oder innerhalb von Behandlungen, die viel Zeit, sehr oft auch Überzeugung und Nerven erfordern ...

Was hat ein Ekzem mit Allergien zu tun?

Es ist also kein Zufall, dass Kinder und Jugendliche mit Neurodermitis häufig Eltern oder Verwandte haben, die selbst von Ekzemen betroffen sind oder an anderen Formen der Überempfindlichkeit leiden, wie einem allergischen Asthma, einer allergischen Rhinitis oder einer Nahrungsmittelallergie. Das mag mit dazu beitragen, wieso die Neurodermitis in ihrer Wahrnehmung so eng mit der Allergie verknüpft ist. Dennoch sind Neurodermitis und Allergie nicht gleichzusetzen. Denn streng genommen handelt es sich bei der Neurodermitis nicht um eine allergische Hauterkrankung per se, sondern erst einmal »nur« um eine besondere Form der Überempfindlichkeit, die sich an der Haut zeigt.

Bei Allergien ist es in der Regel so, dass die jeweiligen Beschwerden durch einen bestimmten Auslöser hervorgerufen werden. Um beim Beispiel Heuschnupfen zu bleiben, sind es bei Birkenpollenallergikern die Birkenpollen zwischen März und Mai. Außerhalb der Birkenpollensaison bestehen keine Beschwerden – es sei denn, dass mit der Zeit weitere Allergien hinzukommen.

Im Gegensatz hierzu handelt es sich bei der Neurodermitis um eine in Schüben auftretende entzündliche Hauterkrankung, die eben nicht nur durch den einen einzelnen Auslöser verursacht wird. Die atopische Prägung kann sich an verschiedenen Organen mit jeweils unterschiedlichen Beschwerden zeigen.

Bei der Atopie stehen jedoch neben der Haut auch die Schleimhäute im Mittelpunkt. Auch hier kann sich die Neigung zur Überempfindlichkeit mit unterschiedlichen Beschwerden äußern. Schleimhäute finden sich nicht nur an den Augen (Bindehäute), sondern sie kleiden auch den Atemwegs- und Magen-Darm-Trakt aus. Dementsprechend gibt es auch dort mögliche Überempfindlichkeitsreaktionen. An der Nasenschleimhaut ist dies meist eine »laufende Nase« (Fließschnupfen), eine dauerhaft blockierte Nasenatmung und/oder Niesreiz. Patienten mit »Heuschnupfen« (allergischer Rhinitis) können hiervon während der Pollensaison ein Lied singen – Milbenallergiker sogar das ganze Jahr über.

Zur Pollenallergie gehören oft außerdem Augentränen, -rötungen und -brennen, wie bei der allergischen Bindehautentzündung (allergische Konjunktivitis). Ein Kribbeln im Mund kennzeichnet das »orale Allergiesyndrom«, Husten oder gar Atemnot ein allergisches Asthma. Auch diese Beschwer-

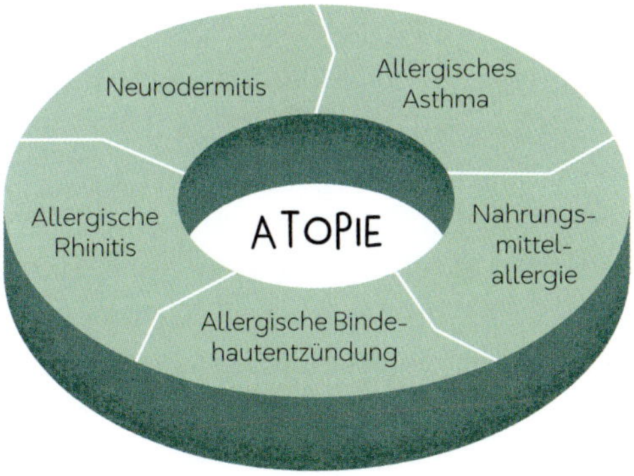

Der atopische Formenkreis umfasst: Neurodermitis, Asthma bronchiale, allergischen Schnupfen (Rhinitis) und Bindehautentzündung (Rhinokunjunktivitis) sowie Nahrungsmittelallergien. Infolge einer erblich bedingten Veranlagung kann es bei Kontakt mit fremd- und allergieauslösenden Stoffen zu einer übersteigerten (Abwehr-)Reaktion des Immunsystems kommen.

INFO Die Atopie als »Strickmuster«

Weil die Unterscheidung von Atopie, Neurodermitis und Allergie so immens wichtig ist, lassen Sie uns zum besseren Verständnis nochmals einen anderen Blick auf den Begriff der Atopie werfen. Beim Nachdenken hierüber erinnerte ich mich an meinen Handarbeitsunterricht in der Schule, in dem es mehrere Wochen (gefühlt: Monate) lang ums Stricken ging. Mit der entsprechenden Fingerfertigkeit im Umgang mit Stricknadel und Wollfaden und einem festen Strickmuster konnten da sehr schöne, ganz unterschiedliche Dinge wie Schals und Topflappen entstehen.
Im übertragenen Sinne entspricht die Atopie einem solchen »Strickmuster« - sie ist ein »genetisches Strickmuster«, das verschiedene Haut- und Allergieerkrankungen miteinander teilen. Dennoch handelt es sich bei Pullovern (»Neurodermitis«) und Topflappen (»Allergie«) um unterschiedliche Dinge - selbst wenn sie ein ähnliches Strickmuster (»Atopie«) zeigen.

den können einen Bezug zur Atopie haben. In der Medizin spricht man in diesem Zusammenhang von den sogenannten atopischen Erkrankungen oder dem atopischen Formenkreis (→ Abb. Seite 63).

Als Teil des atopischen Formenkreises rückt die Neurodermitis sehr nahe an den Allergiebegriff heran. Verstärkt wird dies dadurch, dass ein Teil der hautkranken Kinder und Jugendlichen im Laufe des Lebens zusätzlich zu den Ekzemen noch eine weitere atopische Erkrankung entwickelt.

All diese Zusammenhänge verleiten zu der (irrtümlichen) Annahme, dass die Neurodermitis durch eine allergische Ursache »ausgelöst« wird. Denn tatsächlich ist es so, dass einige Allergien inzwischen als Komplikation und damit Folge einer gestörten Hautbarriere und unkontrollierten Entzündung aufzufassen sind.

Auch deshalb ist es wichtig, die Neurodermitis klar von Allergien abzugrenzen. Diese Unterscheidung hilft uns, nicht in der großen Lücke zwischen diesen beiden Begriffen verloren zu gehen.

Weil dies ein sehr wichtiger Aspekt ist, der nicht nur das Krankheitsverständnis, sondern auch das Krankheitsmanagement betrifft, gehe ich in einem gesonderten Kapitel nochmals ausführlicher darauf ein (→ Seite 178).

Stadien des Ekzems

Nachdem diese feinen, aber entscheidenden Unterschiede nun geklärt sind, kommen wir zurück zum Ekzem selbst. Dabei lassen sich unterschiedliche Stadien unterscheiden. Um im Bild des Entzündungsfeuers zu bleiben, sind dies drei Phasen, die jeweils von spezifischen Hautzeichen gekennzeichnet sind:

- Die Phase, in der es lichterloh brennt - an der Haut ist dies die akute Entzündungsphase.
- Die Phase, in der die Flammen abnehmen und die Glut zunimmt - diese Phase ist die chronische Entzündungsphase.
- Die Übergangsphase zwischen akut und chronisch nennen wir subakut.

Indem wir genau hinhören, hinsehen und berühren, können wir die Phasen gut erkennen. Denn die Haut spricht zu uns und macht auf ihre jeweiligen Bedürfnisse aufmerksam, die von Phase zu Phase unterschiedlich sind. Da-

GUTE FRAGE

Wie unterscheiden sich Ekzeme in den einzelnen Stadien?

- Beim **akuten Ekzem** ist die Haut stark entzündet und daher auch intensiv gerötet. Es zeigen sich kleinste Wasserbläschen, die durch das Kratzen in nässende Rötungen übergehen.
- Beim **subakuten Ekzem** ist die Haut noch immer gerötet, jedoch deutlich trockener. Es zeigen sich häufig zahlreiche aufgekratzte Hautknötchen. Zudem bestehen oft noch Krustenreste als Zeichen des vorangegangenen Nässens.
- Beim **chronischen Ekzem** ist die Haut sehr trocken. Durch die lang anhaltende und/oder wiederkehrende Entzündung wirkt die Hautoberfläche vergröbert und teils »lederartig« verdickt. Sie versucht, sich vor dem Hintergrund des beständigen Kratzens und Scheuerns quasi ein »dickeres Fell« zuzulegen. Das zeigt sich unter anderem in einer verstärkten Riffelung beziehungsweise Furchenbildung.

raus lassen sich wichtige Grundprinzipien für die Therapie ableiten. »Feucht auf feucht« und »fett auf trocken« sind zwei Beispiele, auf die ich im Therapieteil ausführlicher zu sprechen komme (→ Seite 128).

JUCKREIZ – EIN BESONDERES GEFÜHL

Einmal entfacht, kann sich das Entzündungsfeuer nur schwer selbst regulieren. Unweigerlich damit verbunden ist das unaufhörliche Kratzen, Scheuern oder Reiben. Daher ist es so wichtig, den Juckreiz als Symptom zu verstehen.

»Aber es kratzt!« – und das, obwohl es aus Sicht von außen nur ein kleines Stückchen Stoff an der Innenseite des Lieblingshemds oder der Unterhose ist und der mechanische Reiz, der hiervon ausgeht, vergleichsweise klein ist. Dennoch kann so ein etwa zwei Zentimeter messendes Etikett für großes Ärgernis sorgen.

Dass wir Juckreiz empfinden, ist im Grunde ein überlebenswichtiger Schutzmechanismus für unseren Körper, der dazu diente, sich lästiger und potenziell gefährlicher Insekten und Parasiten wie Bremsen oder Flöhe zu entledigen.

Entsprechend zieht ein Juckreiz eine rasche Antwort – das Kratzen – nach sich. Denn mit dem Kratzen verfolgen wir eine gezielte Abwehrbewegung, in der Regel gegen einen mechanischen Reiz (z. B. durch einen auf der Haut gelandeten Parasiten). Dieser Reiz wird von freien Nervenendigungen innerhalb der Haut wahrgenommen. Nervenbahnen leiten ihn dann zum Gehirn weiter, wo wir die Missempfindung als Juckreiz wahrnehmen. Über das Gehirn werden daraufhin die für das Kratzen notwendigen Muskeln aktiviert – in der Regel die Hand und die Finger, mit deren Kratzbewegungen beispielsweise der Parasit abgestreift werden kann. Was hier als eine gezielte Abwehrbewegung sinnvoll ist, stellt in Bezug auf lästige Etiketten, »kratzige« Pullis oder Innennähte schlicht ein unnötiges evolutionäres Überbleibsel dar. Gleiches gilt auch für den Juckreiz im Zuge der Neurodermitis. Obwohl bekanntlich keine Bedrohung hiervon ausgeht, greift hier derselbe Mechanismus.

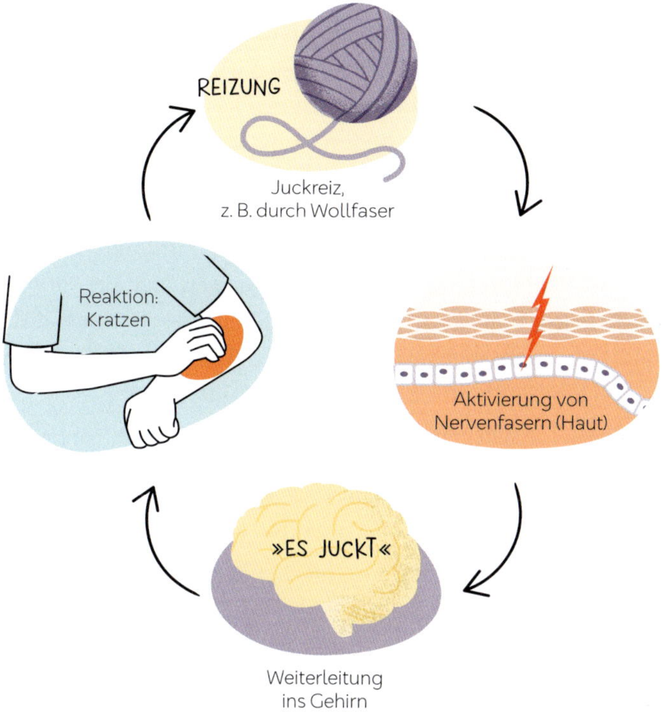

Wie Juckreiz zum Kratzen führt: Durch kleine Außenreize kann es zur Aktivierung von Nervenfasern in der Haut kommen. Dieses Aktivierungssignal wird zum Gehirn weitergeleitet, wo es als Juckreiz wahrgenommen und mit einer Abwehrreaktion, dem Kratzen, beantwortet wird.

Dieser Automatismus macht auch verständlich, wieso die Aufforderung »Hör auf zu kratzen« so schwer zu befolgen ist – noch dazu, wenn es sich nicht nur um ein Stückchen Stoff, wie bei einem Etikett, sondern um die eigene, flächig entzündete Haut handelt.

Juckreiz, Stress und gestresste Haut

Stress ist ein Zustand der Erregung und Anspannung, der im übertragenen Sinne auch »unter die Haut« geht. Redewendungen wie diese verdeutlichen, wie eng Stress und Haut beieinanderstehen können. In Stress geraten wir, wenn uns Aufgaben, Situationen oder Begegnungen in geistige und/oder körperliche Anspannung versetzen. Auch Juckreiz sorgt für Stress in und unter der Haut sowie bei allen Beteiligten, denn »Hautsache ist Gefühlssache« (→ Seite 14). Stress, gleich welcher Art, macht den Menschen auf Dauer »dünnhäutig«. Die gestörte Hautbarriere veranschaulicht dies, wenn sie, statt eine feste Grenze zu bilden, durchlässiger wird.

Diesen Stress kann man auch von außen miterleben und mitfühlen: Zumindest ergeht es mir so innerhalb der Sprechstunde, wenn den kleinen Patienten »die kratzige Haut« keine Ruhe lässt. Oder wenn Eltern beschreiben, dass sie »völlig fertig« sind und »nicht mehr weiterwissen«. Mit der Neurodermitis steht damit immer auch ein Gefühl der Anspannung mit im Raum.

Bei Stress handelt es sich genau wie beim Juckreiz um ein »Urprogramm« des Körpers, denn die Stressreaktion zählt zu den fundamentalen Mechanismen, um sich gegenüber Gefahren zu wappnen beziehungsweise diesen auszuweichen. Dieses »Urprogramm« ist auch bekannt unter dem Begriff »Fight or Flight« (englisch für Kampf oder Flucht), ein Prinzip, das für unsere Vorfahren wie die Neandertaler überlebenswichtig war: Schließlich ging es hier noch darum, sich vor wilden Tieren in Sicherheit zu bringen oder diese zu bezwingen. Mit der Stressantwort sorgt der menschliche Körper unter anderem dafür, dass er seine Energiequellen entsprechend der gegenwärtigen Gefahrensituation priorisiert und sich auf sie einstellt: eben entweder auf einen Kampf oder aber die Flucht.

Beide Reaktionen setzen zunächst einen entsprechenden Aufmerksamkeits- beziehungsweise Aktivitätszustand voraus, der durch die Ausschüttung sogenannter Stresshormone gewährleistet wird. Zu diesen Hormonen zählen Cortisol und Adrenalin, die von unserer Nebennierenrinde beziehungsweise von den Nebennieren ausgeschüttet werden. Die durch die Stressreaktion angestoßenen Prozesse innerhalb unseres Körpers lassen sich sogar sehen beziehungsweise messen: beispielsweise als beschleunigter Herzschlag oder erhöhte Puls- und Atemfrequenz. Die Pupillen weiten sich, die Muskeln spannen sich an.

Sogar auf das Immunsystem hat Stress einen Einfluss, was sich im Körper allgemein, speziell jedoch auch auf die Haut auswirkt. Denn akuter Stress hat eine Mobilisierung der Immunantwort zur Folge. Auch diese Reaktion zielt darauf ab, sich auf eine potenzielle Gefahr vorzubereiten. Schließlich bergen Gefahrensituationen mitunter auch ein Risiko, sich zu verletzen und sich damit eine Infektion zuzuziehen, bei der die körpereigene Abwehr gefragt ist.

Über die Evolution hat sich dieses »automatische Sicherheitsprogramm«, das ganz ohne eine bewusst von uns getroffene Entscheidung in Gang gesetzt wird, ausgezahlt. Denn damit war und ist es möglich, auf unvorhersehbare Gefahren unmittelbar reagieren zu können – was uns im Fall der Fälle das Überleben sicherte. Auch heute ist dieses Programm in Stresssituationen noch aktiv, selbst wenn der moderne Mensch heute nur noch in den seltensten Fällen mit wilden Tieren und nicht immer mit einer konkreten Verletzungs- beziehungsweise Infektionsgefahr konfrontiert ist. Bei akutem Stress sorgen Cortisol, Adrenalin & Co. immer noch gemeinsam dafür, dass wir hoch konzentriert sind und bei Bedarf rasch Muskelkraft und Immunsystem mobilisieren können.

Auch innerhalb der Haut lässt sich eine Stressantwort nachvollziehen. Dabei kommt es zu einer Aktivierung von Nervenfasern, die in den oberen Hautschichten enden. Mit ihrer Aktivierung schütten diese Nervenendigungen bestimmte Signalmoleküle aus, mit denen wiederum die hautansässigen Immunzellen (→ Seite 33) aktiviert werden. Für den Fall, dass ein Infektionserreger oder andere Fremdstoffe durch eine Verletzung eindringen, steht die Immunabwehr gleich parat und kann diese abwehren.

Während der Körper und so auch die Haut mit dem Abklingen der akuten Stresssituation wieder in den Normalmodus zurückkehren, sind einige Immunzellen der Haut bei wiederholter Aktivierung nachtragender: Sie bilden als Gedächtniszellen eine Art »stille Mahnwache« am Ort des vormaligen Geschehens. In der Haut von Kindern mit Neurodermitis sind diese Mahnwachen beispielsweise an den bekannten »Problemstellen« wie den Ellen- und Kniebeugen angesiedelt. Bei akuten Stresssituationen werden die Gedächtniszellen schnell wieder aktiv und können zudem weitere Verstärkung anfordern. An der Haut zeigt sich das durch ein Aufflammen der Ekzeme an den altbekannten (und bisweilen auch an neuen) Körperstellen.

Neben diesen Reaktionen auf akuten Stress zieht besonders auch dauerhafter Stress weitreichende Veränderungen nach sich – im Körper allgemein sowie auch innerhalb der Haut. Die Zusammenhänge sind hier noch teils viel komplizierter. Interessant ist die Konsequenz: Durch den chronischen Stressmodus, den die Neurodermitis darstellt, können Veränderungen angestoßen werden, die mitunter zur erhöhten Allergiebereitschaft beitragen.

Die Abwärtsspirale: Der Juckreiz-Kratz-Zyklus

Wie wir gesehen haben, sind aus dem Blickwinkel der Evolution Stress, Juckreiz und Kratzen also durchaus sinnvoll. Leider gilt das Gleiche nicht bei Neurodermitis. Obwohl der Juckreiz hier sehr viel intensiver und dazu noch sehr viel länger – sogar dauerhaft – bestehen kann, entspricht das Kratzen hier keiner Abwehrmaßnahme. Im Gegenteil: Das Zusammenspiel von Juckreiz und Kratzen trägt wesentlich dazu bei, dass sich das Problem beständig weiter intensiviert. Denn durch den daraufhin einsetzenden Kreislauf von Juckreiz und Kratzen wird eine Abwärtsspirale ausgelöst. Deren Abfolge aus ...

- Aktivierung von Nervenfasern,
- Aktivierung der Immunantwort und
- Aufflammen der Entzündungsreaktion

wird auch als neurogene Entzündung bezeichnet.

Dennoch verschafft das Kratzen dabei vermeintlich kurzzeitige Erleichterung. Wie kommt das? Die Nervenendigungen, von denen es in der Haut verschiedene Ausführungen gibt, fungieren wie eine Art von Antennen: einige für Juckreiz, andere für Schmerz und Temperatur. Schmerzfasern leiten die sie betreffenden Außenreize (den Schmerz) besonders schnell. Denn auch Schmerz ist ein Gefahrensignal und erfordert wie Juckreiz eine besonders schnelle Reaktion.

Das Kratzen mithilfe der Fingernägel entspricht ebenfalls einem Schmerzreiz, wenn auch in weniger intensiver Form. Weil die Schmerzfasern aber schneller leiten als die Juckreizfasern, wird das Jucken durch das Kratzen überlagert. So erklärt sich die vorübergehende lindernde Wirkung des Kratzens. Problem ist nur: Sobald der Schmerz nachlässt, kehrt die Juckempfindung zurück, denn nun können die Juckreizfasern ihr Signal »nachliefern« – oft sogar intensiver als zuvor.

Schuld daran ist das wiederholte Kratzen selbst. Denn infolge des beständigen Scheuerns kommt es zu einem allmählichen Absinken der Reizschwelle der Nervenfasern. Und das hat wiederum zur Folge, dass schon von geringen Reizen derselbe Impuls ausgehen kann, so beispielsweise auch vom »kratzigen Pullietikett«, von dem vorhin bereits die Rede war.

Übertragen auf das Bild der Außenmauer Haut bedeutet dies, dass die oberen Dachziegel (äußere Zellschicht, Hornzellen) durch das Kratzen herunter-

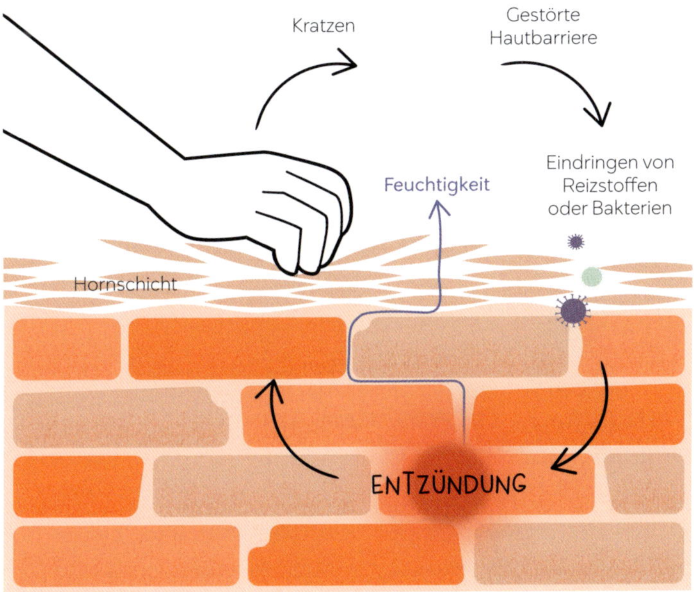

Infolge des Kratzens entstehen kleinste Verletzungen der Haut, durch die Hautbakterien und andere Reizstoffe aus der Umwelt in die Haut gelangen und damit die Entzündung anfachen. Die Folge ist, dass der infolge des Kratzens kurzzeitig gelinderte Juckreiz später verstärkt wieder auftritt – was wiederum ein erneutes Kratzen und noch mehr Entzündung nach sich zieht. So entsteht ein Teufelskreislauf aus Entzündung – Juckreiz – Kratzen – (mehr) Entzündung – (mehr) Juckreiz – (erneutem) Kratzen …

gerissen werden, dass die Fugen der Ziegelmauer weitere Risse bekommen und damit noch mehr Wasser (Feuchtigkeit) verloren geht. Dies wiederum begünstigt einen intensiveren Juckreiz durch die vermehrte Austrocknung der Haut. Es kommt zu einem Teufelskreis aus Entzündung, Juckreiz, Kratzen, zusätzlichem Hautschaden – und: noch mehr Entzündung, noch intensiverer Juckreiz … Dieser Mechanismus trägt wesentlich zum hartnäckigen Verlauf der Neurodermitis bei.

Eltern erleben diesen Teufelskreis nahezu täglich: »Weil es so juckt«, scheuern Kinder an der Haut, um damit einen kurzen Moment vermeintliche Erleichterung zu erfahren. Doch nach einer kurzen Pause fängt das große Kratzen gleich wieder an – allen Warnungen und Bitten zum Trotz.

Dieser sich selbst verstärkende Kreislauf ist unter dem Begriff »Juckreiz-Kratz-Zyklus« bekannt. Weil er für den Krankheitsverlauf eine besondere Bedeutung hat, sind Strategien, ihn zu durchbrechen, elementar – und eng verknüpft mit der Kontrolle der zugrunde liegenden Entzündung. In den Kapiteln »Was ist bloß los in der Haut? Neurodermitis verstehen« und »Besondere Herausforderungen im Alltag« gehe ich ausführlicher auf die entsprechenden Zusammenhänge und auf das Juckreizmanagement ein (→ Seite 70 und Seite 170).

GUTE FRAGE

Warum juckt es besonders abends und nachts?

In einer Studie, bei der Eltern nach dem Kratzverhalten ihrer Kinder gefragt wurden, bestätigte sich, dass der Juckreiz häufig abends und vor dem Zubettgehen besonders intensiv erlebt wird.[29] Nachdem viele Prozesse innerhalb unseres Körpers - und so auch in der Haut - tageszeitlichen Veränderungen unterworfen sind, verwundert es nicht, dass auch der Juckreiz beziehungsweise sein Empfinden Schwankungen unterliegt. Solche tageszeitlichen Veränderungen betreffen insbesondere die Ausschüttung von Hormonen mit ihrer Steuerungs- und Regulierungsfunktion sowie die Aktivität unseres Immunsystems, das bei der Neurodermitis als entzündliche Hauterkrankung ebenfalls beteiligt ist. Hinzu kommt, dass bestimmte Abendrituale wie Baden, Duschen oder der Kleidungswechsel zu einer unmittelbaren Verstärkung des Juckreizes führen können. Zusätzlich wird das Auftreten von Juckreiz durch die erhöhte Hauttemperatur unter der Bettdecke begünstigt, was aufgrund der Hautbarrierestörung den Wasserverlust verstärkt. Last, but not least kann der Juckreiz abends auch deshalb intensiver wahrgenommen werden, weil die Ablenkung durch die Tagesaktivitäten fehlt. So kommen ausgerechnet am Abend und in der Nacht so viele Faktoren zusammen, die den Juckreiz verstärken.[30]

DIE GROSSEN BRANDSTIFTER: DIE HAUFENKOKKEN

Ein fundamentaler Unterschied zwischen gesunder und Neurodermitishaut ist die Dysbiose, die bereits erwähnte reduzierte Vielfalt des Hautmikrobioms, die schon in der frühen Lebensphase von Bedeutung ist. Die Wissenschaft hat inzwischen gezeigt, dass sie die Krankheitsentstehung und deren Verlauf mit beeinflusst.

Bei gesunder Haut regulieren sich bis zu 1000 verschiedene Keime gegenseitig, indem es eine Art stilles Übereinkommen hinsichtlich der gemeinsamen »Spielregeln« gibt (→ Seite 30). Bei der Neurodermitis ist dieses fein balancierte Verhältnis zwischen Nützlingen und Problemkeimen verschoben. Dadurch können einzelne Mitspieler die Oberhand gewinnen und nicht nur das empfindliche Gleichgewicht stören, sondern auch aktiv dazu beitragen, dass die Haut nicht zur Ruhe kommen kann: sozusagen indem sie »Öl ins Entzündungsfeuer gießen«.

Besondere Aufmerksamkeit verdienen hier die sogenannten Staphylokokken. Dabei handelt es sich um eine Gruppe von Bakterien, die auch als Haufenkokken bekannt sind. Unter ihnen gibt es verschiedene Vertreter: solche, die eher harmloser Natur sind, und andere, die gefürchtete Infektionserreger darstellen. Einer der Letzteren ist das Bakterium Staphylococcus aureus.

Untersuchungen haben gezeigt, dass sich Staphylokokken bei der Neurodermitis sowohl auf der entzündeten als auch auf der augenscheinlich unbetroffenen Haut finden.[31] Während sie in der schubfreien Zeit noch von den anderen Hautkeimen in Schach gehalten werden können, nutzen die Staphylokokken im akuten Schub die Gelegenheit, um sich weiter auszubreiten. In der Überzahl gelingt es ihnen dann, den Entzündungsprozess mit zu dirigieren: Der Schweregrad der Neurodermitis steht in einem direkten Zusammenhang damit, wie dicht die Haut mit ihnen besiedelt ist. Gerade bei Kindern mit intensiven und nässenden Rötungen lassen sich reichlich Staphylokokken nachweisen.

Wie funktioniert das? Staphylokokken verfügen über bestimmte Eigenschaften, mit denen sie die Entzündungsreaktion in der Haut verstärken können. Dies gelingt ihnen unter anderem durch Ausschüttung bestimmter Moleküle (Toxine). Zusätzlich verfügen sie über Merkmale auf ihrer Oberfläche (Super-Antigene), mit denen sie Einfluss auf die Funktion der Haut und der darin angesiedelten Entzündungszellen nehmen können.

Dass die Staphylokokken vor allem in akuten Schubphasen ein vergleichsweise einfaches Spiel haben, dazu trägt die gestörte Hautbarriere zusätzlich bei. Denn die brüchige Ziegelsteinwand macht es ihnen mit ihren vielen Rissen und Spalten noch leichter, sowohl an der Oberfläche als auch in der Tiefe das bereits bestehende Ungleichgewicht weiter zu verstärken – mit der Folge, dass die Haut stärker juckt, die Rötungen zunehmen und es zusätzlich zum Nässen kommen kann.

Weil beim Kratzen meist die scharfkantigen Fingernägel mit im Spiel sind, kommt es zu kleinsten zusätzlichen oberflächlichen Verletzungen der Haut. Diese stellen direkte Eintrittspforten dar: zum einen für Fremdstoffe, die angesichts der noch niedrigeren Reizschwelle die Entzündung weiter verstärken können. Zum anderen aber eben auch für Staphylokokken und andere Haut- und Umweltkeime, die das Entzündungsfeuer weiter zum Lodern bringen und im schlimmsten Fall sogar zu einer Infektion führen. Gerade Kinder mit Neurodermitis sind dadurch besonders gefährdet, darum gehe ich in einem eigenen Kapitel hierauf ein (→ Seite 173).

Neurodermitis: Eine Frage der Hygiene?

Hygienemaßnahmen leisten einen wichtigen Beitrag dazu, Infektionserkrankungen vorzubeugen beziehungsweise ihre Verbreitung einzudämmen. Viele Infektionen gehen als sogenannte Schmierinfektion über Haut- beziehungsweise Oberflächenkontakte von einer Person auf die nächste über. Dieses Phänomen kennen wir von banalen, meist durch Viren hervorgerufene Erkältungen (grippaler Infekt): Es beginnt mit einer Nase, die schnieft und läuft. Über Luft, Hände und Türklinken gehen die Erreger in den Folgetagen auf die Menschen in der Umgebung über, sodass plötzlich viele Nasen schniefen und träufeln. Genauso leicht verbreiten sich auch Infektionen der Haut. Dem kann man mit gesunden Hygienemaßnahmen vorbeugen.

Neben der großen Bedeutung, die der Hygiene also im Rahmen des Infektionsschutzes zukommt, haben sich über die letzten Jahre aber Hinweise darauf verdichtet, dass das Thema Hygiene auch in Bezug auf die Entstehung von Neurodermitis und Asthma relevant ist. Wissenschaftlern fiel zunächst auf, dass im Zuge der wirtschaftlichen Entwicklung in Amerika und Europa nicht nur der allgemeine Wohlstand und die hygienischen Standards zunahmen, sondern auch die Verbreitung atopischer Erkrankungen.

Auf der Weltkarte zeigt sich in Bezug auf die Häufigkeit von Neurodermitis, Asthma und Allergien heute ein klares Nord-Süd-Gefälle:[32] mit einer Häufung in den westlichen Industriegesellschaften und einem deutlich geringeren Auftreten in den sogenannten Entwicklungs- und Schwellenländern. Zwischen beiden bestehen deutliche ökonomische Unterschiede, die sich in der Ernährung und im Lebenswandel niederschlagen und auch den Aspekt der Hygiene miteinschließen. Während hierzulande beispielsweise Desinfektionsmaßnahmen auch im Haushalt weitverbreitet sind, fokussieren sich diese in Entwicklungsländern – sofern es die wirtschaftlichen Rahmenbedingungen ermöglichen – auf unmittelbar medizinische Belange. Bedingt durch ein weniger steriles Lebensumfeld sind somit in den Entwicklungs- und Schwellenländern die Kontakte zu einer Vielzahl an Bakterien, Parasiten und anderen Keimen präsenter.

Im Weiteren fiel dann auf, dass auch innerhalb von Industriegesellschaften das Risiko für die Entwicklung allergischer Erkrankungen nicht überall gleich zu sein scheint. Aus Studien wissen wir, dass atopische Erkrankungen in der Landbevölkerung weniger häufig vorkommen als bei Stadtbewohnern.[33] Auf der Basis dieser Feststellungen entstand die sogenannte »Hygiene-Hypothese«, die den Kuhstall in den Mittelpunkt rückte.

Was der Kuhstall mit Neurodermitis zu tun hat

Die Hygiene-Hypothese geht davon aus, dass der frühkindliche Kontakt zu bestimmten Mikroorganismen (insbesondere Bakterien bzw. bestimmten Bakterienbestandteilen) zur Entwicklung eines gesunden Immunsystems beiträgt. Diese immunologisch wirksamen Kontakte werden über Haut und Schleimhäute vermittelt. Dabei macht es einen großen Unterschied, wo und wie wir leben, denn schließlich beeinflusst unsere Umgebung, ob und wie häufig (oder selten) wir mit etwas in Kontakt kommen. So erklärt man sich – zumindest in Teilen – auch, dass in bestimmten Umgebungen das Risiko für die Entstehung atopischer Erkrankungen geringer ist als anderswo. In Bezug auf das »Leben auf dem Land« geht es hierbei konkret um das Austragen einer Schwangerschaft oder das Aufwachsen auf einem Bauernhof. Die Nähe zum Kuhstall gilt im Vergleich zum städtischen Raum als eher günstiges Lebensumfeld. Daraus hat sich mittlerweile der Begriff des »schützenden Bauernhofeffekts« entwickelt.[34]

Wie erklärt man sich das? In erster Linie bringt die Nähe zum Bauernhof den Kontakt zu Haus- und Hoftieren mit sich. Hierüber kommen wir wiederum in Kontakt mit einer Vielzahl an Mikroorganismen, die sich auf deren Fell und im Stall tummeln. Auf diese Vielfalt an Keimen scheint es anzukommen, die in städtischen Ballungsgebieten, bedingt durch ein komplett anderes Lebensumfeld, weniger breit ist. Interessanterweise scheinen die positiven Bauernhof-Wirkungen dabei nicht nur direkt über die Tiere vermittelt zu werden, sondern vielmehr auch über die Luft.

Die Vermittlung über die Luft kann deshalb vonstattengehen, weil Bakterien kleinste Lebewesen sind. In ihnen finden also Stoffwechselprozesse statt, um damit das eigene Überleben und eine weitere Verbreitung zu sichern. Dabei entstehen bestimmte Verbindungen, die so klein sind, dass sie über winzige Staubpartikel aus dem Stall an und in den Menschen gelangen – beziehungsweise dessen Außengrenzen Haut und Schleimhaut. Und nachdem in der Haut ein Teil unseres Immunsystems sitzt, fungiert die Hautoberfläche als ein wichtiger »Trainingsbereich«, in dem ein gewisser Austausch zwischen innen und außen stattfindet. Die vielen Keime, mit denen wir über die Haut in Kontakt kommen, sind nach dieser Hypothese wichtige Trainingspartner unseres Immunsystems. In der Medizin sprechen wir hier von einem sogenannten »Cross-Talk«, den man sich als eine Art stille Form von Unterhaltung vorstellen kann, die über bestimmte Signal- und Botenstoffe stattfindet.

Über die Hygiene-Hypothese versucht man sich derzeit auch weitere positive Einflüsse und Schutzfaktoren zu erklären. Dazu gehört die Beobachtung, dass ein Kind, das mit weiteren Geschwistern aufwächst, ein niedrigeres Risiko für die Entwicklung einer allergischen Krankheit wie Heuschnupfen und Asthma hat. Man geht davon aus, dass über die Geschwister eine größere Vielfalt an Infektionserregern in die Familie gelangt, mit denen sich das Immunsystem des Kindes dann direkt oder indirekt auseinandersetzen muss.

Zwar sind die genauen Mechanismen dieser Effekte noch Teil laufender Forschungsarbeiten, doch kristallisiert sich mittlerweile heraus, dass die frühen Entwicklungsphasen im Leben ein sensibles Zeitfenster darstellen, in dem so die Entwicklung und Reifung des Immunsystems beeinflusst werden kann.

Hygiene im Alltag - auf ein gesundes Maß kommt es an

Hygienemaßnahmen sind somit einerseits hilfreich bei der Vorbeugung von Infektionen, andererseits verändert häufiges und intensives Waschen unsere natürliche Hautflora, weil neben potenziell gefährlichen Keimen und Geruchsbildnern auch viele Nützlinge eliminiert oder zumindest stark reduziert werden. Besonders intensive Hygienemaßnahmen reduzieren offenbar in der frühen Lebensphase die Trainingsmöglichkeiten des noch untrainierten natürlichen Immunsystems des Kindes mit dessen Umgebung und können so das Risiko für die Entstehung einer Neurodermitis erhöhen.[35]

Auch in Bezug auf andere Hauterkrankungen wird vermutet, dass unsere tendenziell zu häufigen und zu ausgiebigen Pflegeroutinen ihre Entstehung begünstigen oder zumindest beeinflussen. Weil wir aber auch nicht auf die Hautreinigung verzichten sollen, stellt sich die Frage nach der Badehäufigkeit und -dauer sowie nach dem richtigen Gebrauch von Waschsubstanzen (→ Seite 113). Wie dieser Spagat, der häufig mit sehr viel Unsicherheit bei Eltern verbunden ist, auch bei Kindern mit Neurodermitis gelingt, ist Thema im Kapitel »Therapiestufe 1: Einen festen Rahmen schaffen« ab Seite 108.

DEM KIND EINEN NAMEN GEBEN: DIAGNOSE NEURODERMITIS

In diesem Kapitel erfahren Sie …

- wie die Diagnose Neurodermitis gestellt wird und welche Fragen dabei wichtig sind,
- wie sich Neurodermitis im Laufe des Lebens verändern kann,
- welche Varianten der Neurodermitis es gibt,
- wie sich der Schweregrad einer Neurodermitis bemisst,
- welche anderen Hauterkrankungen von der Neurodermitis abzugrenzen sind.

DIAGNOSE NEURODERMITIS: LEICHT UND ZUGLEICH SCHWER ZU FASSEN

Nicht alle Eltern hautkranker Kinder waren selbst von einer Neurodermitis betroffen. Manchmal kommt die atopische Prägung auch »nur« durch eine trockene Winterhaut bei einem Elternteil oder in Form von Heuschnupfen als Jugendlicher zum Vorschein. Daher ist die Lage zu Beginn der Erkrankung für viele noch weniger eindeutig, als es rückblickend wirken mag.

Die Ungewissheit, was es mit dem bislang unbekannten Hautausschlag auf sich hat, kann belastend sein. Noch dazu, wenn Juckreiz, Hautbrennen und schlaflose Nächte für zusätzliche Belastungen sorgen. Denn dann mischt sich zum Gefühl der Unsicherheit die Hilflosigkeit, weil das eigene Kind mit nichts und niemandem Ruhe finden kann. Und selbst wenn »Doktor Google« statt einem ansteckenden Hautausschlag oder einer Allergie direkt den Vorschlag Neurodermitis macht, ergeben sich in der Regel mehr Fragen als Antworten.

Eine wichtige Voraussetzung bei Diagnose und Therapie ist darum eine klare und offene Kommunikation. Manchmal kommt es mir so vor, als würden wir uns damit in der Medizin immer schwerer tun. Womöglich, weil mit der »Angstdiagnose Nummer eins« »Pandoras Büchse« mit unzähligen Fragen geöffnet wird, für deren Beantwortung im hektischen Alltag zu wenig Zeit zu bleiben scheint. Aussagen wie »In den ersten Jahren kann man das noch nicht sagen« lassen Eltern oftmals noch zusätzlich im Unklaren.

Die Diagnose der Neurodermitis ist an sich leicht zu stellen – nämlich nur mit Augen, Ohren und Händen – und zugleich schwer zu fassen. Sie beruht großenteils auf vorhandenem Wissen und Erfahrung der Medizin, auf deren Grundlage Kriterien für die Diagnosestellung aufgestellt wurden (→ Seite 85).

Neurodermitis – eine Krankheit mit viel Gesprächsbedarf

Die Neurodermitis ist eine sogenannte klinische Diagnose. Gemeint ist damit eine Erkrankung, die anhand charakteristischer Merkmale auf der Basis von …

- Anamnese und
- Untersuchung der Haut

gestellt werden kann. In der Regel sind darüber hinaus keine weiteren Untersuchungen nötig. Das steht im Kontrast zu Bildern der modernen Medizin, in der es anhand gezielter Diagnosemethoden zunehmend genauer und personalisierter zugeht und die sogar für hochkomplexe Erkrankungen Aussagen zu Verlauf und Prognose geben kann. »Diesen einen« Wert oder Befund, der die Neurodermitis beweist oder seine weitere Entwicklung absehen lässt, gibt es jedoch (noch) nicht.

Ins Hadern kommen Eltern, wenn die Diagnose einer Neurodermitis gestellt wurde, »ohne dass das Kind richtig angesehen wurde« – was vielfach nicht nur daran liegt, dass ein großer Schreibtisch zwischen Arzt oder Ärztin und Familie steht. Davon berichten mir Eltern sogar sehr häufig in der Sprechstunde. Doch ohne Austausch, ohne darüber zu reden, droht vieles »unsichtbar« zu bleiben, zum Beispiel, ob das Ekzem eines Teenagers auch sensible Körperbereiche betrifft oder wie es um das steht, was sich ebenfalls unter der Haut findet: die Seele. Jeder Mensch, ob alt oder jung, möchte wahrgenommen werden. Und so geht es bei der Diagnose Neurodermitis eben nicht nur darum, zu sehen und zu fühlen, sondern auch darum, zu hören – zuzuhören. Nur so können wir uns ein vollständiges Bild machen.

Noch sehr gut erinnere ich mich an die Worte eines mittlerweile schon verstorbenen Universitätsprofessors zu meiner Studienzeit: »Anamnese, Anamnese, Anamnese ...!«. Diese drei Worte hallen noch immer wie ein Echo in mir. Sein Appell lag darin, das ärztliche Gespräch mit dem Patienten ganz oben anzusetzen. Heute muss ich schmunzeln, wenn ich ihn im Unterricht für Medizinstudierende mit »Anamnese, Anamnese, Anamnese« zitiere.

Anamnese ist das zentrale Bindeglied, das mich mit meinen Patienten und ihren Familien verbindet. Denn sie liefert viele wichtige Informationen – sowohl wenn es um eine schon diagnostizierte Erkrankung wie Neurodermitis geht, besonders aber auch bei der Einordnung noch unklarer Hautausschläge. Im Gespräch erfahre ich nicht nur, wie, wann und wo es mit den Beschwerden losging, sondern ich erhalte auch einen Überblick über mögliche Einflussfaktoren und welche Therapieansätze bereits verfolgt wurden. Die Anamnese trägt so neben der gründlichen Untersuchung der Haut wesentlich zur Entwicklung eines gemeinsamen Behandlungsplanes bei. Entsprechend wichtig finde ich es, sich hierfür genügend Zeit zu nehmen.

Welche Fragen für das Gespräch mit Arzt oder Ärztin besonders wichtig sind, habe ich in der Checkliste auf Seite 82 für Sie zusammengefasst.

Checkliste

Wichtige Fragen für das Erstgespräch

- In welchem Alter traten die ersten Beschwerden auf?
- Welche Hautregion war/ist betroffen?
- Wie ist der Charakter der Hautveränderungen: trocken oder nässend/mit Krustenbildung?
- Gibt es Bereiche, die immer wieder oder besonders schwer betroffen sind (»Problembereiche«)?
- Ist die Haut dauerhaft betroffen oder treten die Beschwerden schubweise auf? Gibt es Phasen, in denen kaum/keine Beschwerden bestehen?
- Gibt es Situationen/äußere Einflüsse, die den Juckreiz verstärken beziehungsweise das Hautbild deutlich verschlechtern (Trigger)?
- Hat sich das Hautbild zu einem bestimmten Zeitpunkt nochmals deutlich verschlechtert (z. B. im Zuge des Abstillens, Beginn der Beikost, Eintritt in Kita/Kindergarten/Schule) oder verbessert (z. B. im Urlaub)?
- Gibt es Nahrungsmittel, die bewusst gemieden werden? Falls ja: Was gab hierzu Anlass?
- Sind Allergien bekannt? Falls ja: Welche Beschwerden/Reaktionen wurden beobachtet?
- Bestehen zusätzlich zur Haut Beschwerden, zum Beispiel an Augen (Augentränen, Augenjucken), Nase (verstopfte Nase, Fließschnupfen, Niesreiz), den unteren Atemwegen (Husten, erschwerte Atmung, reduzierte körperliche Leistungsfähigkeit)? Ist die Haut während dieser Beschwerdezeiten (Pollensaison/Heizperiode) ebenfalls stärker betroffen?
- Kam es bereits zu Infektionen der Haut (Superinfektionen), zum Beispiel mit Bakterien, Viren oder Pilzen?
- Welche Vorbehandlungen fanden bereits statt (wirkstoffhaltige Cremes/Salben/Lotionen; wirkstofffreie Cremes/Salben/Lotionen (»Pflege«); innerliche Medikamente; Behandlungen in einem Krankenhaus?
- Gibt es allergische/atopische Erkrankungen innerhalb der Familie?
- In welcher Umgebung wächst das Kind auf? Gibt es Haustiere beziehungsweise regelmäßigen Kontakt zu Tieren? Wird im Haushalt geraucht? Sind Teile des Wohnraums von Schimmel befallen?
- Liegt ein vollständiger, das heißt dem Alter entsprechender Impfstatus vor?

Das Augen-Ohren-Hände-Prinzip

In den meisten Fällen kann die Neurodermitis eindeutig anhand ihrer charakteristischen Merkmale diagnostiziert werden: nach dem bereits erwähnten Augen-Ohren-Hände-Prinzip.

- Mit den Augen erkenne ich die Hautveränderungen an den jeweils betroffenen Hautstellen.
- Meine Hände unterstützen mich bei der Untersuchung der Haut von Kopf bis Fuß.
- Mit meinen Ohren höre ich den Eltern und Kindern genau zu, um den Hintergrund der Beschwerden, mögliche beeinflussende Faktoren und Zusammenhänge sowie zusätzliche Belastungen und Bedürfnisse zu erfahren.

Im Mittelpunkt steht dabei die genaue Beschreibung der Hautveränderungen (z. B. Rötungen, Hautknötchen, Kratzspuren, Vergröberung der Hautstruktur) und des jeweiligen Verteilungsmusters (z. B. Gelenkbeugen oder ganzer Körper). Beides hilft bei der Abgrenzung gegenüber anderen Hauterkrankungen, die ebenfalls jucken oder mit ähnlichen Hautveränderungen einhergehen können (→ Seite 99).

Blutabnahmen und andere zusätzliche Untersuchungen sind nur in Ausnahmefällen erforderlich. Allerdings dienen sie nicht der »Ursachensuche«, denn die Ursache liegt in der bereits besprochenen atopischen Veranlagung, und für die ist kein Labornachweis erforderlich – sie ergibt sich aus Anamnese und körperlicher Untersuchung. Gezielte Abklärungen können allerdings in bestimmten Situationen dabei helfen, die Diagnose zu untermauern oder spezifische Verstärkungsfaktoren zu identifizieren (→ Seite 84).

Bei weniger eindeutigem Hautbild hilft oft ein genauer Blick auf die Haut außerhalb der Problembereiche. Denn bei Kindern mit Neurodermitis lassen sich hier in der Regel typische, wenn oft auch nur diskrete Hautzeichen erkennen, die auf eine atopische Veranlagung hinweisen können. Wir sprechen von sogenannten Stigmata – ein weiteres Wort griechischen Ursprungs, das ein Zeichen oder augenscheinliches Merkmal beschreibt, durch welches etwas oder jemand sich von anderen unterscheidet.

Atopie-Stigmata stellen per se keine krankhaften Veränderungen dar und beweisen keinesfalls eine Neurodermitis, denn sie lassen sich teils auch bei hautgesunden Kindern nachweisen. Dennoch können sie zusätzliche Hinweise auf eine atopische Veranlagung geben und so dabei helfen, ein stimmiges Gesamtbild aus Anamnese und Gesamtheit aller Hautveränderungen zusammenzusetzen – wie kleine Puzzlesteine.

GUTE FRAGE

Wann sind weitere Untersuchungen sinnvoll?

- Hautabstriche sind sinnvoll bei Verdacht auf eine Superinfektion (→ Seite 173) durch:
  - Bakterien (insbesondere Staphylokokken und Streptokokken)
  - Viren (insbesondere Herpesvirus)
  - Pilze: Untersuchung mittels Abstrich (Hefepilze) oder Hautschuppen (Fadenpilze)
- Ein Blut- oder ein Pricktest kann bei begründetem Verdacht in folgenden Fällen notwendig sein:
  - Nahrungsmittelallergie
  - Pollenallergie
  - Milbenallergie
  - Tierhaarallergie

  Mehr dazu in den Kapiteln »Was hat ein Ekzem mit Allergien zu tun?« ab Seite 62 und »Neurodermitis und Allergie - ein kompliziertes Verhältnis« ab Seite 178. Wegweisend sind auch hier die Anamnese und der Verlauf beziehungsweise Schweregrad der Erkrankung.
- Bei begründetem Verdacht auf eine Kontaktallergie (→ Seite 189) kann eine Epikutantestung sinnvoll sein.
- Die Entnahme einer Hautbiopsie ist für die Diagnose Neurodermitis nicht erforderlich. In unklaren Fällen kann sie jedoch dabei helfen, andere Differenzialdiagnosen auszuschließen.
- Auch umfangreicherer Blutuntersuchungen (z. B. Blutbild) bedarf es in der Regel nicht, allenfalls im Einzelfall (z. B. Abgrenzung von seltenen Differentialdiagnosen) oder vor Einleitung einer innerlichen Therapie (bei schwerer Neurodermitis).

Checkliste

Hauptkriterien bei der Diagnose Neurodermitis

- Juckreiz
- Neurodermitistypische Hautveränderungen: Ekzeme (trockene und schuppige Haut, Hautrötungen, teils nässend und verkrustend) sowie Sonderformen (→ Seite 90)
- Alterstypische Verteilung der befallenen Regionen (→ Abb. Seite 87)
- Chronisch-hartnäckiger beziehungsweise schubartig-wiederkehrender Verlauf
- Weitere atopische Erkrankungen innerhalb der Familie

Atopie-Stigmata als Nebenkriterien

- Hauttrockenheit
- Fischschuppenartige, anhaftende Hautschuppung (Ichthyose)
- Reibeisenhaut (Keratosis pilaris)
- Vermehrte Hautlinienzeichnung an den Händen
- Ekzeme an Händen und Füßen
- Doppelung der Unterlidfalte
- Verschattung der Augenpartie
- Augenveränderungen wie wiederkehrende Bindehautentzündungen, Vorwölbungen der Hornhaut, Augenlinsentrübung
- Gesichtsröte und -blässe
- Schuppende Weißfärbung an den Wangen (Pityriasis alba)
- Nackenfalte
- Brustwarzenekzem
- Lippenekzem
- Wiederkehrende Hautinfektionen (Herpes simplex, Staphylokokken)
- Weißfärbung bei Bestreifen der Haut (Weißer Dermographismus)
- Beginn im frühen Kindesalter
- Juckreiz beim Schwitzen
- Unverträglichkeit von Wolle und Seife
- Beeinflussung durch Umwelteinflüsse und emotionale Faktoren
- Nahrungsmittelunverträglichkeit
- Erhöhter Gesamt-IgE-Wert (Blut)
- Positive Soforttypreaktionen an der Haut (Prick-, Intrakutantest)

Diese Auflistung an typischen Veränderungen geht auf die beiden Ärzte Jon Hanifin und Georg Rajka zurück.[36] Sie wurde bereits 1980 veröffentlicht und wird heute noch zur Diagnose herangezogen. Allerdings kommt den Hauptkriterien (→ Seite 85) die größte Aussagekraft zu, weil die Atopie-Stigmata dagegen deutlich unspezifischer sind. Um die Diagnose einer Neurodermitis zu stellen, müssen daher auch mindestens drei der oben genannten Hauptkriterien und drei aus der Vielzahl an Nebenkriterien zutreffen.

NEURODERMITIS IM LAUFE DES LEBENS

Herausforderung für Eltern und teils auch Ärzte kann sein, dass das Erscheinungsbild der Neurodermitis stark variieren kann – sowohl bei Kindern desselben Alters, besonders aber in den verschiedenen Lebensphasen als Säugling, Kleinkind, Kind, Jugendlicher und Erwachsener.

Im Laufe des Älterwerdens lässt sich oft in mehrfacher Hinsicht eine gewisse Veränderung der Neurodermitis beobachten, und zwar vorrangig in Bezug auf den jeweils betroffenen Hautbereich, zum Teil aber auch hinsichtlich der Gestalt und des Charakters des Ekzems selbst (→ Seite 90).

In circa 85 Prozent der Fälle beginnt die Neurodermitis im Kleinkindalter. Bei der Mehrheit von ihnen, nämlich 60 Prozent, treten die ersten Ekzeme schon im ersten Lebensjahr auf, häufig bereits um den dritten Lebensmonat.

Im Säuglingsalter sind es oft nässende und krustige Hautrötungen, mit denen sich die Neurodermitis präsentiert. Anfangs sind hiervon vor allem die behaarte Kopfhaut und die Wangen betroffen. Optisch erinnert das Bild an der Kopfhaut an Milch, die am Boden eines Topfes eingebrannt ist, weshalb man auch von »Milchschorf« spricht (Crusta lactea, → Seite 88). Darüber hinaus sind die Ekzeme häufig im Bereich der Streckseiten der Arme und Beine sowie am Körperstamm angesiedelt. Typisch ist, dass die Windelregion zunächst ausgespart bleibt. So ganz erklären kann man sich dieses Phänomen nicht. Allerdings nimmt man an, dass das feuchtwarme Milieu innerhalb der

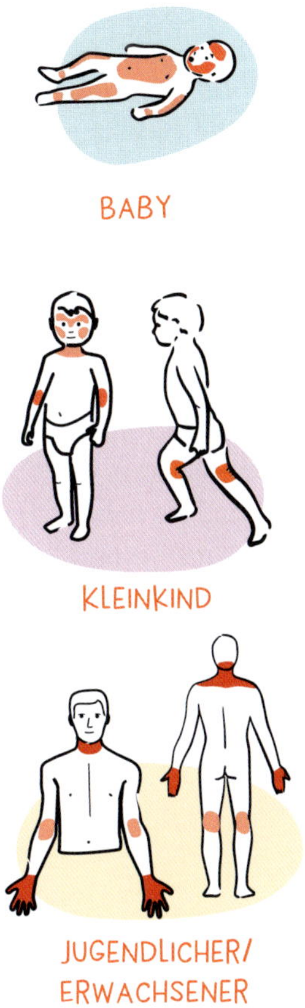

Alterstypische Problemstellen der Neurodermitis: Während bei Säuglingen betont Kopf, Gesicht und die Streckseiten der Arme und Beine betroffen sind, zeigt sich im Verlauf eine zunehmende Beugenbetonung. Ein bevorzugter oder alleiniger Befall von Nischen (wie ausschließlich Händen und Füßen) ist möglich.

Windel zu diesem Effekt beiträgt, weil es der Neigung zur Trockenheit entgegenwirkt. Zusätzlich wird dies wohl durch den im Urin enthaltenen Harnstoff (Urea) unterstützt, der zu den bekannten Feuchthaltefaktoren der Haut zählt. Und schließlich schützt die Windel vor möglichen mechanischen Einflüssen wie dem Kratzen.

Im Laufe des Kindesalters bleibt die Betonung der Beugen meist bestehen. Zusätzlich zeigen sich Ekzeme häufig auch an nicht bekleideten Hautpartien, wie den Hand- und Sprunggelenken, Händen, Füßen und Augenlidern. Diese Körperbereiche markieren auch typische Problemstellen bei Jugendlichen und Erwachsenen. Wie im nächsten Kapitel beschrieben, können dabei auch nur umschriebene Bereiche betroffen sein (→ Seite 90).

Kopfgneis oder Milchschorf?

Auf den ersten Blick mag es keinen großen Unterschied machen, ob man von Gneis oder Milchschorf spricht, handelt es sich doch beide Male um eine gelb-bräunliche Schuppenauflagerung. Noch dazu treten beide Phänomene in den ersten Lebensmonaten auf. Entsprechend häufig kommt es daher auch vor, dass die Bezeichnungen als Synonym verwendet werden.

Der wesentliche Unterschied zum sogenannten Kopfgneis ist jedoch, dass der Milchschorf von entzündlichen Veränderungen begleitet sein kann: Unter und in der Umgebung der bräunlichen Krusten sind flächige Rötungen der Kopfhaut erkennbar. Infolge des damit verbundenen Juckreizes finden sich häufig auch Kratzspuren. Und obwohl man bei Säuglingen noch kein gezieltes Kratzen beobachten kann, lässt sich dennoch erkennen, dass der Milchschorf »etwas mit dem Kind macht«, denn oft lässt sich das damit verbundene

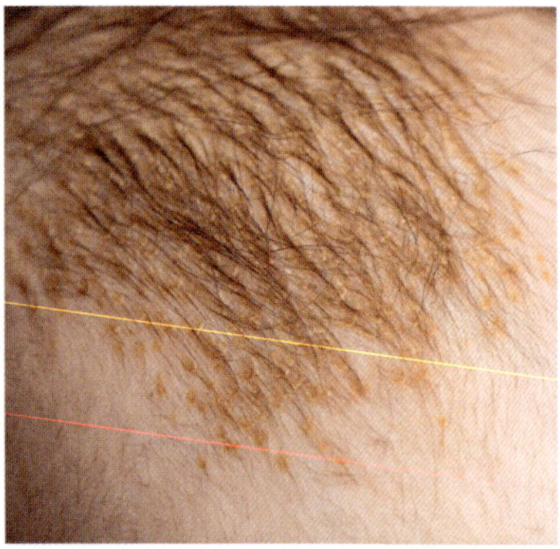

Kopfgneis: grobe, fest anhaftende Schuppung

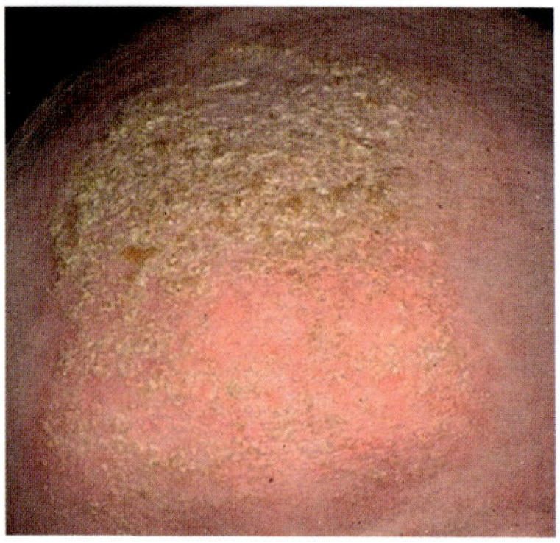

Milchschorf: gelblich anhaftende Schuppung auf geröteter Haut

GUTE FRAGE

Wann ist bei Milchschorf ein Arztbesuch sinnvoll?

- Bei entzündlichen Rötungen der Kopfhaut
- Bei Juckreiz, erkennbar beispielsweise an allgemeiner Unruhe oder Kratzspuren
- Bei nässender Haut und Geruchsbildung
- Wenn sich nässende und krustige Stellen von der Kopf- auf die Körperhaut ausbreiten

Unbehagen in Gestalt einer allgemeinen Unruhe oder einem gestörten Schlaf nachvollziehen. Eine Behandlung lindert diese Beschwerden und vermeidet zudem, dass sich Bakterien auf der Entzündung ansiedeln und sie dadurch verkomplizieren.

Während es sich beim Milchschorf mit seinen begleitenden Entzündungen also um ein erstes Zeichen der Neurodermitis handeln kann, stellt der Kopfgneis eine harmlose und sehr häufige Veränderung dar, die an sich keinen Krankheitswert hat. Ursache ist eine vorübergehend gesteigerte Aktivität der Talgdrüsen, wobei auch Vertreter der natürlichen Hautflora mitwirken. Der klassische Kopfgneis beeinträchtigt die betroffenen Kinder im Gegensatz zum Milchschorf nicht. Seine spontane Rückbildung kann abgewartet werden, meist kommt es innerhalb der ersten Lebensmonate dazu. Wenn die Schuppenbildung dennoch optisch stört, kann mithilfe sogenannter Oleogele oder Lösungen mit dem Wirkstoff Dimeticon der Kopfgneis nach und nach gelöst werden. Bewährt hat sich ein Einwirken über Nacht mit einem nachfolgenden Auswaschen oder Auskämmen. Beides sollte jedoch möglichst behutsam erfolgen, weil es bei intensiver Reibung dazu kommen kann, dass sich mit den Schuppen auch einzelne Haare lösen, weshalb der Haarbesatz zeitweise etwas lichter werden kann.

Wie lassen sich Kopfgneis und Milchschorf sicher unterscheiden? Tatsächlich relativ einfach – sowohl zeitlich als auch optisch: Kopfgneis bildet sich häufig schon innerhalb der ersten Lebenswochen aus, meist oberhalb der großen Fontanelle. Der Milchschorf zeigt sich im Vergleich hierzu meist erst etwas später, nämlich häufig um den zweiten oder dritten Lebensmonat.

NEURODERMITIS IST NICHT GLEICH NEURODERMITIS

Neben dem im vorangegangenen Abschnitt beschriebenen Wandel mit dem Älterwerden existieren für die Neurodermitis einige Varianten und Sonderformen, die sich deutlich vom typischen Erscheinungsbild unterscheiden.

Weil für das Alter typische Hautareale ausgespart bleiben und zum Teil nur umschriebene Bereiche betroffen sind, werden diese Neurodermitisformen manchmal nicht als Spielart der Neurodermitis erkannt. Die betroffenen Kinder haben aufgrund der unpassenden Diagnose oft bereits einen längeren Leidensweg hinter sich. Entsprechend können einige ihrer Eltern von einer regelrechten Odyssee durch die Praxen erzählen: Diese beginnt häufig mit dem Verdacht auf eine Pilz- oder bakterielle Infektion und führt nach ausbleibender Besserung durch Antibiotika zu Versuchen mit einer Vielzahl an unterschiedlichen Cremes – zuletzt oft mit dem Einsatz von Kortison. Anhand der nachfolgend beschriebenen Varianten und Sonderformen der Neurodermitis wird deutlich, dass auch dann an eine Neurodermitis gedacht werden sollte, wenn die juckenden Hautentzündungen außerhalb der Ellen- und Kniebeugen oder mit anderer Gestalt auftreten (auf wichtige Differenzialdiagnosen gehe ich in einem späteren Abschnitt ein, → Seite 99).

Nummuläres Ekzem

Die Bezeichnung »nummuläres Ekzem« leitet sich von seiner charakteristischen »münzförmigen« Erscheinung ab. Denn wie es der aus dem Lateinischen abstammende Begriff *»nummulär«* beschreibt, handelt es sich dabei um münzförmige, also rundlich-ovale, scharf zur gesunden Haut abgrenzbare Hautentzündungen. Beim nummulären Ekzem sind

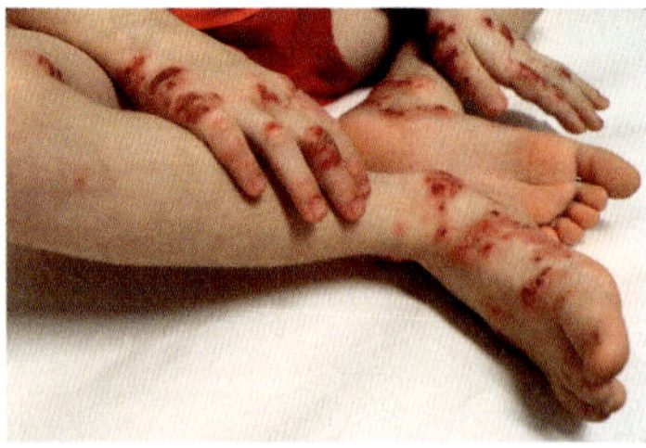

Nummuläres Ekzem

die betroffenen Hautpartien deutlich erhaben. Dazu liegen die Herde oft lose verteilt an Armen und Beinen. Diese Ekzemform nässt oft stark und zeigt sich mit kleinsten Bläschen, die zu Krusten übergehen. Oft sind die entzündlichen Hautpartien dicht mit Bakterien besiedelt.

Papulöse und prurigoforme Variante des atopischen Ekzems

Anstelle großflächig geröteter Haut finden sich bei dieser Neurodermitisvariante primär Hautknötchen (papulöse Variante), seltener auch Knoten (prurigoforme Variante). Sie stehen teils vereinzelt, teils auch dicht aneinandergereiht und sind oft – infolge des Kratzens – mit kleinen Krusten bedeckt. Weil die Haut weniger flächig als vielmehr in der Tiefe betroffen ist, ist diese Form der Neurodermitis häufiger von einem hartnäckigen Verlauf gekennzeichnet.

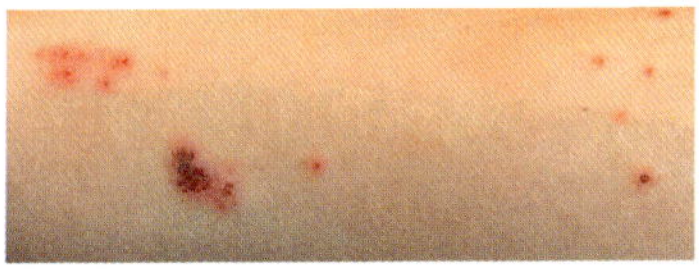

Papulo-pruriginöses Ekzem

Follikuläre Variante des atopischen Ekzems

Bei der follikulären Variante konzentrieren sich die entzündlichen Rötungen auf den Bereich um die Haarfollikel, sodass auch hier nur kleine Punkte oder Knötchen zu sehen sind. Häufiger, jedoch nicht ausschließlich, sehe ich diese Form des Ekzems bei Kindern und Jugendlichen mit dunklerem Hauttyp. Hier zeigen sich anstelle von Rötungen dementsprechend auch eher Braunfärbungen mit zahlreichen Kratzspuren (siehe auch Abbildung).

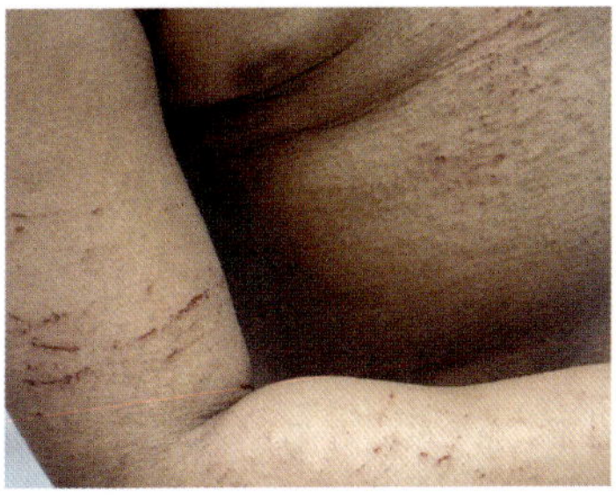

Follikuläres Ekzem

Dyshidrotische Variante des atopischen Ekzems

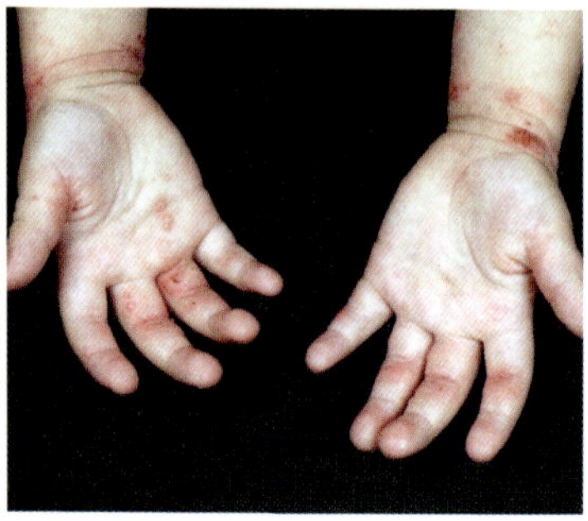

Dyshidrotisches Ekzem

Eigentlich handelt es sich bei dieser Bezeichnung um eine Fehlbezeichnung, die jedoch weiterhin fest in der Medizinsprache verankert ist. Denn anders, als es die Übersetzung (griechisch *dys:* miss-, schlecht-; *hidros:* Schweiß) nahelegt, handelt es sich hierbei nicht um eine Störung der Schweißdrüsen. Dennoch kann dieses Ekzem durch eine erhöhte Neigung zum Schwitzen verstärkt werden. Das dyshidrotische Ekzem ist charakterisiert durch kleinste, wassergefüllte Bläschen, die vor allem an den seitlichen Finger- und Zehenbereichen auftreten. Der Juckreiz ist wie bei vielen Ekzemformen sehr intensiv.

Später kommt es mit dem Eintrocknen der Bläschen zu einer Krustenbildung, auf die zum Teil schmerzhafte Einrisse der Haut folgen können. Das dyshidrotische Ekzem kann eine Pilzinfektion oder eine seltenere Kontaktallergie imitieren.

Head-and-Neck-Dermatitis

Der Name Head-and-Neck-Dermatitis beschreibt genau, was diese Sonderform der Neurodermitis ausmacht: ein umschriebener Befall der Kopf-Hals-Partie. Typisch ist eine intensive, teils kleieartige Schuppung, die neben der Kopfhaut auch das Gesicht und den Hals betrifft. Bei dieser Form spielt ein Vertreter der eigenen Hautflora eine besondere Rolle, da er »Öl ins Entzündungsfeuer« gießt: ein Hefepilz mit dem Namen Malassezia. Daher haben pilzwirksame Shampoos und Lösungen bei der Head-and-Neck-Dermatitis auch eine unterstützende Funktion, obwohl sie keine Infektion darstellt.

Neurodermitis in besonderen Hautarealen

Neben den beschriebenen Sonderformen gibt es Varianten, bei denen sich die Ekzeme nur auf umschriebene Bereiche konzentrieren oder sich dort verdichten. Obwohl vergleichsweise geringe Anteile des Körpers betroffen sind, handelt es sich bei den betroffenen Stellen häufig um besonders sensible »Nischen«.

- Atopisches Lidekzem: Weil hier die mitunter zarteste Hautpartie betroffen ist, ist die entzündete Haut hier oft verdickt und fein gefältelt. Als gut durchblutete Hautregion schwillt die Haut um die Augen durch intensive Reibung häufiger an.
- Ohrläppchenrhagaden: Hier kommt es zu schmerzhaften Einrissen mit Krustenbildung im Bereich des Übergangs von Ohrläppchen und Wangenhaut.
- Atopisches Kopfhautekzem: Die Kopfhaut ist hier oft flächig gerötet, schuppend und mit kleinsten, juckenden Hautknötchen übersät. Bei einer Sonderform des Kopfhautekzems (Pityriasis amiantacea) kommt es zu dicken, weiß-gräulichen, borkenartigen Schuppenauflagerungen, die die Haare wie »Dachziegel« fest ummanteln.
- Atopisches Hand- und Fußekzem: Während bei der Minimalvariante der Neurodermitis nur kleinste Schuppen und Einrisse an den Fingerkuppen und Zehenspitzen bestehen (Pulpitis sicca), zeigen sich beim Hand- und Fußekzem dazu auch Rötungen, schwielenartige Verdickungen, häufig verbunden mit schmerzhaften Einrissen (Rhagaden).
- Atopischer Winterfuß: Vom Ekzem betroffen sind nur eine Zehe oder mehrere einzelne Zehen. Entgegen der Namensgebung kann ein »Winterfuß« auch im Frühjahr, Sommer oder Herbst auftreten.
- Atopisches Genitalekzem: Das Ekzem zeigt sich an der Haut des äußeren Genitales, teils kombiniert mit entsprechenden Veränderungen um den After (atopisches Analekzem).

WANN IST ES EINE SCHWERE NEURODERMITIS?

Fast alles, was das Wohlbefinden des eigenen Kindes negativ beeinträchtigt, ist für Eltern schwer erträglich - insbesondere wenn es um so Unangenehmes geht wie Juckreiz, Hautbrennen, Schlafstörungen, Hänseleien … Und dennoch hat die Medizin für die unterschiedlichsten Krankheitsbilder sehr konkrete Vorstellungen, was als »moderat«, »mittelschwer« oder »schwer« einzuordnen ist.

Letztlich dient uns Ärzten die Einteilung der Krankheitsschwere dazu, die dafür angemessene und notwendige Therapie zu bestimmen. Über lange Zeit hat die Medizin den Schweregrad einer Hauterkrankung primär daran festgemacht, wie viel Prozent des Körpers hiervon betroffen sind. Sprich: Je mehr Haut betroffen war, umso höher war auch der Schweregrad. Das gilt auch heute noch, doch werden beim Bemessen des Schweregrades inzwischen auch weitere Aspekte berücksichtigt.

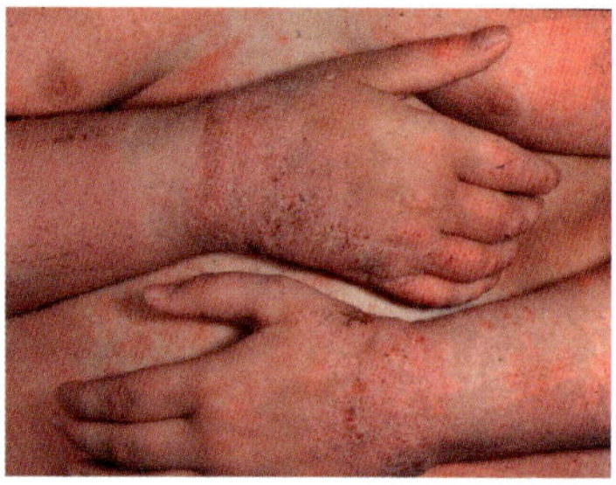

Schwere Neurodermitis mit flächigen Hautrötungen, Vergröberung der Hautstruktur (Lichenifikation) und zahlreichen Kratzspuren

Die Erkrankungsschwere lässt sich mithilfe bestimmter Messwerte bemessen, die als Scores bezeichnet werden: Für die Neurodermitis gilt der sogenannte SCORAD (Scoring Atopic Dermatitis). Die Einteilung des Schweregrades erfolgt hier anhand eines Punkte-Bewertungssystems, für das folgende Bewertungskriterien herangezogen werden:

- Größe der betroffenen Hautfläche
- Intensität der Hautveränderungen (Hautrötung, Schuppung, Nässen und Krustenbildung, Kratzspuren, Vergröberung der Haut)
- Intensität des Juckreizes
- Ausmaß der Schlafstörungen

Indem ich den SCORAD bestimme, kann ich objektiv festhalten, wie ein Kind auf eine Therapie anspricht. Mithilfe regelmäßiger Bestimmungen zu unterschiedlichen Zeitpunkten (vor und unter laufender Therapie) lässt sich so auch erfassen, ob und wie gut eine Neurodermitis über einen längeren Zeitraum im Griff ist – oder ob die Behandlung nochmals angepasst werden muss. Die Einteilung ist folgende:

- SCORAD ‹ 20: leichte Neurodermitis
- SCORAD 25-50: mittelschwere Neurodermitis
- SCORAD › 50: schwere Neurodermitis

Der SCORAD dient zudem als Entscheidungshilfe, wenn die äußerlichen Therapieoptionen bei einer schweren Neurodermitis ausgeschöpft sind und zusätzlich eine innerliche Behandlung (→ Seite 166) in Betracht kommt.

Andere, weniger geläufige Scores sind der EASI (Eczema Area and Severity Index) und der POEM (Patient-Oriented Eczema Measure). Familien lernen diese Scores in Kliniken kennen, beispielsweise innerhalb von Studien.

Klassische Scores spiegeln nicht immer die wahre Belastung wider

Über die vergangenen Jahre haben wissenschaftliche Untersuchungen gezeigt, dass der »objektive«, das heißt anhand sichtbarer Veränderungen mithilfe von Scores ermittelte Schweregrad nicht immer dem Ausmaß der Belastungen aufseiten der jungen Patienten und ihrer Eltern entspricht.[37] Gerade ein Befall hochsensibler Partien, wie beispielsweise des Gesichts, kann Belastungen im Alltag mit sich bringen, die Nichtbetroffene nur schwer nachempfinden können. Gleiches gilt, wenn die Hände durch dauerhafte Entzündungen jucken und schmerzen. Wie einschränkend dies sein kann, zeigt das Beispiel des kleinen Pius.

Nach anfänglichem Milchschorf und Beugenekzemen waren bei ihm seit dem zweiten Lebensjahr besonders schwer die beiden Hände betroffen. Ich habe den Jungen als Vorschulkind kennengelernt, als seine Mama nach unzähligen Behandlungsversuchen zwischenzeitlich resigniert sämtliche Therapien ausgesetzt hatte. Mit Blick auf die nahende Einschulung erhielten die Handekzeme dann jedoch zusätzliches Gewicht: für das Schreibenlernen, aber auch zur Vermeidung weiterer Hänseleien, die es auch im Kindergarten immer wieder gab.

Als wir Pius' Haut mit Handbädern, Cremes und »Zauberhandschuhen« stabilisieren konnten, hatte er jedoch noch immer Probleme bei vielen Dingen, bei denen die Feinmotorik der Hände gefragt war. Erst mit der Unterstützung einer Ergotherapie lernte er den Umgang mit vielen Dingen – so auch mit Stiften, Pinseln und Kreide. Die krankheitsbedingten Einschränkungen konnten so überwunden werden. Entsprechend viel bedeutet mir das Bild des Osterhasen, das auch außerhalb der Osterzeit an meiner »Wand der kleinen Helden« in der Praxis hängt.

Pius' Fall mag als Beispiel dafür dienen, dass »schwer« bei einer Neurodermitis nicht allein daran festgemacht werden kann, wie viel Prozent der Körperhaut betroffen sind. Denn die alltäglichen Belastungen, die auch Ekzeme in kleinen Nischen wie Händen, Füßen, Intimbereich oder Gesicht mit sich bringen, spiegeln viele Scores nicht gut genug wider. Daher finden zunehmend auch sogenannte patientenbezogene Kriterien Berücksichtigung, wie zum Beispiel der dermatologische Lebensqualitätsindex für Kinder (CDLQI, Children's Dermatology Life Quality Index).

Beim CDLQI werden die persönlichen Belastungen im Alltag innerhalb der vorangegangenen sieben Tage erfasst und entsprechend ihrer Schwere mit 0 (keine Einschränkungen) bis 3 Punkten (starke Beschwerden) bewertet. Abgefragt werden unter anderem Auswirkungen auf Freundschaften oder Hobbys, aber auch Erfahrungen von Hänseleien oder Ausgrenzung.

GUTE FRAGE

Brauchen Kinder mit Neurodermitis Nahrungsergänzungsmittel?

Vitamine, Spurenelemente, Fettsäuren, Probiotika … Die Liste möglicher Nahrungsergänzungsmittel ist lang, ebenso vermeintliche Versprechen für die Haut. Leider gilt hier nicht: »Viel hilft viel.« Es sollte nur ergänzt werden, wo ein Mangel besteht. Auch in Bezug auf Probiotika gibt es noch keine allgemeinen Empfehlungen für Kinder mit Neurodermitis, weil das Zusammenwirken von Haut und Mikrobiom aktuell noch Gegenstand der Forschung ist.

»Das wird sich doch wieder auswachsen ...?«

Mindestens so sehr wie die Frage »Was kann ich tun?« beschäftigt Eltern die Frage, wie es weitergeht. »Das wird sich doch wieder auswachsen ...?« ist dabei als vorsichtiges Herantasten an die Frage nach der Prognose zu verstehen.

Tatsächlich hat die Neurodermitis für die Mehrheit der Kinder eine gute Prognose – das sehe ich so auch bei vielen Kindern, die ich über die Jahre in meiner Sprechstunde begleitet habe. Interessant sind in diesem Zusammenhang die Ergebnisse der Multicenter Allergy Study (MAS).[38] Im Rahmen dieser Studie wurden über 1000 Kinder in Deutschland von der Geburt bis zum Alter von sieben Jahren unter genau dieser Fragestellung begleitet. Jedes fünfte Kind entwickelte innerhalb der ersten beiden Lebensjahre eine Neurodermitis, mehr als 40 Prozent von ihnen waren nach dem zweiten Geburtstag wieder ekzemfrei. Nahezu gleich groß war der Anteil an Kindern, bei denen bis zum Schuleintritt zwar immer wieder noch Ekzeme zum Vorschein kamen, allerdings mit teils länger anhaltenden beschwerdefreien Phasen. Nur knapp jedes fünfte Kind, also rund 20 Prozent, war dauerhaft von Ekzemen betroffen.

Eines dieser früh und hartnäckig betroffenen Kinder war Alexander. Mit seinen Eltern verbinden mich intensive Erinnerungen an Kliniktage, Schulungsabende und ausgiebige Telefonate infolge eines schwer kontrollierbaren Hautbildes. Inzwischen freuen wir uns darüber, was wir gemeinsam über die Zeit erreicht haben: eine stabile Kontrolle der Neurodermitis. Denn trotz seiner frühen und über lange Zeit schweren Ekzeme hat Alexander – entgegen aller schlechten Vorzeichen (→ Seite 98) – heute, als Jugendlicher, kaum mehr Probleme mit der Haut. Erfahrungen wie diese teile ich gern – auch weil sie zeigen, dass es bei jedem Kind möglich ist, die Statistik zu schlagen. Und weil ich somit auch Eltern mit schwerer erkrankten Kindern Hoffnung geben kann.

Inzwischen wurden anhand weiterer Beobachtungsstudien verschiedene Verlaufsformen beschrieben.[39] Geläufig sind mittlerweile drei Formen:

- Frühes Auftreten (vor dem zweiten Lebensjahr) bei anhaltend schwerem/hartnäckigem Verlauf (früh-persistierender Typ)
- Frühes Auftreten (vor dem zweiten Lebensjahr) bei abnehmendem Schweregrad, häufig mit vollständiger Rückbildung bis zum Schulalter (früher, nicht persistierender Typ)
- Spätes Auftreten (nach dem zweiten Lebensjahr) mit häufiger Rückbildung im weiteren Verlauf (später Typ)

Aus wissenschaftlichen Untersuchungen mehren sich die Hinweise, wonach gerade in der frühen Kindheit das Risiko für mögliche Begleiterkrankungen mitgeprägt wird[40] (→ »Was hat ein Ekzem mit Allergien zu tun?« ab Seite 62 und »Neurodermitis und Allergie – ein kompliziertes Verhältnis« ab Seite 178). Daher ist es so wichtig, Säuglinge und Kleinkinder mit hohem Risiko für einen schweren Verlauf frühzeitig zu erkennen und zu behandeln. So können sie bestmöglich begleitet werden, denn sie benötigen schon früh eine besonders engmaschige Betreuung – allein deshalb, weil die Haut oft großflächig betroffen ist und die Therapie häufig an den hartnäckigeren Verlauf angepasst werden muss. Sogar für die ganz Kleinen mit schwerer Neurodermitis haben sich die Therapieoptionen durch neue Ansätze erweitert, worauf ich im Abschnitt »Innerliche Behandlung: Es hat sich viel getan« (→ Seite 166) genauer eingehen werde.

INFO

Hinweise auf einen weniger günstigen Verlauf der Neurodermitis

Auch wenn der individuelle Krankheitsverlauf in der sehr frühen Lebensphase nicht sicher vorhergesagt werden kann, sind uns mittlerweile einige Faktoren bekannt, die schon früh auf einen weniger günstigen Verlauf hinweisen können.[41] Dies sind:

- Früher Krankheitsbeginn innerhalb der ersten Lebensmonate
- Ein hoher Schweregrad, besonders bei Befall großer Körperbereiche oder bei einem sehr hartnäckigen Verlauf
- Begleitende Allergien
- Begleitende Atemwegsbeschwerden infolge einer Verengung der Bronchialwege (sogenanntes »Wheezing«, womit pfeifende Atemgeräusche außerhalb von Infekten gemeint sind)
- Begleitende atopische Erkrankungen innerhalb der Familie
- Vorliegen einer Filaggrin-Mutation (→ Seite 45)

NICHT ALLES, WAS JUCKT, IST EINE NEURODERMITIS

Die Neurodermitis ist zwar die häufigste chronisch verlaufende entzündliche Hauterkrankung, aber nicht jeder Hautausschlag, der juckt und mit Rötungen einhergeht, ist auch eine Neurodermitis.

Dass die Haut durch bestimmte Veränderungen zu uns spricht, davon handelt der Abschnitt »Die Sprache der Haut« (→ Seite 53). Durch ein korrektes »Lesen« dieser Zeichen lassen sich dementsprechend auch unterschiedliche Hauterkrankungen anhand ihrer jeweiligen charakteristischen Merkmale unterscheiden. Die nachfolgende Übersicht versteht sich als eine Auswahl von häufigeren und wichtigen Differenzialdiagnosen für die Neurodermitis.

Differenzialdiagnosen mit Hauptunterscheidungsmerkmalen

FISCHSCHUPPENKRANKHEIT (ICHTHYOSE)	Häufig bereits bei Geburt sehr trockenes Hautbild, an Fischschuppen erinnernde grobe Schuppung
KRÄTZMILBENERKRANKUNG (SKABIES)	Häufig betonter Befall der Finger- und Zehenzwischenräume, gangartige Hautveränderungen, hier mikroskopischer Nachweis von Milben möglich, bei Säuglingen und Kleinkindern auch Bläschen oder Knotenbildung möglich, meist weitere Mitglieder der Familie betroffen
PILZINFEKTION (TINEA)	Rötlich schuppende Hautstellen, Auftreten nach Kontakt mit Tieren oder erkrankten Kontaktpersonen, häufig ringartige Struktur infolge Ausbreitungstendenz von innen nach außen, allenfalls milder Juckreiz, Pilzerreger z. B. mikroskopisch nachweisbar
SCHUPPENFLECHTE (PSORIASIS)	Bei Säuglingen häufig Befall der Windelregion, bei älteren Kindern typische, rundliche und weiß-gräulich schuppende Herde, u. a. über Ellenbogen und Kniestreckseiten; oft weniger Juckreiz als bei Neurodermitis, meist auch weitere Mitglieder der Familie betroffen
SEBORRHOISCHES EKZEM	Auftreten in den ersten Lebenswochen, Befall von Kopfhaut, Augenbrauen und Körperfalten; gelblich-»fettige« Schuppung, oft kein oder nur milder Juckreiz

DIE KRANKHEIT MANAGEN: NEURODERMITIS IM GRIFF

In diesem Kapitel erfahren Sie ...

- was die Therapie der Neurodermitis mit Achterbahnfahren gemein hat,
- mit welchen Alltagsmaßnahmen Sie die Therapie unterstützen können,
- wie die Stufentherapie funktioniert,
- warum die Basistherapie immer die Basis bildet – und was dafür zu tun ist,
- wie man das akute Entzündungsfeuer in der Haut bändigt,
- welche Möglichkeiten der innerlichen Behandlung es gibt.

STATT EINER (»WUNDER«-)KUR BRAUCHT ES EINE STRATEGIE

Es gibt Situationen, in denen ich mir wünschte, Dinge mit einem Fingerschnipp verändern zu können. Tatsächlich wäre es auch im Umgang mit der Neurodermitis zweifelsfrei von Vorteil, einen Zauberstab oder Superkräfte zu besitzen. Leider besitze ich beides nicht. Daher verspricht dieses Buch auch keine Heilung oder »die eine« Wundermethode, die Ihr »Leben verändert«, sondern eine Strategie.

Vermutlich haben Sie mit Ihrem Kind schon einige Behandlungsversuche hinter sich, ohne dass das erhoffte Wunder eingetreten ist. Das hat womöglich den Eindruck bestärkt, es bei der Neurodermitis mit einem unberechenbaren Ungeheuer zu tun zu haben. Wenn einfach nichts helfen mag, machen sich oft Gefühle von Resignation und Hilflosigkeit breit ...

Doch obwohl es eine vielschichtige Erkrankung ist, besteht kein Anlass zur Resignation. Denn wir sind der Neurodermitis gegenüber nicht hilflos, obwohl hier Aufbau und Funktionsweise der Haut fundamental gestört sind und die Lage zusätzlich dadurch kompliziert wird, dass innere und äußere Einflüsse den Krankheitsverlauf erheblich beeinflussen können. Es gibt damit nicht nur einen einzelnen Hebel, den es umzulenken gilt, damit alles wieder läuft, wie es eigentlich laufen soll. Darum spricht man in Bezug auf chronische, per se nicht heilbare Erkrankungen auch nicht von Heilung, sondern davon, sie gut zu »managen«.

Mit Management ist gemeint, dass nicht nur die unmittelbaren Symptome gelindert werden, sondern es dazu ein Bündel an Maßnahmen gibt, die

- die mit der Krankheit verbundenen Belastungen kleinhalten,
- mögliche Komplikationen verhindern und
- längerfristige Folgen abwenden oder zumindest das Risiko dafür gering halten.

Es geht also darum, eine Kontrolle darüber zu erlangen, was die Krankheit selbst ausmacht (Hautrötungen, Juckreiz und Hautbrennen infolge von einer erhöhten Empfindlichkeit und erhöhten Entzündungsbereitschaft) und was sie konkret mit den Betroffenen macht (z. B. gestörter Schlaf, Konzentrationsstörungen und Unwohlsein, Schamgefühle). Damit kann man eine Krankheit in den Griff bekommen.

Mit Blick auf das komplizierte Zusammenspiel verschiedener Faktoren und den hartnäckig-wiederkehrenden Verlauf der Neurodermitis wird klar, dass das Konzept einer zeitlich begrenzten »(Wunder-)Kur« als Einzelmaßnahme, um dauerhaft beschwerdefrei zu werden, eine Wunschvorstellung bleiben muss. Statt einer »Kur« braucht es daher eine langfristige Strategie.

Was die Therapie der Neurodermitis mit Achterbahnfahren gemeinsam hat

Im Unterschied zu anderen chronischen Erkrankungen wie der Blutzuckerkrankheit (Diabetes) oder einem chronischen Nierenleiden bildet sich die Neurodermitis bei vielen Kindern im Laufe ihrer Kindheit zurück. Aber auch in diesem günstigen Fall begleiten Juckreiz, Hautbrennen und Schlafstörungen zumindest über gewisse Zeit, meist Jahre, den Alltag des Kindes und sei-

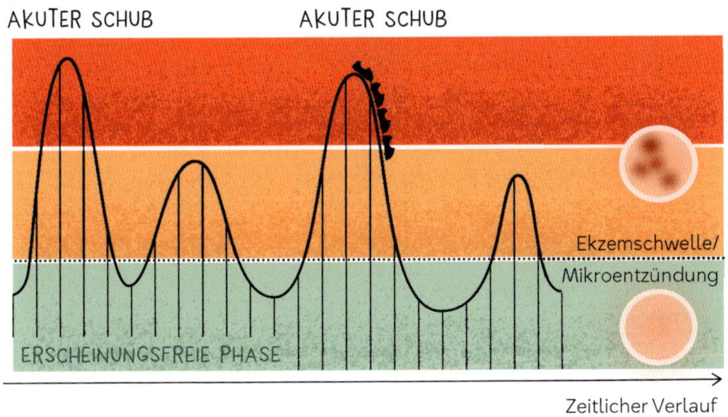

Typisches Merkmal der Neurodermitis ist ihr chronisch wiederkehrender Verlauf in Schüben, die von beschwerdeärmeren oder -freien Phasen unterbrochen sind. Dieses Auf und Ab kann Ähnlichkeit mit der Fahrt in einer Achterbahn haben. Auch unabhängig von einem akuten Schub zeigen sich innerhalb der Haut entzündliche Prozesse (Mikroentzündungen), die man sich als unsichtbare erniedrigte Reizschwelle vorstellen kann.

ner Familie – in der Regel mit wiederkehrenden Schüben, die von kurzen oder längeren, beschwerdearmen oder gar beschwerdefreien Phasen unterbrochen sind.

Was die Behandlung der Neurodermitis für viele Eltern und Betroffene so kompliziert macht, ist ihr oftmals unvorhersehbarer Verlauf. Dies ist in erster Linie auf die schubartigen Verschlechterungen zurückzuführen, die plötzlich wieder vieles auf den Kopf stellen. Das erinnert an eine Fahrt in der Achterbahn: Beständig geht es auf auf und ab – von einem Schub zum nächsten.

Anders jedoch als in der Achterbahn, wo dies für ein wohliges Kribbeln im Bauch sorgt, bewirkt die Unberechenbarkeit der Neurodermitis Verunsicherung als ständigen Begleiter. Das macht sich auch bei sehr banalen Fragen im Alltag bemerkbar, wie der, ob man es wagen kann, am nächsten Tag ins Schwimmbad zu gehen. Fragen wie diese zeigen, wie die Krankheit die Gestaltung des Familienlebens mitbestimmt und wie viele ungute Gefühle damit verbunden sind.

Eine zusätzliche Herausforderung ist es, dass die Behandlung beständig an das Auf und Ab der Krankheit angepasst werden muss, die mal mehr, mal weniger präsent ist. Braucht es schon wieder Kortison oder kann noch etwas abgewartet werden? Macht es vielleicht Sinn, eine andere Pflegecreme auszuprobieren? Oder: Wie lässt sich der Juckreiz zusätzlich noch lindern? Nur drei von vielen Fragen, auf die immer wieder aufs Neue Antworten gefunden werden wollen. Dabei haben die meisten Betroffenen immer auch etwas Angst davor, etwas falsch zu machen oder selbst an einem Schub »schuld« zu sein. Gerade zu Beginn erlebe ich, wie viel Kraft diese Sorgen die Eltern kostet.

Angst und Unsicherheit entstehen dann, wenn eine Situation das eigene Wissen und die Handlungsmöglichkeiten – zumindest dem Empfinden nach – übersteigt. Das ist wie bei einer Achterbahnfahrt mit verbundenen Augen. Indem Sie sich mit diesem Buch bereits ein gutes Verständnis der Funktion und Sprache der Kinderhaut sowie viel Wissen über die Krankheitsursachen und ihre möglichen Verstärker angeeignet haben, sitzen Sie nicht mehr mit verbundenen Augen in der Achterbahn und haben die besten Voraussetzungen, Angst und Unsicherheit zu überwinden. Denn Sie können die Aspekte einschätzen, die die Grundlage der Behandlungsstrategie bilden. Dabei greifen verschiedene Maßnahmen – wie Zahnräder bei einer alten Uhr – ineinander:

Der Hautzustand wird bestimmt durch das Ausmaß der Hautbarrierestörung und der Entzündung der Haut.

↓

Der Hautzustand lässt sich durch gezielte Maßnahmen verbessern. Mit einer Verbesserung des Hautzustandes kann der Juckreiz gelindert werden.

↓

Mit einer Linderung des Juckreizes reduziert sich das Kratzen, was sich wiederum positiv auf den Hautzustand auswirkt.

↓

Mit einer Linderung des Juckreizes und Verbesserung des Hautzustandes verbessern sich Schlafdauer und -qualität.

↓

Ein gut kontrollierter Juckreiz und besserer Schlaf haben einen positiven Einfluss auf das Wohlbefinden und die allgemeine Lebensqualität (Familie, Freizeit, Schule).

↓

Mit einem gut kontrollierten Hautzustand lassen sich mögliche direkte und indirekte Folgen der Erkrankung positiv beeinflussen:

- Eine stabile Hautbarriere hat ein geringeres Risiko für Infektionen mit Bakterien, Viren und Pilzen.
- Eine stabile Hautbarriere kann das Risiko für die Entwicklung von Sensibilisierungen/(allergischen) Begleiterkrankungen reduzieren.

THERAPIE DER NEURODERMITIS: DREI STUFEN UND EINE AMPEL

Die Ausführungen im vorangegangenen Kapitel haben gezeigt, dass es innerhalb des Neurodermitismanagements zwar in der Tat um Juckreizmanagement geht. Doch der Juckreiz ist nicht Ursache, sondern Folge eines vielschichtigen Krankheitsprozesses.

Der Juckreiz markiert somit einen wichtigen Knotenpunkt, der durch den Zug an vielen einzelnen Fäden (Hautbarriere, Entzündung, Dysbiose, Umweltfaktoren) entsteht. Und so geht es bei der Ekzembehandlung um viel mehr als den Juckreiz – denn er kann als Knoten nur gelöst werden, wenn wir jeden einzelnen der Fäden in die Hand nehmen und so alles entwirren.

Damit wird klar, wieso alle uns bereits bekannten Elemente der Neurodermitis bei der Therapie berücksichtigt werden müssen – in unterschiedlichem Umfang und mit jeweils unterschiedlichen Schwerpunkten. Es geht darum, ...

- einen Rahmen zu schaffen, in dem die Haut in ein Gleichgewicht kommen und darin bleiben kann. Die Ursachen und Folgen der Hautbarrierestörung müssen kompensiert und die Haut vor möglichen reizenden Einflüssen geschützt werden. Dieser Schritt bildet damit die Basis der Therapie (→ Seite 108).
- gezielte Maßnahmen zu ergreifen, mit denen die überschießende Entzündungsbereitschaft der Neurodermitishaut reduziert und kontrolliert werden kann, um damit den Hautzustand nachhaltig zu verbessern. Diese gezielten antientzündlichen Maßnahmen müssen an das jeweilige Ausmaß der Entzündung angepasst werden (→ Seite 140).
- weitere Gegenmaßnahmen zu ergreifen, wenn das Entzündungsfeuer zusätzlich angefacht oder verkompliziert wird. Diese Maßnahmen greifen nur in konkreten Situationen, zum Beispiel bei einer Infektion oder wenn sämtliche Maßnahmen ausgeschöpft sind und das Feuer von innen gelöscht werden muss (→ Seite 163).

Man kann sich diese Elemente wie einzelne Bausteine vorstellen, die wie Stufen aufeinander aufbauen und die gegenseitig voneinander abhängen. Wenn alle Stufen in sich stabil und sicher miteinander verbunden sind, gerät nichts ins Wanken. Innerhalb der Neurodermitistherapie hat sich dieses Prinzip der »Stufentherapie« bewährt. Anders als beim Achterbahnfahren, bei dem es ohne eigene Kontrolle auf und ab geht, können wir diese Stufen ganz bewusst Schritt für Schritt im jeweils erforderlichen Tempo erklimmen.

Geläufig ist neben dem Stufenprinzip das sogenannte Ampelschema, das besonders innerhalb der Neurodermitisschulungen verwendet wird. Anstelle von Stufen bestimmen dabei die Signalfarben Grün, Gelb und Rot, ob und wie schnell es vorangeht, genauso wie im echten Leben. Beide Schemata stehen aber nicht im Gegensatz zueinander, sondern lassen sich gut miteinander zusammenbringen. Und so stelle ich Ihnen hier das farbige Stufenschema vor.

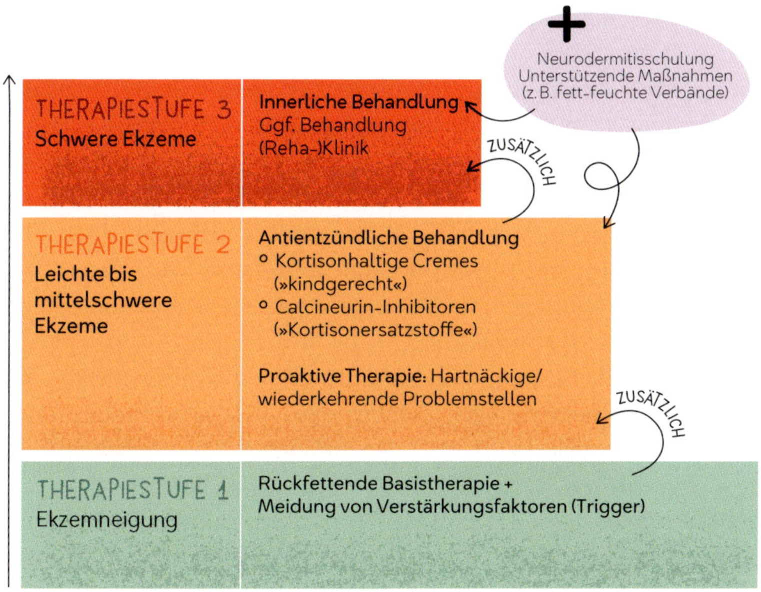

Die Therapie der Neurodermitis folgt dem Stufenprinzip.[42] Die erste Stufe markiert die Basis, also sämtliche Maßnahmen, die zu einer Stabilisierung der Hautbarriere beitragen. Auf ihr bauen alle weiteren Maßnahmen auf, die mit Hinzutreten von Entzündungen greifen: gezielte antientzündliche und unterstützende Maßnahmen, die allesamt dazu beitragen, die Haut wieder ins Gleichgewicht zu bringen. Diese Maßnahmen werden dem Schweregrad entsprechend angepasst. Sind sie alle ausgeschöpft und ist damit keine Ekzemkontrolle zu erreichen, so kann eine innerliche Behandlung angezeigt sein.

THERAPIESTUFE 1: EINEN FESTEN RAHMEN SCHAFFEN

Dass die Grenze zwischen innen und außen infolge der Hautbarrierestörung »durchlässig« wird, zeigt sich daran, wie viele verschiedene Einflüsse sich auf das Hautbild auswirken können. Damit rückt die Aufmerksamkeit unweigerlich auf mögliche »Auslöser« von außen.

In Therapiestufe 1 geht es darum, einen festen Rahmen zu schaffen, der die besonderen Bedürfnisse der Haut berücksichtigt und gleichzeitig mögliche negative Einflüsse von außen gering hält. Weil dies eine beständige Aufgabe ist, ist es auch die Grundlage der Therapie – die Basistherapie. Im Abschnitt »Welchen Einfluss die Umwelt auf die Haut hat« (→ Seite 48) haben Sie den Unterschied zwischen Ursachen (Auslösern) und Triggern (Verstärkungsfaktoren) kennengelernt. Man kann sich diese Trigger bildlich gut als eine Art Lautstärkeregler eines Plattenspielers vorstellen, an dem viele Hände drehen können. Dieser Plattenspieler (die Neurodermitis) muss jedoch nicht erst eingeschaltet werden, sondern es spielt im Hintergrund meist bereits »Musik« (Hautbarrierestörung, Entzündungsbereitschaft beziehungsweise reduzierte Reizschwelle, Dysbiose) – manchmal, bei nur trockener, gereizter und empfindlicher Haut, spielt sie sehr leise.

Unter den vielen Einflussfaktoren lassen sich solche unterscheiden, die bei allen Kindern in mehr oder weniger starkem Ausmaß von Bedeutung sind. Denn sie wirken unmittelbar auf die Haut ein und reizen diese, wenn sie eine bestimmte Schwelle überschreiten. Zu diesen Faktoren zählen in erster Linie unterschiedliche Temperaturen, Feuchtigkeit auf der Haut (Schwitzen) und in der Umgebung (Luftfeuchte) sowie die Bekleidung und andere Umweltfaktoren. Großen Einfluss auf den Hautzustand hat auch die Hautreinigung, weshalb ich diese entsprechend ausführlich bespreche (→ Seite 112). Andere Faktoren sind hingegen nur für den Einzelnen oder in einer konkreten Situation relevant, wie zum Beispiel Infekte und Allergien.

Weil aber nicht alles gemieden werden kann (und auch nicht muss!), ist es wichtig, dass die Therapie der Neurodermitis innerhalb eines zwar festen, aber »gesunden« Rahmens stattfindet – und diesen bildet die Basistherapie.

GUTE FRAGE

Kann man die Therapie auch mit Antihistaminika unterstützen?

Die Vorstellung, den Juckreiz mit einigen Tropfen oder einer kleinen Pille zu lindern, klingt verlockend. Der Juckreiz bei Neurodermitis kann als Resultat eines komplizierten Zusammenspiels verschiedener Signalmoleküle in der Haut im Zuge der Entzündung betrachtet werden. Obwohl das Molekül Histamin daran beteiligt ist, bleiben Medikamente, die die Wirkung von Histamin blockieren (sogenannte Antihistaminika), in der Regel jedoch ohne durchschlagenden Erfolg. Antihistaminika haben daher auch keinen wirklichen Stellenwert im Management der Neurodermitis.

Bedenklich ist der Einsatz sogenannter »alter« Antihistaminika (Wirkstoffe wie z. B. Dimetinden, Clemastin), die ich gar nicht so selten von Kindeseltern, die sich in meiner Sprechstunde vorstellen, als regelmäßige Bedarfsmedikation benannt bekomme. Sogar im Säuglingsalter werden sie häufig noch eingesetzt – meist mit dem Hinweis, dass es damit langjährige Erfahrung gibt. Allerdings haben sie unter anderem sedierende Nebenwirkungen, die die Schlafarchitektur verändern. Aufgrund der so wichtigen Funktion des Schlafes (→ Seite 21) sollten sie bei Säuglingen und Kleinkindern daher in diesem Zuge auch nicht mehr zum Einsatz kommen.

Wasser kann ein »hartes Los« für die Haut sein

Irgendwie klingt es ja paradox: Obwohl das Wasser beim Baden, Duschen und Waschen die Haut vorübergehend befeuchtet, geht im Nachgang Feuchtigkeit verloren. Doch so abwegig, wie das zunächst erscheinen mag, ist das gar nicht, wenn man dafür einen Blick unter die Haut wirft.

Zurückführen lässt sich der Effekt darauf, dass mit der Hautreinigung – in geringerem Maße schon mit klarem Wasser – wichtige Hautfette und natürliche Feuchthaltefaktoren verloren gehen. Um nochmals das Bild der Haut als Ziegelsteinmauer heranzuziehen: Der Hautmörtel bekommt Risse, weil wichtige Bestandteile ausgewaschen werden. Für die Kinderhaut bedeutet dies, dass sie zeitweise weniger dicht ist und in der Haut gebundenes Wasser verloren geht.

Ohne entsprechende hautschützende Faktoren kann sich so die Störung der Hautbarriere verstärken: mit Spannungsgefühlen, Juckreiz oder Hautbrennen, Trocken- und Rauheit sowie Schuppenbildung. Diese Effekte verstärken sich mit zunehmender Badezeit, weil die Haut zusätzlich aufquillt.

Wasser und Waschen stellen damit potenzielle hautbelastende Faktoren dar, gerade weil sie zum Alltag selbstverständlich dazugehören und der Haut »ständige kleine Seitenhiebe« versetzen können. Dass diese in der Summe ganz schöne Schlagkraft haben können, ließ sich über die Pandemiemonate gut an den Kinderhänden nachvollziehen.

Unsere Hände benötigen wir für nahezu alles, was wir tun – vom Schlafen einmal abgesehen. Kinder begreifen die Welt mit ihren Händen. So sind sie immer mittendrin und kommen mit vielem in Kontakt: mit Sand, der Nase oder allerlei Alltagsgegenständen. Weil sauberen Händen im Hinblick auf den Infektionsschutz eine besondere Bedeutung zukommt, haben Händewaschen und Desinfektion hier hohe Priorität.

Im Zuge der Pandemie habe ich bei Kindern eine deutliche Zunahme an Handekzemen beobachtet. Handekzeme treten dabei nicht nur im Rahmen einer Neurodermitis auf (atopisches Handekzem). Die meisten Handekzeme gehen auf ein Ungleichgewicht von hautbelastenden und hautschützenden Faktoren zurück. Weil mit dem Händewaschen für gewöhnlich neben Wasser zusätzlich auch viel Seife und andere Reinigungsmittel eingesetzt werden, sind im Zuge der erhöhten Hygienemaßnahmen viele Hände – die kleinen wie auch die großen – in ein Ungleichgewicht gekommen. Auch an dieser Stelle zeigte sich einmal mehr: »Die Dosis macht das Gift.«

Doch natürlich ist Handhygiene wichtig, auch unabhängig vom Coronavirus. Glücklicherweise steht sie nicht per se im Kontrast zur Kinderhautgesundheit. Vielmehr kommt es auf einen »gesunden Rahmen« an, der hautschützende Faktoren mitberücksichtigt.

Auch unabhängig von Waschhäufigkeit und -dauer kann Wasser zu einem »harten Los« für Kinderhände werden – und zwar bei erhöhtem Kalkgehalt. Denn inzwischen mehren sich die Hinweise, dass Waschen mit besonders kalkhaltigem Wasser die Hautbarrierefunktion der Haut und damit ihre Widerstandsfähigkeit reduziert.

Hartes Wasser hat durch seinen hohen Gehalt an Mineralsalzen direkte hautreizende Eigenschaften. Dadurch, dass kalkhaltiges Wasser den natürlicherweise leicht sauren Haut-pH-Wert in den basischen Bereich verschiebt,

Unspezifische Trigger – für viele relevant

- Reizstoffe (Temperatur, Luftfeuchtigkeit, Schweiß, Zigarettenrauch, Staub, Dämpfe, Fruchtsäuren in Obst und Gemüse, Gewürze, Wolle, synthetische Fasern, Schmutz)
- Infektionen (Bakterien, Viren, Pilze)
- Gefühle (innerliche Anspannung, Konflikte, Freude, Angst, Trauer)

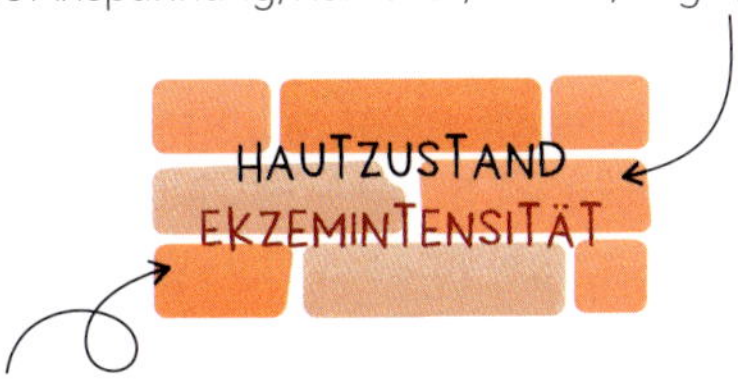

Spezifische Trigger – für den Einzelnen relevant

- Allergene (Nahrungsmittelallergene, Luftallergene, Kontaktallergene)
- Immunologische Einflüsse (z. B. Impfungen, Zahnen)
- Nichtallergische Überempfindlichkeitsreaktionen

Der Hautzustand und damit auch die Intensität der Ekzeme kann durch eine Vielzahl an äußeren Einflüssen beeinflusst werden. Neben spezifischen Einflussfaktoren, die sich zum Beispiel über das Immunsystem auf die Haut auswirken können, gibt es zusätzlich auch Faktoren, die sich unspezifisch auf das Hautbild auswirken können – beispielsweise aufgrund ihrer hautreizenden Eigenschaft. So sind einige dieser Faktoren für viele, andere dagegen nur für den Einzelnen relevant.

wird der Säureschutzmantel geschädigt. Interessant ist zudem, dass hartes Wasser die Löslichkeit von Reinigungsmitteln vermindert. Das hat wiederum die Folge, dass zum einen mehr Reinigungsmittel benötigt wird und sich zum anderen das aufgetragene Waschmittel schlechter abspülen lässt. Dadurch verbleiben mehr Rückstände auf der Haut, die der Hautbarriere weiter zusetzen können, indem der ohnehin schon vermehrte Feuchtigkeitsverlust über die Haut verstärkt wird.

Wissenschaftler haben in einer Studie beobachtet, dass Säuglinge in Gebieten mit hartem Leitungswasser in den ersten Lebensmonaten ein höheres Risiko für die Entwicklung einer Neurodermitis aufweisen als gleichaltrige Kinder in Gebieten mit weicherem Wasserhärtegrad.[43] Daraufhin wurden Studien auf den Weg gebracht, die der Frage nachgehen sollten, ob durch die vorsorgliche Installation eines Wasserenthärters das Risiko für die Entwicklung von Ekzemen reduziert werden könne. Eine erste Untersuchung lieferte Hinweise, dass diese Maßnahme bei Säuglingen mit atopischer Veranlagung in Gebieten mit hartem Wasser das Risiko leicht senken konnte.[44] Andererseits blieb in anderen Studien eine direkt messbare Verbesserung des Hautzustandes bei Nutzung eines Wasserenthärters aus (obgleich die Anwender dennoch positive Einflüsse beobachteten).[45]

Die Datenlage ist also derzeit noch nicht schlüssig und es sind weitere Untersuchungen nötig. Darum gibt es bislang noch keine allgemeine Empfehlung für oder gegen die Installation eines Wasserenthärters.

Von Seifen und anderen Reinigungsmitteln

So, wie wir schlechte Gerüche instinktiv mit mangelnder (Körper-)Hygiene in Verbindung bringen, gehören zur Hautreinigung in der Regel auch Schaum und ein angenehmer Geruch. In der Werbung wird oft von einem »Wohlfühlduft« gesprochen. Und daran ist sogar etwas Wahres, denn ob etwas gut oder schlecht riecht, ist bekanntermaßen Geschmackssache. Gerüche können über das menschliche Gefühlszentrum, das limbische System im Gehirn, unbewusst unsere Stimmung und ebenso unser Verhalten beeinflussen. »Sauber und rein« ist also auch Gefühlssache, weil wir durch wohlriechende Seifen, duftende Badezusätze oder Duschgele »geprägt« wurden. Allerdings können sich die Effekte von Wasser in Verbindung mit Reinigungsmitteln nochmals verstärken.

Aktuell besinnen wir uns wieder »guter alter Dinge«, womit auch die Seife in viele Badezimmer zurückgekehrt ist. Dabei findet diese sogar wieder häufiger bei der Körperpflege von Säuglingen und Kleinkindern Anwendung. Neben der klassischen Kernseife begegnen mir häufiger Produkte aus dem Bioladen oder -versand mit Schafsmilch, »besonders wertvollen« Pflanzenölen (z. B. Olivenöl) oder Zusätzen aus »traditionellen Heilpflanzen« (z. B. Ringelblume, Arnika).

In diesem Zusammenhang bin ich als Hautarzt aufgefordert, mich als Botschafter für die Kinderhaut einzubringen: Denn negative Effekte von Seife lassen sich schon an gesunder Haut zeigen. Einer bereits gestörten Hautbarriere, vor allem bei Kindern mit Neurodermitis, setzen sie nochmals deutlich stärker zu: Sie waschen neben Verunreinigungen auch wichtige Hautfette aus, die die Haut mühsam ersetzen müsste – was sie jedoch infolge ihrer einge-

MEIN TIPP

Lieber keine Seife!

Ich rate speziell bei Kindern von einem Gebrauch von Seifen ab, um die beschriebenen negativen Effekte auf die Hautbarriere und das Mikrobiom der Haut zu vermeiden. Aber auch Erwachsene sind ohne Seife gut beraten, denn nicht selten ist auch bei ihnen eine trockene, strapazierte oder juckende Haut ein Thema.
Nicht zu verwechseln sind Seifen mit sogenannten seifenfreien Waschstücken oder -lotionen. Auch hier handelt es sich um synthetisch hergestellte Tenside (Syndets, → Seite 115). Sie reinigen die Haut wesentlicher schonender und setzen dem Säureschutzmantel weniger zu.

schränkten Möglichkeiten aufgrund der Atopie nicht kann. Untersuchungen zeigen, dass sich selbst die Haut von gesunden Säuglingen nach mehr als zwei Stunden nach der Verwendung von Seife noch nicht vollständig regeneriert hat.[46] Die bereits gestörte Hautbarriere des Neurodermitikers wird hier somit an einem besonders empfindlichen Schwachpunkt getroffen.

Dazu kommt, dass Seifen durch ihren Natron- oder Kalilaugenanteil den pH-Wert der Haut – genau wie hartes Wasser auch – weiter verschieben und hierdurch den Säureschutzmantel zusätzlich beeinträchtigen. Diese Veränderungen ziehen wiederum als Folge nach sich, dass die für unsere Hautgesundheit förderlichen Bakterien auf der Hautoberfläche keine optimalen Bedingungen mehr vorfinden, um ihren Beitrag zur natürlichen Erregerabwehr zu leisten.

Hautreinigung kinderleicht: Worauf es ankommt

Nach den vorangegangenen Abschnitten könnte man meinen, dass man das Waschen am besten komplett sein lässt – bei so vielen potenziell negativen Wirkungen. Doch besonders auch für Kinder mit Neurodermitis gehört das regelmäßige Waschen, ja sogar in Form eines Bades, mit zur Therapie der Haut. Im Zuge der Hautreinigung …

- lässt sich die Dichte an Staphylokokken und anderen Problemkeimen auf der Haut reduzieren beziehungsweise entfernen,

- werden Verschmutzungen wie Sand, der ebenfalls reizend wirken kann, entfernt,
- werden Rückstände von pflegenden, wirkstoffhaltigen oder schützenden Cremes und Lotionen (Sonnencreme!) entfernt,
- lassen sich die reizenden Wirkungen von Schweiß reduzieren.

Bei der Reinigung empfindlicher Kinderhaut, speziell wenn diese schon rau, schuppig oder gar entzündet ist, geht es allerdings darum, zusätzliche Irritationen zu vermeiden.

Die negativen »Wasch«-Effekte lassen sich auf ein Minimum reduzieren, indem wir bevorzugt auf lauwarmes Leitungswasser setzen. Damit reduzieren wir die Zahl der Inhaltsstoffe, mit der die Haut in Kontakt kommt, auf genau einen. Leitungswasser reinigt die Haut eines Säuglings und Kleinkindes ebenso zuverlässig wie Wasser plus Seife oder andere Reinigungsmittel.

Mit zunehmendem Alter kommen dann Geschlechtshormone ins Spiel, die mit ihrem Einfluss auf die Schweiß- und Talgdrüsenaktivität auch zur Entstehung von Körpergeruch beitragen. Hier ist der Einsatz milder und seifenfreier Waschlotionen oder -gels sinnvoll. Gleiches gilt, wenn der Haut hartnäckigere Dinge anhaften – ich denke zum Beispiel an die zäh-pastöse Textur von Sonnencremes, auf der Sand besonders gut klebt.

MYTHOS

»Kinder mit Neurodermitis dürfen nicht baden.«

Auch Kinder mit Neurodermitis dürfen und sollen sogar baden. Interessanterweise haben Untersuchungen bei Säuglingen gezeigt, dass ein kurzes Bad der Kinderhaut nicht stärker zusetzt als eine Reinigung mittels Waschlappen.[47] Sogar tägliches Baden scheint sich nicht zwangsläufig negativ auf die Haut auszuwirken - wenn man einige Punkte (→ Seite 115) beachtet. Hier gilt: nicht zu lange, nicht zu heiß und möglichst ohne Zusatz von reizenden Stoffen. Bei akuten, besonders nässenden Ekzemen empfehle ich daher sogar ein kurzes tägliches Bad: unter anderem, weil damit die Keimdichte auf der Haut reduziert und Sekrete entfernt werden können.

Checkliste

Schonende Hautreinigung

- Verwenden Sie zur Hautreinigung idealerweise klares, lauwarmes Leitungswasser.
- Weil Wärme die Durchblutung fördert und damit Juckreiz verstärken kann, sollte die Wassertemperatur zwar angenehm, aber nicht zu heiß sein.
- Bei juckender Haut sind kühlere Temperaturen (ca. 30 Grad Celsius) oftmals angenehmer.
- Begrenzen Sie die Badezeit auf fünf bis sieben Minuten.
- Bei Verschmutzungen verwenden Sie pH-hautneutrale Waschlotionen, -gele oder -cremes mit seifenfreier Formulierung.
- Verzichten Sie auf Duft-, Parfüm- oder andere Aromastoffe.
- Verzichten Sie auf Farbstoffe (einschließlich Glitzerpartikel!).
- Tupfen Sie die nasse Haut nach dem Baden oder Duschen sanft ab, statt sie abzureiben.
- Um die Feuchtigkeit innerhalb der Haut zu binden, cremen Sie sie innerhalb von drei Minuten großzügig ein (3-Minuten-Regel).

Für viele dieser Reinigungsprodukte hat sich mittlerweile der Begriff »Syndet« etabliert, eine Wortschöpfung aus dem Englischen: *synthetic detergent*, heißt »synthetisches Waschmittel«. Ein geeignetes Produkt zeichnet sich neben einer reduzierten Zahl an Inhaltsstoffen vor allem durch einen leicht sauren pH-Wert aus (erkennbar an der Bezeichnung »pH-neutral«).

Neben Syndets sind auch nicht synthetische, »natürliche« Waschsubstanzen erhältlich. Problematisch ist jedoch, dass viele dieser Naturkosmetika mit Duftstoffen oder Pflanzenextrakten angereichert sind, auf die im Rahmen der Allergieprävention besser verzichtet werden sollte. Unter demselben Aspekt kritisch – besonders bei Säuglingen und Kleinkindern – sind auch weitere Badezusätze zu betrachten, wie beispielsweise …

- Muttermilch,
- Sahne, Kuh- oder andere tierische Milchsorten,
- Lebensmittel anderer Art wie Hafer- oder Weizenkleie,
- kalt gepresste, natürliche Pflanzenöle.

Letztere können, anders als Öle in pharmazeutischer Qualität, Eiweißbestandteile enthalten, die für Allergiker problematisch sein können. Dieses Thema bespreche ich in eigenen Abschnitten (→ »Was hat ein Ekzem mit Allergien zu tun?« ab Seite 62 und »Neurodermitis und Allergie – ein kompliziertes Verhältnis« ab Seite 178), weil es auch ein sehr wichtiger Aspekt innerhalb der Therapie ist.

Wie geschmiert? Ölbäder

Ölbäder können speziell in der kalten Jahreszeit eine sinnvolle Ergänzung darstellen – als Begleitmaßnahme, besonders bei starker Hauttrockenheit. Durch Zusatz von Öl ins Badewasser bilden die Fettmoleküle einen feinen Schutzfilm auf der Haut. Damit gehen durch das Baden nicht nur weniger Hautfette verloren, sondern es wird gleichzeitig auch Feuchtigkeit in der Haut gebunden. Zur Wahl stehen sogenannte emulgierende und spreitende Bäder.

Checkliste

Ölbäder richtig anwenden

Ölzusätze haben anders als Syndets keine direkt reinigende Funktion. Daher empfiehlt sich folgendes Vorgehen:

- Waschen Sie die Körperhaut und Haare Ihres Kindes zunächst im Badewasser (Leitungswasser) ab.
- Geben Sie danach direkt den Ölzusatz ins Badewasser. Wählen Sie Produkte mit möglichst wenigen Inhaltsstoffen, da nicht alle auf Duft-, Parfüm- und Konservierungsstoffe verzichten.
- Um die rückfettende Wirkung des Ölzusatzes nicht aufzuheben, verzichten Sie auf Shampoos und andere Waschlotionen.
- Beim Verlassen der Badewanne erneuert sich der Ölfilm auf der Haut noch einmal. Darum rubbeln Sie die nasse Haut nicht trocken, sondern tupfen Sie sie nur ganz behutsam ab.

Wichtig: Das Ölbad ersetzt nicht die Basistherapie, sondern ergänzt sie allenfalls. Daher gilt auch hier die 3-Minuten-Regel!

MYTHOS **»Basenbäder sind gesund für die Haut.«**

Die Säure-Basen-Theorie wird auch innerhalb der Neurodermitistherapie regelmäßig erwähnt. Sie beruht auf der Annahme, dass durch basische Zusätze »Säuren« aus dem Körper ausgeleitet werden könnten (»Entgiftung«). Solche Zusätze kommen unter anderem in Badezusätzen oder basischen Cremes zur Anwendung. Fakt ist jedoch: Die gesunde Haut hat einen leicht sauren pH-Wert. Dieser Säureschutzmantel ist bei der Neurodermitis bereits gestört, was es Staphylokokken ermöglicht, die Entzündung anzufachen (→ Seite 32). Basische Zusätze schaden demzufolge dem Säureschutzmantel und haben daher keinen Stellenwert bei der Therapie.

Bei emulgierenden Bädern (Öldispersionsbädern) ist das Öl in Form kleinster Fetttröpfchen – wie in der Milch – im Wasser »gelöst«. In der Zeit um Halloween spreche ich mit Kindern auch vom »Nebelbad«, weil das Wasser sich weißlich verfärbt. Das ist zwar kein wirklicher Ersatz von Farb- oder Glitzerbädern, doch für viele Kinder immer noch aufregender als klares Wasser.

Demgegenüber stehen spreitende Ölbäder, bei denen das Öl auf der Oberfläche verbleibt und dort die klassischen »Fettaugen« bildet. Beim Zusatz reiner Naturöle verteilen sich die Fettmoleküle mangels Emulgator weniger im Wasser, sodass mehr als das Kind die Badewanne rückgefettet wird.

Ein überzeugender (therapeutischer) Wirksamkeitsnachweis konnte für Ölbäder in Studien bislang nicht erbracht werden.[48] Wenn man die kurzen Wirk- beziehungsweise Badezeiten bedenkt, sind grundsätzlich keine großen Effekte zu erwarten – schon gar nicht von einem einzelnen Bad. Mein Eindruck ist jedoch, dass vor allem »Baderatten« mit allgemein sehr trockener Haut von Öl- statt konventionellen Badezusätzen profitieren.

Richtig gekleidet bei Neurodermitis

»Kleider machen Leute«, sagt man. Daher entscheidet häufig die Optik, für welchen Pullover oder welche Hose man sich letztlich entscheidet. Für Kinder mit Neurodermitis hat jedoch speziell die Haptik von Stoffen und Kleidungsstücken eine besondere Bedeutung. Denn gerade die Fasern, die der

Haut direkt anliegen, wie beispielsweise von Bodys oder Unterwäsche, können einen direkten Einfluss auf Hautbild und Juckreiz haben. Deshalb ist das Thema Bekleidung innerhalb der Behandlung zu berücksichtigen.

Gar nicht so selten sehe ich Kinder in meiner Sprechstunde, bei denen die Ekzeme durch ungeeignete Bekleidung begünstigt werden. Häufig handelt es sich dabei um Säuglinge mit Wollmützchen und Wolle-Seide-Bodys. Geschätzt wird Wolle vor allem im Winter aufgrund ihrer wärmenden Eigenschaften und besonderen Haptik und Optik. Wolle sticht jedoch im Vergleich zu Baumwolle mit einer etwas raueren Struktur hervor. Dies kann für die sensible Kinderhaut einen Reizfaktor darstellen. Wie genau Wolle reizend auf der Haut wirkt, kann man sich ähnlich vorstellen wie das lästige Etikett am Kragen, auf das ich bereits im Zusammenhang mit der Entstehung von Juckreiz im Kapitel »Juckreiz – ein besonderes Gefühl« (→ Seite 66) zu sprechen kam. Wie bei einer »kleinen Kratzbürste« werden die Juckreizrezeptoren in der Haut infolge von Reibungen bei jeder Bewegung aktiviert.

Weil der durch Wolle hervorgerufene Juckreiz so häufig beschrieben wird (und zwar von Klein und Groß), zählt diese Form der »Wollunverträglichkeit« zu den Nebenkriterien der Neurodermitis (→ Seite 85). Dabei macht es an sich keinen Unterschied, ob es sich um Schaf-, Alpaka- oder eine andere Tierwolle handelt. Auch als Mischgewebe, wie in den besagten Woll-Seide-Bodys, lässt sich in der Regel noch ein negativer Einfluss auf das Hautbild feststellen.

Speziell bei Kindern und Jugendlichen geht es also darum, auf Bekleidung zu achten, die für ein angenehmes Hautgefühl sorgt. Einfluss haben dabei in erster Linie die Faserart und -struktur sowie die Verarbeitung.

MEIN TIPP

Reizungen durch Kleidernähte verhindern

Weil Innennähte einen ähnlichen Reiz haben können wie ein lästiges Etikett am Kragen, rate ich Eltern dazu, ihren Kindern Unterhemden, T-Shirts oder Schlafanzüge umgekrempelt, also »falsch« beziehungsweise »linksherum« anzuziehen. Dies ist gerade bei Ekzemen an Nacken, in Achselnähe, am Unterbauch und am Rücken hilfreich. Ohne Hautkontakt setzen Etiketten und Nähte keine mechanischen Reize, die den Juckreiz verstärken können.

Welche Stoffe bei Neurodermitis?

GUT HAUTVERTRÄGLICHE MATERIALIEN	WENIGER GEEIGNETE MATERIALIEN
Baumwolle	Wolle
Seide	Polyacryl
Leinen, Halbleinen	Polyamid
Zelluloseabkömmlinge (Viskose, Modal, Rayon, Lyocell)	Polyester
Spezielle Neurodermitistextilien auf Silberbasis (desinfizierende Wirkung)	Polypropylen
	Elastan

Ebenso wichtig ist der Aspekt der Passform (eng anliegend oder locker sitzend), weil diese neben dem Tragegefühl zusätzlich die Luftdurchlässigkeit mitbestimmt. Wärmestaus und Schweiß zählen zu typischen Außeneinflüssen, die Juckreiz verursachen oder verstärken können. Daher eignet sich für Kinder mit Neurodermitis besser locker als eng anliegende Kleidung.

Wieso juckt die Haut, wenn sie schwitzt?

Das Thema Schwitzen hat bei der Neurodermitis das ganze Jahr Saison – nicht nur, aber ganz besonders im Sommer. Über das Schwitzen wird die Körpertemperatur mitreguliert. Es erfüllt somit eine wichtige Funktion.

Mit dem Schweiß verlieren wir neben Wasser allerdings auch etwas Salz. Gleichzeitig enthält er bestimmte Säuren, weshalb er auch leicht salzig-sauer schmeckt. Besonders der Salzgehalt verleiht dem Schweiß Eigenschaften, die Neurodermitishaut reizen. Das lässt sich häufig bei Kindern im Zuge intensiver sportlicher Anstrengungen oder bei heißen Außentemperaturen beobachten. Weil sich der Schweiß vor allem im Bereich der Arm- und Kniebeugen sammeln kann, merken viele Kinder mit Neurodermitis dort den hautreizenden Einfluss oft zuerst. Säuglinge entwickeln nach einer längeren Autofahrt nicht selten Hautreizungen am Rücken, wenn sich die Wärme in der Sitzschale gestaut hat. Nach starkem Schwitzen kann es daher helfen, den Schweiß kurz abzuduschen.

Ob der Mensch schwitzt oder nicht, hängt neben der Temperatur vor allem auch von der Art der Bekleidung ab: Shirts und Hosen, die aufgrund ihrer

Checkliste

Gut gekleidet bei Neurodermitis

- Waschen Sie neue Bekleidung vor dem ersten Tragen, vor allem, wenn es sich um bunte Wäsche handelt. Denn neben den Farbstoffen können auch die in der Textilindustrie verwendeten Hilfsmittel (z. B. zur Imprägnierung) die Haut reizen.
- Achten Sie bei der Auswahl von Bekleidung auf locker sitzende und atmungsaktive Textilien.
- Prüfen Sie beim Kauf von Kleidungsstücken neben der Textilart selbst (→ Seite 119) auch die weitere Beschaffenheit (abstehende Nähte, Verlauf der Innennähte). Abstehende Etiketten und Fäden sollten Sie direkt entfernen.
- Der Einfluss von Waschmittel auf die Haut wird in der Regel überschätzt. Eine direkte Waschmittelallergie habe ich bislang noch nie diagnostiziert. Unstrittig ist jedoch, dass die Waschmittel Reinigungsmittel darstellen, die bei direktem Hautkontakt reizend wirken können. Spülen Sie beim Waschen die Kleidung daher gründlich (ggf. sogar ein weiteres Mal), um so Waschmittelreste gründlich zu entfernen.
- Gerade bei Wäsche ist das Gefühl von Sauberkeit mit einem angenehmen Geruch gekoppelt. Darum enthalten konventionelle Waschmittel einen beträchtlichen Teil an Duft- und Parfümstoffen. Auf diese sollten Sie bei Kindern mit Neurodermitis idealerweise verzichten, auch weil Duft- und Parfümstoffe im Allgemeinen zu den häufigsten Kontaktallergenen in allen Altersstufen zählen (→ Seite 189). Achtung: Der Begriff »sensitiv« ist dabei kein Garant für ein geeignetes Produkt. Achten Sie explizit auf die Deklaration »ohne Parfüm/Duftstoffe« beziehungsweise prüfen Sie die Inhaltsstoffliste auf Angaben wie »Parfum«, »Fragrance«, »Aroma« oder »Flavour«.
- Indem Sie Weichspüler verwenden, können Sie die Faserstruktur glätten und den »Kratzeffekt« von Stoffen reduzieren. Leider wird den meisten Weichspülern für das »Frischegefühl« ebenfalls eine beträchtliche Menge an Duftstoffen zugesetzt. Daher empfiehlt es sich auch hier, auf entsprechend unparfümierte Produkte zu achten.

Faser- und Webart einen Luft- und Wärmestrom nach außen ermöglichen, bezeichnen wir als »atmungsaktive« Bekleidung. Kleidungsstücke aus Baumwolle werden nicht nur aufgrund ihrer Struktur als besonders angenehm empfunden. Außerdem verhält sich Baumwolle mit Blick auf ihre Verarbeitung und Luftdurchlässigkeit sehr viel günstiger als synthetische Fasern wie Polyacryl und Polyester. Diese können im Vergleich zur Baumwolle weniger Feuchtigkeit (Schweiß) aufnehmen und nach außen abtransportieren. Darum schwitzen wir in solchen Textilien auch besonders schnell, die Haut fühlt sich »klebrig« an und die Wärme staut sich.

Besonders nahe geht es mir, wenn ich von den Kindern erfahre, dass sie aufgrund ihrer sichtbaren Hautveränderungen ausgegrenzt werden oder wegen Schamgefühlen vom Mannschaftssport fernbleiben. Weil dies nur ungern von den Familien selbst angesprochen wird, ist es mir wichtig, mit Kindern, Jugendlichen und Eltern darüber zu sprechen. Denn nur so können wir sie aktiv dabei unterstützen, sich als wertvoller Teil der Gemeinschaft fühlen und schätzen zu können.

MEIN TIPP

Sport ist wichtig - trotz Neurodermitis

Obwohl Schweiß einen häufigen Verstärkungsfaktor der Neurodermitis darstellt, ist es dennoch wichtig, dass die betroffenen Kinder sportlich aktiv sind. Sport hat nicht nur eine gesundheitliche Wirkung, indem er das Immunsystem stärkt und zur allgemeinen Fitness beiträgt. Er hat auch eine wichtige soziale Funktion, denn er verbindet Menschen und trägt zudem zur Entwicklung von Freundschaften und zu einem gesunden Selbstwertgefühl bei.

Gerade zur Herstellung von Sportbekleidung werden oft synthetische Fasern verwendet. Diese Tatsache, kombiniert mit der vermehrten Schweißbildung, kann für Kinder mit Neurodermitis eine eher ungünstige Konstellation darstellen. Ideal ist es, wenn sich beispielsweise für das Trikot des Sportidols entsprechende alternative Kleidungsstücke aus Baumwolle finden lassen. Ist das nicht der Fall, so sollte die Passform eher locker sein.

Die Basis der Therapie ist die Basistherapie

Im Mittelpunkt der Neurodermitis steht eine Störung der Hautbarriere. Oft beginnt das Anamnesegespräch mit der Schilderung, dass die Haut des Kindes »schon immer« trocken, rau, schuppig oder gar rissig war. Diese Beobachtung greife ich im Elterngespräch bewusst auf, weil sich damit die Basistherapie in das richtige Licht rücken lässt, denn es handelt sich eben um viel, viel mehr als nur Hautpflege oder Kosmetik. Es ist die Basis der Therapie – weil sie am grundlegenden Problem ansetzt:

Die Hautbarrierestörung zeigt sich meist in einer allgemeinen Hauttrockenheit.

↓

Eine gestörte Hautbarriere geht mit einer erniedrigten Reizschwelle einher, die sich mit Spannungsgefühlen, Juckreiz oder Hautbrennen äußern kann.

↓

Eine erniedrigte Reizschwelle begünstigt das Auftreten von Entzündungen, was wiederum den Juckreiz verstärkt.

↓

Durch die gestörte Hautbarriere gelangen Reizstoffe und Allergene einfacher in die Haut.

↓

Im Zuge von Hautbarrierestörung und Entzündungsbereitschaft kann der regelmäßige Kontakt zu Allergenen die Entwicklung einer Sensibilisierung/Allergie begünstigen.

↓

Mit einer konsequenten Basistherapie kann die Hauttrockenheit reduziert und die Widerstandsfähigkeit der Haut erhöht werden.

↓

Eine erhöhte Widerstandsfähigkeit reduziert die Entzündungsbereitschaft der Haut, womit sich der Verbrauch an antientzündlichen Wirkstoffen bei der Hauttherapie reduzieren, jedoch in der Regel nicht absetzen lässt.

↓

Bei einer kontrollierten Entzündung kann sich die Häufigkeit und Intensität der Schübe reduzieren.

Weil die Barrierestörung genetisch bedingt ist, muss die Basistherapie konsequent und dauerhaft erfolgen. Wie bei einem Denkmal müssen in der Haut die Fugen beständig neu verfugt werden, damit die Außenmauern nicht einstürzen.

Wie wirkt die Basistherapie?

Die Hautbarrierestörung betrifft in erster Linie die oberste Hautschicht, die Hornzellschicht (→ Seite 26). Hier wirkt die Basistherapie mit ihren rückfettenden und befeuchtenden Eigenschaften.

Feuchtigkeit kann in der Haut durch die Hornzellen selbst, vielmehr jedoch durch die sie umgebende Kittsubstanz gebunden werden. Zusätzlich zu den natürlichen Feuchthaltefaktoren (NMF), die Wasser binden, wirken Hautfette als Verdunstungsschutz.

Weil es an beidem bei der Neurodermitis fehlt, ist die Haut durchlässiger und es gelingt ihr deswegen nicht, einen gesunden Feuchtigkeitsgehalt zu bewahren. Sie wirkt rau, rissig, trocken und spröde. Das erklärt auch, warum Wasser und Gele den Feuchtigkeitsgehalt zwar vorübergehend erhöhen, dieser jedoch nicht erhalten bleibt: Ohne einen rückfettenden Bestandteil, der einen Film auf der Haut bildet, verliert die Haut durch Verdunstung sogar noch weitere Feuchtigkeit, was die Trockenheit zusätzlich verstärkt.

Um die Hautbarrierestörung kompensieren zu können, muss die Basistherapie also eine Kombination von Feuchtigkeit (Wasser) und Fett mit sich bringen. Fett allein reicht nicht aus, weil damit der (krankheitsbedingt reduzierte) Feuchtigkeitsgehalt der Haut vermindert bleibt.

GUTE FRAGE

Kann man mit frühzeitiger Pflege die Neurodermitis verhindern?

Tatsächlich liegt dieser Gedanke nahe: Wer frühzeitig genug zur Creme greift, kann dadurch womöglich der Entwicklung einer Hautbarrierestörung und Ekzemen entgegenwirken. Nach aktuellem Kenntnisstand ist dem leider nicht so. Die Basistherapie hat damit ihren festen Stellenwert gezielt bei trockener oder bereits zu Ekzemen neigender Haut.

Daher setzt man innerhalb der Basistherapie wirkstofffreie Formulierungen ein, die die folgenden fett- und wasserhaltigen beziehungsweise wasserbindenden Komponenten kombinieren:

- Wasser und hauteigene (Natural Moistuirizing Factors, NMF) beziehungsweise andere Feuchthaltefaktoren (z. B. Glycerin)
- Hautfette beziehungsweise ihnen ähnliche Substanzen (u. a. freie Fettsäuren, Cholesterin, Ceramide)
- Filmbildner (natürliche Wachse, Silikonöle und synthetische Fette wie Paraffine)

Die für die Basistherapie eingesetzten Produkte werden als sogenannte Emollienzien bezeichnet (lateinisch *emollire:* weich machen). In der Regel handelt es sich um Cremes und Lotionen.

Was heißt »richtig« eingecremt?

Jeder von uns würde behaupten, sich »richtig« eincremen zu können. Richtig im medizinischen Sinne meint jedoch die erforderliche Menge, die es braucht, um die Hautbarriere zu stabilisieren. Hier hilft die sogenannte Fingertip Unit, bei der wir ein konkretes Maß haben, für das keine Waage oder andere Messinstrumente nötig sind – sondern nur ein Finger (→ Seite 125). Um auszuloten, inwiefern die Basistherapie ausgereizt ist, erkundige ich mich innerhalb des Anamnesegesprächs beispielsweise danach, wie lange es braucht, bis ein Cremespender aufgebraucht ist. So kann ich abschätzen, ob innerhalb der Basistherapie noch »Spielraum nach oben« ist, bevor zusätzlich wirkstoffhaltige Salben in die Therapie einbezogen werden.

Fette und Feuchtigkeit - auf die Mischung kommt es an

Grundsätzlich hat die Neurodermitishaut in Bezug auf die Basistherapie dieselben Bedürfnisse wie gesunde Haut: Wasser soll mithilfe von Feuchthaltefaktoren gebunden werden und die »Fugen« sollen durch hautähnliche Fette aufgefüllt werden.

Nun könnte man damit meinen: »Hauptsache, Fett«. Tatsächlich kann sich aber der Hautzustand durch eine ungeeignet »fette« genauso wie eine zu

INFO

Das richtige Maß: Die Fingertip Unit

Die Fingertip Unit beschreibt die Menge an Creme, die in Form eines Stranges von der Fingerkuppenspitze bis zur ersten Fingerbeuge reicht (Abbildung[49] unten). Weil der Durchmesser einer Cremetubenöffnung in der Regel 5 Millimeter beträgt, entspricht dies einer definierten Menge von 0,5 Gramm. Diese Menge reicht aus, um eine Hautpartie von der Größe zweier Handflächen (einschließlich der Finger) einzucremen. Mit dieser definierten Menge lässt sich also die Menge an Creme festlegen, die es zur Behandlung der bestimmten Hautfläche braucht. Die Fingertip Unit dient auch als Maß für die Basistherapie, und gilt auch, wenn es um die Anwendung wirkstoffhaltiger Cremes geht. Weil es sich dabei um Medikamente handelt, ist hier eine korrekte Dosierung besonders wichtig.

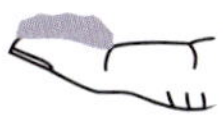

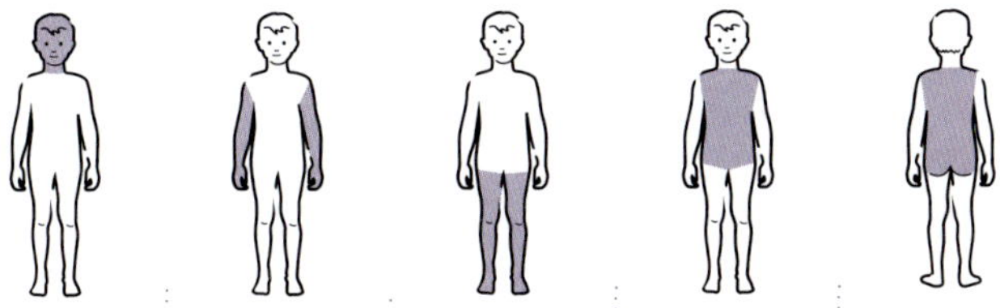

	Kopf, Hals, Nacken	Arm, Hand	Bein, Fuß	Brust, Bauch	Schulter, Rücken, Pobacken
Kindesalter	Anzahl der Fingertip Units				
3–6 Monate	1	1	1,5	1	1,5
1–2 Jahre	1,5	1,5	2	2	3
3–5 Jahre	1,5	2	3	3	3,5
6–10 Jahre	2	2,5	4,5	3,5	5

Für eine zweimal tägliche Behandlung der gesamten Haut mit Basistherapie sind pro Monat somit in etwa erforderlich:

- Säugling (6 Monate): 300 g
- Kind (2 Jahre): 400 g
- Kind (5 Jahre): 600 g
- Jugendlicher/Erwachsener: 750–1000 g

»leichte« Beschaffenheit eines Pflegeprodukts oder Arzneimittels sogar weiter verschlechtern.

Bei der Hauttherapie unterscheiden wir medizinisch verschiedene Darreichungsformen, die grundsätzlich in drei wesentlichen Aspekten voneinander abweichen:

- Konsistenz (fest, halbfest, flüssig)
- Wassergehalt (hoher, niedriger Wasseranteil)
- Fettgehalt (reichhaltig, leicht)

Ein Hautpflegemittel oder Hautmedikament erhält durch seine Konsistenz, seinen Wasser- und Fettgehalt bestimmte Eigenschaften für die Haut. Damit wird auch klar, dass es eben nicht egal ist, ob eine Milch, eine reichhaltigere Creme oder gar eine Salbe auf die Haut aufgetragen wird – obwohl sie alle erst einmal nach dem Auftragen ein geschmeidiges Hautgefühl hinterlassen. Vielmehr gilt es bei der Wahl der Basis- und allgemeinen Hauttherapie verschiedene Aspekte zu berücksichtigen. Dabei ist insbesondere der Hautzustand beziehungsweise die Phase der Hautentzündung wichtig. Die folgende Tabelle gibt einen Überblick.

Hautcreme: Wann eher reichhaltig, wann eher leicht?

AKTUELLER HAUTZUSTAND	Trockene Haut: eher reichhaltige Cremes Akute Entzündung: wasserreiche Lotionen/Milchen beziehungsweise Cremes Nässende Entzündung: kurzzeitig Umschläge, (Teil-)Bäder
REGIONALE HAUT-UNTERSCHIEDE	Zum Beispiel an der Kopfhaut eher wasserreiche Lotionen, an den Händen und den Füßen eher reichhaltigere Cremes und Salben, in Hautfalten (wie z. B. Leisten oder Pofalte) zinkhaltige Pasten
JAHRESZEIT	Sommer: eher leichte Lotionen/Milchen oder Cremes Winter: eher reichhaltigere Cremes, Lipolotionen Zu reichhaltige Formulierungen können unangenehmen Wärmestau erzeugen (Juckreiz!)
INDIVIDUELLE VORLIEBEN	Zum Beispiel Streichfähigkeit, Geruch (aber: ohne Parfüm/Duftstoffe oder andere bedenkliche Inhaltsstoffe)

Die unterschiedlichen Produkteigenschaften werden innerhalb der Hauttherapie gezielt genutzt. So haben beispielsweise Lösungen und Gele einen kühlenden und austrocknenden Effekt: Sie sind wasserreich und nach dem Auftragen verdunstet das darin gebundene Wasser. Bei akut nässender Entzündung ist diese Wirkung erwünscht, nicht jedoch bei bereits trockener Haut.

Andererseits wird die Haut durch Fettcremes und Salben eher abgedichtet und damit Feuchtigkeit durch einen reichhaltigeren Fettfilm in der Haut gebunden. Von dieser Wirkung profitiert wiederum die stark trockene Haut, wohingegen die nässende Haut wie unter einer Folie abgedichtet würde und der Wärmestau zu einer Verstärkung von Juckreiz führen würde.

Was auf den ersten Blick kompliziert klingen mag, kann mit einem wichtigen Grundsatz vereinfacht werden: »feucht auf feucht« und »fett auf trocken« (→ Seite 128).

Gibt es die »richtige« Pflegecreme?

Unter der Vielzahl an verschiedenen Emollienzien ein geeignetes Produkt zu finden, erscheint zunächst als Wissenschaft für sich. Jeder Hersteller versucht, sich gegenüber der Konkurrenz abzugrenzen. Beworben wird eine Auswahl an Inhaltsstoffen und deren vermeintlicher Zusatznutzen, wie »hautberuhigend«, »juckreizlindernd« oder »geeignet für besonders empfindliche Haut«.

Daher verwundert es auch nicht, dass die Suche nach der »richtigen« Basistherapie mal mehr, mal weniger umfangreich nach dem Trial-and-Error-Prinzip verläuft. Innerhalb der Sprechstunde besuchen mich Eltern oft mit einer entsprechend großen Auswahl an verschiedenen Cremes und Lotionen: Häufig ist es eine ganze Tasche, manchmal sogar ein Waschkorb.

Bei der Suche nach der richtigen Creme hilft es wieder, auf die Haut zu hören. Denn im Grunde nennt sie uns ihre Bedürfnisse recht deutlich – in erster Linie durch den Hautzustand selbst. Eine wichtige Orientierung gibt hier das bereits erläuterte Prinzip »feucht auf feucht« und »fett auf trocken«. Ebenso wichtig ist aber der Hinweis, dass die Haut gar nicht so viel braucht, wie sich häufig im Badezimmer ansammelt. Für die Basistherapie heißt das ganz konkret, dass man nicht fünf, sechs oder gar zehn verschiedene Basiscremes benötigt, sondern dass im Grunde drei Produkte genügen.

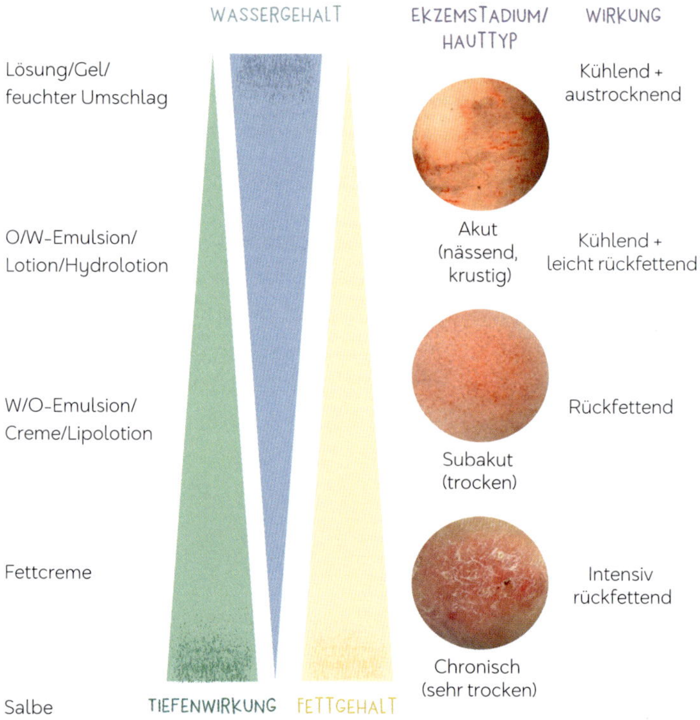

Je nach Wasser- (W) und Fettgehalt (O) werden in der Medizin unterschiedliche galenische Darreichungsformen unterschieden. Dabei gilt: Je trockener die Haut, desto reichhaltiger (fetthaltiger) die Textur – »fett auf trocken«. Je akuter und nässender, desto leichter (wasserreicher) die Textur – »feucht auf feucht«.

Dieser Grundsatz gilt sowohl in Bezug auf die Basistherapie als auch bei der antientzündlichen Behandlung (→ Seite 140):

- Sehr trockene Haut benötigt eher reichhaltige Texturen (Lipolotionen, Fettcremes und Salben).
- Akute Hautzustände benötigen eine eher leichte Konsistenz (Hydrolotion, Milch, Emulsion beziehungsweise hydrophile, das heißt wasserreiche, Creme).
- Bei hochakutem und nässendem Charakter kommen kurzzeitig Lösungen zur Anwendung (z. B. als feuchte Umschläge) oder die Haut wird regelmäßig abgetupft.

1. Eine wasserreiche Hydrolotion, Milch beziehungsweise hydrophile Creme bei akuter Entzündung. Häufig bezeichnen Hersteller diese auch als Akutpflege oder Öl-in-Wasser-Emulsion (O/W-Emulsion). Ein Beispiel für eine häufig verwendete Standardrezeptur ist die hydrophile nicht ionische Creme, auch bekannt als Unguentum emulsificans aquosum (UEA). Als verordnungsfähige Cremegrundlage lassen sich auch gegebenenfalls für die Therapie erforderliche Zusätze beimischen.

2. Eine gut verstreichbare Creme oder Lotion für den gesamten Körper, die nach dem Baden, Duschen und vor dem Anziehen angewendet wird. Hier gibt es teils schon sehr gute Drogerieprodukte. Als »Basiscreme« verordnungsfähig sind nur wenige Apothekenprodukte, wohl aber Rezepturen, denen zum Beispiel Nachtkerzenöl zugesetzt werden kann.

3. Eine reichhaltigere (Fett-)Creme für Problemstellen, unter Verbänden und bei stark beanspruchter, trockener Haut. Neben fertigen Fettcremes gibt es hier auch Rezepturen, die von der Apotheke angemischt werden. Ein Beispiel ist die Kühlcreme DAB (bekannt als Unguentum leniens). Allerdings ersetze ich in meinen Verschreibungen den üblicherweise enthaltenen Erdnussölanteil durch Neutralöl.

Mit einer solchen Auswahl lassen sich akute und chronische Hautzustände behandeln und die unterschiedlichen Jahreszeiten abdecken. Unter www.kidz-skin.de/campus/buch finden Sie eine Liste mit verschiedenen Produkten zur Basispflege, die ich regelmäßig aktualisiere.

Nicht nur hinsichtlich der Anzahl an verschiedenen Produkten gilt: Weniger ist mehr, sondern auch in Bezug auf die jeweils enthaltenen Inhaltsstoffe (nicht jedoch im Hinblick auf die angewandte Menge; → Seite 125). Das heißt, dass das Augenmerk auf reduzierte Zusammensetzungen gelegt werden muss, in denen bedenkliche Stoffe wie Allergene möglichst nicht enthalten sind. Man spricht daher auch von »hypoallergenen« Cremes (→ Seite 130).

Gerade weil zur Therapie vielfach ausprobiert und umgestellt wird, nehme ich mir für das Thema Produktwahl ganz bewusst Zeit. Denn als Kinderhautarzt und Allergologe ist es mir ein besonders wichtiges Anliegen, dass die Kinderhaut im Zuge der Therapie langfristig keine Kollateralschäden erleidet,

GUTE FRAGE

Woran erkenne ich eine hypoallergene Creme?

Leider handelt es sich bei dem Begriff »hypoallergen« um keinen streng definierten Begriff. Daher lohnt sich immer auch der Blick auf die Inhaltsstoffliste eines Produkts. Weil bei deren Durchsicht wohl die wenigsten auf ein Pharmazie- oder Chemiestudium zurückgreifen können, ist es sehr erfreulich, dass sich mittlerweile eine sehr viel transparentere Deklaration vonseiten der Hersteller erkennen lässt: beispielsweise indem ganz bewusst ein Verzicht auf potenziell kritische oder gar schädliche Stoffe (→ Seite 131) angegeben wird.
Bei der Suche nach geeigneten Produkten unterstützen inzwischen nicht nur Apps wie CodeCheck oder Cosmile, sondern auch Produkttests und Siegel unabhängiger Testinstitute beziehungsweise Vereinigungen. Gerade bei Produkttests sollte man jedoch immer noch mal kritisch hinterfragen, wer hinter den Tests steckt und auf welche Aspekte der Fokus der Untersuchung gelegt wurde. Denn manchmal enthalten auch vermeintliche »Testsieger« kritische Stoffe wie Lebensmittelbestandteile, Pflanzeninhaltsstoffe oder ätherische Öle, die als Allergene wirken können.
Eine gute Orientierung gibt beispielsweise das Siegel des Deutschen Allergie- und Asthmabundes (DAAB), aber auch ÖKO-TEST. Hilfreich finde ich auch fundiert recherchierte, fachkundige Angebote, die es auch auf Social Media gibt.

zum Beispiel durch eine Allergie auf potenziell kritische Stoffe, mit denen sie regelmäßig in Kontakt kommt. Das bedeutet konkret, dass ich gemeinsam mit Eltern häufig die Inhaltsstofflisten auf mitgebrachten Tuben, Tiegeln und Spendern durchsehe – und großzügig aussortiere, wenn Produkte bedenkliche Stoffe enthalten. Weil dies ein wirklich wichtiger Aspekt innerhalb der Behandlung ist, bespreche ich die Themen »Risiko Pflegecreme?« und »Prägende Hautkontakte: Kontaktallergie« in eigenen Abschnitten (→ Seite 189 und 193).

Innerhalb der Basistherapie haben Pflegecremes mit den Wirkstoffen Harnstoff (Urea), Glycerin und Ceramiden einen erwiesenen Nutzen. Allein mit diesen etablierten Inhaltsstoffen gibt es eine große Menge an unter-

Checkliste

Die ideale Basistherapie

- Frei von Duft-/Parfümstoffen
- Frei von Farbstoffen
- Frei von bedenklichen Konservierungsstoffen (z. B. Methylisothiazolinon, Triclosan, Parabene) und Emulgatoren (z. B. Wollwachsalkohole, Lanolin)
- Frei von ätherischen Ölen
- Frei von häufigen Kontaktallergenen (z. B. bestimmte Naturstoffe)
- Frei von potenziellen Allergenen (z. B. Milch-, Weizen-, Sojaprotein, → Seite 40 und Seite 189)

schiedlichen Produkten. Neben diesen »klassischen« Basiscremes wächst das Angebot an Produkten mit zusätzlichen Wirkbestandteilen. Es handelt sich dabei streng genommen um keine Wirkstoffe, sondern eher um »Aktivstoffe«, für die ein Zusatznutzen gegenüber anderen Pflegemitteln manchmal in (kleinen) Untersuchungen gezeigt wurde, manchmal aber auch nur propagiert wird. Diese »Pflegecremes plus« (»Emollients plus«), wie sie auch genannt werden, enthalten Aktivstoffe, die bestimmte Strukturen in der Haut nachahmen oder aktivieren beziehungsweise die gestörte Hautflora positiv beeinflussen können (Präbiotika, Probiotika, bakterienwirksame Bestandteile wie Endolysine).

Die Basistherapie - eine Frage des Geldbeutels?

Weil die Wirksamkeit der Basistherapie erwiesen ist, ist es umso weniger verständlich, dass ihre Kosten nur bedingt vonseiten der Krankenversicherungen erstattet werden. Im Grunde sind nur Rezepturen und Produkte, die als Arzneimittel gelten, verordnungsfähig. Der Status »standardisierte Rezeptur« beziehungsweise »Arzneimittel« kann nur durch einen sehr aufwendigen Zulassungsprozess erreicht werden, darum wird er für die meisten Produkte nicht angewendet.

Aktuell lässt sich beobachten, dass einige Krankenversicherungen zunehmend auch die Kostenerstattung dieser beiden Produktgruppen einschränken. Das wird damit begründet, dass die Basistherapie eine (kosmetische) Maßnahme des täglichen Bedarfs darstelle – quasi wie das Zähneputzen und die Dusche zur Hautreinigung. Hinzu kommt, dass Kosten für die Basistherapie wenn überhaupt, dann nur bis zum zwölften Lebensjahr übernommen werden, in Ausnahmefällen (z. B. beim Vorliegen einer Entwicklungsstörung oder Verhornungsstörung/Ichthyose) bis zum 18. Lebensjahr.

Gerade unter dem Aspekt, dass sich mit einer konsequenten Basistherapie wirkstoffhaltige Medikamente einsparen lassen (die aufgrund möglicher Nebenwirkungen immer auf das notwendige Maß reduziert werden sollten), sind diese Einschränkungen medizinisch kaum verständlich. Darüber hinaus geht eine konsequente Basistherapie, bemessen an der Fingertip Unit, mit einem entsprechend hohen Verbrauch an Cremes und Lotionen einher, der sich deutlich im Familienbudget niederschlägt (→ Seite 124).

Für mich persönlich entscheidet jedoch der Preis weder darüber, ob ich eine Neurodermitis gut managen kann, noch darüber, ob ich einen Aktivstoff einsetze oder nicht. Ein gutes Produkt muss nicht teuer sein. Viel wichtiger erscheint die regelmäßige Anwendung in einer an den Hautzustand angepassten Textur und in der richtigen Menge. Mit den Emollients plus erweitert sich zwar das Angebot um Produkte, die die Basistherapie sinnvoll erweitern können – gerade mit Blick auf die zunehmenden Erkenntnisse zur Bedeutung des Hautmikrobioms. Allerdings fehlt für nicht wenige Produkte bislang noch ein überzeugender Nachweis für einen alltagsrelevanten Zusatznutzen, der einen höheren Preis rechtfertigt.

MEIN TIPP

Sonderfall Urea - nicht für alle eine gute Wahl

Obwohl Urea (Harnstoff) einen festen Stellenwert hat, führt es bei Säuglingen und Kleinkindern bis zum dritten oder vierten Lebensjahr häufig zu Hautbrennen, insbesondere bei akut gereizter Haut. Dieser sogenannte »Stinging«-Effekt (englisch *to sting*: stechen, beißen) ist konzentrationsabhängig. Daher werden bei Kindern meist nur niedrige Konzentrationen (weniger als 5 Prozent Urea) eingesetzt. Für Säuglinge und Kleinkinder sind glycerinhaltige Emollienzien besser geeignet. Glycerin ist dank seiner guten wasserbindenden Eigenschaften ein sehr wirksamer Feuchthaltefaktor.

Die Ampel schlägt auf Gelb um: »Es geht schon wieder los …«

Nicht immer verschlechtert sich die Neurodermitis schubartig, sondern manchmal wird das Hautbild langsam und schleichend schlechter. Die Kinderhaut zeigt sich in diesem Stadium besonders empfindlich, rau und trocken. Bei genauem Hinsehen lassen sich auch Hautrötungen erkennen, was zeigt: Der erste »Funke« ist geflogen und das Entzündungsfeuer schon am Knistern. Die Hautbarriere ist bereits deutlich gestört.

Solche ersten Hautreizungen und milden Ekzeme beruhen oft auf einem Missverhältnis zwischen hautschützenden und hautbelastenden äußeren Einflüssen. Eine kritische Bestandsaufnahme hilft, um mögliche Verstärkungsfaktoren zu erkennen und abzustellen. Denn manchmal ist die Verschlechterung nur die Folge einer etwas weniger konsequenten Basistherapie (»weil die Haut so gut war …«), zusätzlicher hautbelastender Ereignisse (z. B. häufiger Schwimmbadbesuch) oder verringerter hautschützender Maßnahmen (»keine Lust, mich einzucremen«). Ist dies der Fall, so lässt sich leicht gegensteuern, indem mögliche Reize von außen reduziert und die Haut durch großzügige Pflegemaßnahmen stabilisiert wird.

In diesem Stadium ist oft noch keine Therapie mit antientzündlichen Wirkstoffen wie Kortison erforderlich. Vielmehr geht es zunächst um eine Intensivierung der Basistherapie mit rückfettenden Cremes, Lotionen und Salben, die um weitere sinnvolle Maßnahmen ergänzt werden kann. Im Folgenden stelle ich Ihnen einige dieser Maßnahmen vor.

Fett-feuchte Verbände

Hilfreich sind beispielsweise fett-feuchte Verbände, mit denen die Basistherapie verstärkt und Juckreiz gelindert werden kann. Bei dieser Technik wird die zuvor großzügig eingecremte Haut mit zwei Lagen an elastischen Schlauchverbänden aus Viskose bedeckt. Die erste, der Haut unmittelbar anliegende Verbandsschicht wird dabei leicht angefeuchtet, die darauffolgende zweite Außenschicht bleibt trocken. Durch diese Kombination treffen Fett (Creme) und Wasser (feuchter Verband) aufeinander, die sich bekanntlich nicht miteinander verbinden. Das ist gut erkennbar, wenn man einen Tropfen Öl ins Wasser gibt und dieser als »(Fett-)Auge« an der Oberfläche bleibt.

Genau diese Wirkung wird aber genutzt, um eine Tiefenwirkung mit der Basiscreme zu erreichen und gleichzeitig den Juckreiz zu lindern. Durch das

Checkliste

Basistherapie ganz konkret

- Behandeln Sie die gesamte Haut, das heißt die betroffenen und die nicht betroffenen Regionen (Ausnahme: bei nur umschriebenem Befall, z. B. an den Augenlidern, ohne Beschwerden oder Trockenheit an der übrigen Haut).
- Von nachgewiesenem Nutzen sind Produkte mit Glycerin, Harnstoff (Urea) und teils auch Ceramiden.
- Vor dem Einsatz ureahaltiger Präparate empfiehlt es sich, bei (Klein-)Kindern die Verträglichkeit in einem umschriebenen Bereich zu testen.
- Für die Basistherapie ist eine ausreichende Menge an Creme erforderlich, die sich nach dem Alter richtet (Fingertip Unit).
- Behandelt werden sollte mindestens einmal täglich (komplette Haut), besser zwei- oder sogar mehrmals täglich (betroffene Haut), zum Beispiel bei Spannungsgefühlen und Zeichen der Trockenheit, nach jedem Baden und Duschen (»3-Minuten-Regel«, »Soak-and-Seal-Effekt«) beziehungsweise nach jeder Hautreinigung (Händewaschen).
- Setzen Sie die Basistherapie auch in der beschwerdefreien Zeit fort.
- Waschen Sie sich vor dem Eincremen die Hände, um so den Kontakt zu Infektionserregern und Allergenen zu minimieren.
- Oft wird die Creme oder Lotion als kalt empfunden, was die Akzeptanz bei Kindern schmälert. Hier empfiehlt sich die Entnahme kleiner Mengen, die Sie vor dem Auftragen in Ihrer Hand anwärmen.
- Weil intensives »Einarbeiten« die Haut reizen und Juckreiz provozieren kann, tragen Sie die Creme oder Lotion nur sanft auf.
- Bevorzugen Sie Emollienzien aus geschlossenen (z. B. Pumpspender, Tuben) anstelle von offenen (z. B. Tiegel) Behältnissen.
- Vermeiden Sie direkten Hautkontakt mit der Behälteröffnung (Bakterien!). Ebenso sollte zu viel entnommene Creme nicht zurückgetan werden.
- Bei angemischten Cremes können höhere Temperaturen die Haltbarkeit reduzieren.
- Entfernen Sie regelmäßig Cremereste aus Deckel und Öffnungen, um Verschmutzungen zu vermeiden.

MEIN TIPP

Die Einwirkzeit richtig bestimmen

Besonders geeignet ist der Einsatz der fett-feuchten Verbände an Armen und Beinen. Wichtig ist eine ausreichende Einwirkzeit. An sich können die Verbände bis zu mehreren Stunden - und damit sogar über Nacht - getragen werden. Zu beachten ist, dass bei Behandlung größerer Hautareale die Gefahr des Auskühlens besteht, wenn das Kind nicht entsprechend zugedeckt oder warm bekleidet ist.

Verdunsten der Feuchtigkeit im Verband wird die Haut gekühlt, was neben dem rückfettenden Effekt durch die Creme zusätzlich als juckreizhemmend empfunden wird. So erklärt sich, wieso die fett-feuchte Verbandstechnik in vielfacher Hinsicht nützlich sein kann.

Ich schätze die Wirkung von Verbänden sehr – und habe dafür inzwischen eine große Zahl an kleinen »Verbündeten«. Einer von ihnen ist Leo, der mir in diesem Zusammenhang besonders in Erinnerung geblieben ist. Denn um den Jungen zur Umsetzung der Verbände zu motivieren, habe ich ihn mit Superheldenkräften ausgestattet: Mit den Verbänden an Armen und Beinen wurde er zu »Spiderman«, dem es gelang, die »Juckmonster« über Nacht aus dem Zimmer zu vertreiben.

Doch je älter die Kinder werden, desto mehr Geduld und Fantasie ist manchmal gefragt, um fett-feuchte Verbände annehmbar zu machen. Werden die Verbände jedoch akzeptiert, lässt sich damit tatsächlich viel Gutes für die Haut tun. Sie dienen ...

- der Intensivierung der Basistherapie bei starker Hauttrockenheit,
- der Linderung von akutem Juckreiz (Kratzbarriere, kühlender Effekt),
- der Intensivierung einer wirkstoffhaltigen Therapie (nur in Absprache mit dem Arzt oder der Ärztin).

Gerbstoffe

Traditionell einen großen Stellenwert bei der Neurodermitisbehandlung haben Gerbstoffe, die in Teeauszügen enthalten sind und hautberuhigend wirken. Für die leicht antientzündlichen Wirkungen gibt es nur Hinweise aus kleinen Untersuchungen, dennoch haben sie sich als unterstützende Maßnahme etabliert.[50] Nützlich sind Gerbstoffe aufgrund ihrer sogenannten adstringierenden Effekte (lateinisch *adstringens:* zusammenziehend), die bei nässenden Entzündungen den Heilungsprozess fördern, indem sie die Hautoberfläche etwas »abdichten«. Man verwendet sie ...

- zum Betupfen betroffener Hautpartien (z. B. Gesicht),
- als Umschläge an den betroffenen Hautpartien (Arme, Beine),
- für Sitzbäder (Windelbereich).

In der Dermatologie kommen häufig Schwarz- und Grüntee oder synthetisch hergestellte Gerbstoffe (Wirkstoffbezeichnung: Tamol) zum Einsatz. Auch Teeauszüge anderer Pflanzen werden genutzt, wobei im Umgang mit Pflanzenstoffen stets das kontaktallergische Potenzial zu beachten ist (→ Seite 189). Gerbstoffe lassen sich sehr gut mit der fett-feuchten Verbandstechnik kombinieren, indem zum Anfeuchten der Verbände statt Wasser Teeauszüge verwendet werden.

Zink

Zink erfüllt als sogenanntes Spurenelement wichtige Aufgaben im menschlichen Körper. Es ist unter anderem Bestandteil zahlreicher wichtiger Eiweiße (Enzyme), die an der Wundheilung beteiligt sind. Unabhängig hiervon hat der äußerliche Einsatz von Zink eine lange Tradition bei der Behandlung unterschiedlicher Hautbeschwerden – auch schon ganz früh, wenn es zum Beispiel

MEIN TIPP

Vorsicht beim Inhaltsstoff Wollwachs in Zinkprodukten

Einige zinkhaltige Pasten und Cremes enthalten Wollwachs. Da dies, wie bereits erwähnt, als Kontaktallergen wirken kann, rate ich zu wollwachsfreien Präparaten. Gut beraten werden Sie hierzu in der Apotheke oder indem Sie bei Produkten aus der Drogerie die Inhaltsstoffliste genau durchlesen. Achten Sie auf die Begriffe »Wollwachs«, »Wollfett«, »Lanolin(um)«, »Cera lanae« oder »Adeps lanae«.

durch häufigen Stuhlgang oder Staunässe zu Reizungen in der Windelregion kommt (»Windeldermatitis«).

Innerhalb der Neurodermitistherapie hat Zink einen festen Stellenwert bei der Behandlung nässender Haut. Die in Zinkpasten hochkonzentrierten Zinkpartikel binden die im Zuge einer akuten Entzündung aufkommende Feuchtigkeit und fördern so das Abtrocknen. Zinkpasten lassen sich mit verschiedenen Wirkstoffen kombinieren, beispielsweise im Rahmen der Therapie von Pilzinfektionen (→ Seite 176).

Hilfreich ist Zink außerdem dort, wo Haut auf Haut liegt und die damit verbundene Feuchtigkeit einer bereits gereizten Haut zusätzlich zusetzen kann. Zu diesen feuchten Regionen zählen zum Beispiel die Achseln, die Leisten oder der Intimbereich. Auch bei Ekzemen an anderen Hautpartien kann ein kleinflächiger und kurzzeitiger Einsatz sinnvoll sein, zum Beispiel wenn wasserreiche Cremes oder Lotionen zu Hautbrennen führen. Zu beachten ist jedoch der bereits erwähnte austrocknende Effekt von Zink in höheren Konzentrationen. Anstelle von Pasten eignen sich daher eher zinkhaltige Cremes.

Polidocanol und andere Antipruriginosa

Viele Produkte versprechen einen »hautberuhigenden« oder »juckreizlindernden« Effekt. In einigen von ihnen sind sogenannte Antipruriginosa enthalten (lateinisch *prurigo*: Juckreiz), zu denen auch der Wirkstoff Polidocanol zählt. Seine hautberuhigenden Eigenschaften erhält Polidocanol durch seine

MEIN TIPP

Polidocanol – für einige Kinder eine kleine Erleichterung

Meine persönliche Erfahrung ist, dass nur ein Teil der Kinder eine (milde) juckreizlindernde Wirkung von Polidocanol wahrnimmt. Nicht wenige beklagen, dass Polidocanol brennt. Vermutlich liegt das mehr an der allgemein gestörten Hautbarriere und weniger am Polidocanol selbst. Aus meiner Sicht ist die Verwendung polidocanolhaltiger Präparate einen Versuch als unterstützende Maßnahme wert, jedoch allein nicht geeignet zur Ekzemtherapie.

lokal betäubende Wirkung auf Nervenendigungen in der Haut. Der Juckreiz wird so allenfalls leicht und kurzzeitig gelindert, weshalb ein Einsatz lediglich im Sinne einer unterstützenden Maßnahme empfohlen wird.[51] Auch hat Polidocanol keine antientzündliche Wirkung, weshalb es – besonders im akuten Stadium – die medikamentöse Therapie mit antientzündlichen Wirkstoffen nicht ersetzen kann. Polidocanol findet sich in Schütteltinkturen, Lotionen, Cremes und teils auch als Bestandteil von Ölbädern.

Weitere Antipruriginosa sind die Wirkstoffe Menthol und Capsaicin (Chiliextrakt). Weil sich sowohl deren Wirkung als auch mögliche Nebenwirkungen (Brennen, vor allem bei versehentlichem Schleimhautkontakt) nicht gut steuern lassen, sollten diese Stoffe bei Kindern nicht angewendet werden.

»Kortisonfreie Alternativen« für die Ekzemtherapie

Neben Gerbstoffen, Zink und Polidocanol gibt es noch viele weitere Bestandteile in Cremes, die sich in Drogerie, Apotheke, Internet und Social Media als »kortisonfreie« Alternativen für die Ekzemtherapie präsentieren. Viele dieser Produkte warten mit einer großen Geschichte auf, die die Wirksamkeit belegen soll, oder es wird mit dem »Deckmantel des Natürlichen« komplett davon abgelenkt, dass die Wirkung des jeweiligen Zusatzes überhaupt nicht erwiesen ist. Selbstverständlich ist Natur nicht »von Natur aus schlecht« – wie das Beispiel der Gerbstoffe zeigt. Aber vor dem Hintergrund der besonders allergiegefährdeten Kinderhaut ist für mich als Allergologe eine kritische Auseinandersetzung gerade auch mit solchen Inhaltsstoffen entscheidend (→ Seite 189).

MEIN TIPP

Produkttest mit dem Halbseitenversuch

Um eine neue Lotion oder Creme auf Verträglichkeit und Wirkung zu testen, bietet sich ein sogenannter Halbseitenversuch an. Dazu wird jede der beiden Körperhälften mit einem anderen Produkt behandelt, um so nach einigen Tagen einen objektiven Vergleich anstellen zu können.

Unterstützende Maßnahmen im Alltag

Auch die beste Therapie braucht Zeit zu wirken. Das kennen wir von Schmerzen, bei Husten und Schnupfen – und genauso verhält es sich in Bezug auf Juckreiz. Darum ist es gut, ein paar unterstützende Maßnahmen zu kennen, die helfen, »wenn es trotzdem juckt«.

Die verschiedenen Maßnahmen der Stufentherapie lindern den Juckreiz meist rasch, weil das Entzündungsfeuer durch sie weniger heiß brennt. Zusätzlich helfen die folgenden Tipps, den Alltag noch besser zu meistern und schwierige Situationen zu bewältigen:

- Kratzalternativen und Umgang mit Juckreizschüben
  - Kühlen (Kühlpad, gekühlter Metalllöffel, feuchte Umschläge und Verbände, Pflegecreme oder Lotion aus dem Kühlschrank)
  - Haut streicheln, beklopfen, fest drücken oder kneifen, anstatt zu kratzen
  - Maßnahmen ergreifen, um Stress zu reduzieren beziehungsweise Emotionen (Wut, Ärger) zu regulieren (z. B. Hüpfen)
  - Gefühle offen kommunizieren (z. B. mithilfe von Gefühlskarten)
  - Ablenkung durch Hobbys (Musik hören, Musikinstrument spielen, Buch lesen)
  - Entspannungsübungen (Entspannungs-/Traumreise)
- Sinnvolle Schutzmaßnahmen
  - Fingernägel kurz halten
  - Tragen von Baumwollhandschuhen oder -socken, um die Effekte des Kratzens gering zu halten
- Raumtemperatur
  - Kühle Raumtemperaturen, vor allem zur Nacht (16 bis 19 Grad Celsius)
  - Regulation der Raumluftfeuchtigkeit (40 bis 60 Prozent), vor allem in der Heizperiode!

THERAPIESTUFE 2: DAS ENTZÜNDUNGSFEUER LÖSCHEN

Dass es bei der Neurodermitis mehr zu überwinden gilt als trockene und raue Haut, wird unter anderem daran ersichtlich, dass selbst mit einer konsequenten Basistherapie und Meidung bekannter Trigger der Teufelskreis aus Juckreiz und Kratzen meist nicht gänzlich durchbrochen werden kann. Wenn die Haut gerötet ist und nässt oder im Zuge des beständigen Kratzens in ihrer Oberflächenstruktur vergröbert ist, müssen zusätzliche Maßnahmen ergriffen werden.

Uns allen bekannt sind Szenen aus dem Fernsehen, in denen ganze Waldflächen in Flammen stehen. Bilder von solchen Großbränden erzeugen ein Gefühl der Ohnmacht und Hilflosigkeit, und das umso mehr, je näher das Unglück örtlich liegt. Wenn die Haut flächig gerötet und entzündet ist, entspricht dies – zumindest bildlich gesprochen – einem ebensolchen Großbrand und kann zu ähnlichen Gefühlen führen. Besonders dann, wenn die Nacht zum Tag wird und einfach nichts helfen mag.

Die Belastungsgrenze ist häufig schon längst überschritten, wenn mich Eltern von Kindern mit schweren Ekzemen in der Sprechstunde besuchen. Deutlich wird das in all den Gefühlen, die ausgesprochen oder auch leise im Raum mit dabei sind, manchmal begleitet von Tränen der Erschöpfung und Ratlosigkeit. Auch dafür braucht es Raum.

Was beim offenen Feuer genauso wie beim Brennen der Haut klar ist: Es braucht einen Feuerlöscher und eine Strategie, die dabei hilft, die erforderlichen Schritte (Feuer löschen – Wiederaufbau – Brandschutz) zu koordinieren. Um das zu erreichen, wird in der Sprechstunde gemeinsam die aktuelle Lage bestimmt und die erforderlichen Therapiemaßnahmen werden anhand eines Stufenplans (→ Abb. Seite 107) besprochen.

Dass die Basistherapie in der akuten Entzündungssituation an ihre Grenzen kommt, liegt schlichtweg daran, dass sie nun einmal kein Feuerlöscher ist, sondern ein Element des Wiederaufbaus und des Brandschutzes. Der Feuerlöscher für die Haut ist hingegen die wirkstoffhaltige Therapie. Für diese gezielte antientzündliche Therapie stehen bislang zwei Wirkstoffgruppen zur Verfügung: topische Glukokortikoide (äußerlich angewendetes »Kortison«;

(→ Seite 144) und topische Calcineurin-Inhibitoren (»Kortisonersatzstoffe«, → Seite 156). Ähnlich wie beim Einsatz der Basistherapie müssen beim Einsatz dieser Medikamente verschiedene Aspekte berücksichtigt werden, um die Lokaltherapie individuell bestmöglich anzupassen:

- das Stadium der Entzündung (akut oder chronisch),
- der Schweregrad der Ekzeme (Intensität der Entzündung),
- das Alter des Kindes (Säugling, Kind, Jugendlicher) sowie
- die betroffene Hautregion und insbesondere, ob es sich um eine empfindliche Region handelt (Gesicht, Hals, Achseln, Genital-/Windelbereich).

Grundfrage beim Feuerlöschen: Ist das Ekzem akut oder chronisch?

Bei der Neurodermitis als chronische Hauterkrankung ist die Entzündung in der Regel dauerhaft präsent, wenn auch zu unterschiedlichen Zeiten in jeweils unterschiedlichem Ausmaß. Allerdings gibt es bestimmte Muster, anhand derer die Entzündung in verschiedene Stadien (akut – subakut – chronisch) unterteilt werden kann und auf die die Therapie sorgfältig abgestimmt werden muss. Der Grundsatz »feucht auf feucht« und »fett auf trocken«, den ich als grundlegendes Prinzip im Kapitel zur Basistherapie (→ Seite 108) besprochen habe, ist auch bei der antientzündlichen Therapie besonders wichtig.

Das akute Ekzem

Beim akuten Ekzem ist die Haut gerötet, deutlich überwärmt und oft auch leicht angeschwollen beziehungsweise verdickt.

Infolge des Kratzens und kleinster Bläschen kann die Haut nässen, im weiteren Verlauf entstehen dann Krusten. Bei nässender Entzündung lautet das Therapieprinzip »feucht auf feucht«.

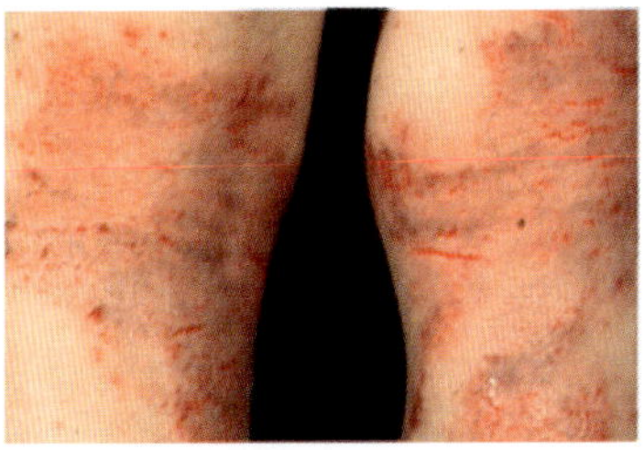

Das akute Ekzem: intensiv gerötet, nässend und mit Krustenbildung

Das hilft beim akuten Ekzem:

- Im Akutstadium bieten sich wasserreiche und damit leichte Texturen an: Milchen, Emulsionen und Wasser-in-Öl-Cremes (W/O).
- Wenn die Entzündung nässt, sind empfehlenswert:
  - Feuchte Umschläge oder Kompressen, mit denen alternativ die betroffene Haut auch nur abgetupft werden kann
  - Zinkpasten, deren feste Bestandteile Feuchtigkeit binden
- Verwenden Sie keine zu fetten Cremes und Salben, da diese die Haut abdichten und es so zu einem Wärmestau und Verstärken der Entzündungsreaktion kommen kann.

Das chronische Ekzem

Beim chronischen Ekzem ist die Haut sehr trocken und durch die lang anhaltende und/oder wiederkehrende Entzündung lederartig verdickt. Die Hautoberfläche ist durch Furchenbildung deutlich vergröbert. Das Therapieprinzip lautet »fett auf trocken«.

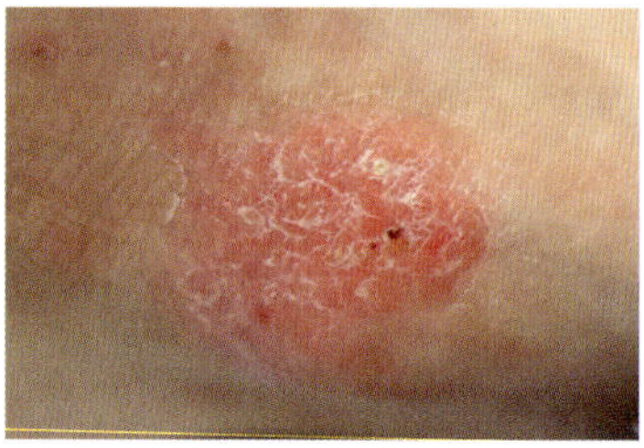

Das chronische Ekzem: gerötet, trockene Schuppung, vergröberte Hautstruktur (Lichenifikation)

Das hilft beim chronischen Ekzem:

- Verwenden Sie reichhaltige Cremes, Fettcremes und Salben. Sie dichten die Haut ab und halten damit Feuchtigkeit in der Haut.
- Nutzen Sie fett-feuchte Verbände (→ Seite 133).
- Vermeiden Sie Gele und leichte Milchen, denn sie würden die Haut weiter austrocknen. Es klingt paradox, aber tatsächlich kann die Haut noch trockener werden, obwohl man so fleißig schmiert. Das liegt zum Teil auch an problematischen Emulgatoren.
- In dieser Phase sind auch Zinkpasten ungeeignet, denn sie würden die Trockenheit weiter verstärken.

Das subakute Ekzem

Das Zwischenstadium zwischen akut und chronisch – das subakute Ekzem – zeigt sich an immer noch deutlich geröteter Haut mit kleineren Krustenresten. Die Haut wirkt leicht gefältelt und ist sehr viel trockener als in der akuten Phase.

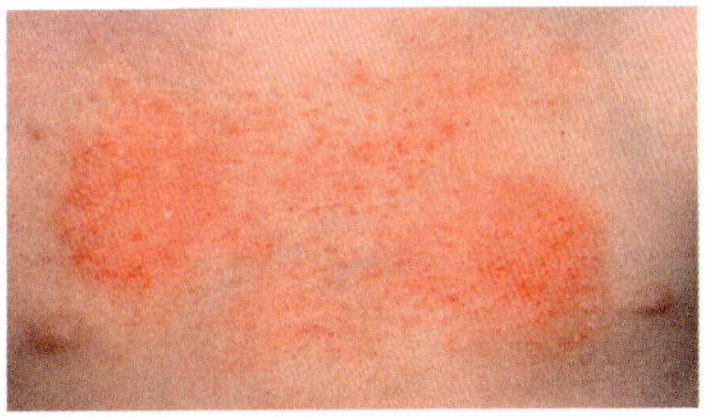

Das subakute Ekzem: gerötet, Papeln

Das hilft beim subakuten Ekzem:

- Passen Sie die Basis- und gegebenenfalls auch die wirkstoffhaltige Therapie an: von eher wasserreichen Texturen hin zu reichhaltigeren Grundlagen.
- Im subakuten Stadium sind Cremeformulierungen eine gute Wahl.
- Fett-feuchte Verbände können auch hier hilfreich sein.

INFO

Kein klassisches Ekzem: Wann ein Arztbesuch erfolgen sollte

Durch die entzündete Haut können sich neben den Ekzemen zusätzliche Komplikationen entwickeln, beispielsweise bei einer Infektion durch Bakterien, Viren oder Pilze (→ Seite 173). Solche Komplikationen erfordern rasche und gezielte Maßnahmen. Suchen Sie ärztlichen Rat …

- bei Ekzemen, die sich ungewöhnlich rasch und flächig ausbreiten,
- bei Ekzemen mit stark nässendem Charakter, insbesondere …
  - bei Auftreten von Pusteln mit Eiter,
  - bei Auftreten zahlreicher Bläschen oder Blasen,
  - bei Auftreten kleinster Wundflächen auch außerhalb der Ekzemregion (→ Seite 175),
- bei Fieber und schlechtem Allgemeinbefinden; Trinkschwäche bei Säuglingen.

»Ich bin (k)ein Fan von Kortison«

Kortison ist trotz seiner nur acht Buchstaben ein großes Wort. So groß, dass dahinter allerlei Sorgen und Ängste Platz haben. Jeder Betroffene hat hier seine eigenen Bedenken. Diese können so groß sein, dass mir bereits zu Beginn der Anamnese deutlich vermittelt wird: »Kortison kommt für uns nicht infrage.«

Entgegen eines noch immer weitverbreiteten Klischees können wir Hautärzte zwar einige, aber eben bei Weitem nicht alle Hautprobleme mithilfe einer Kortisoncreme lösen. Natürlich stellt sie bei vielen Hauterkrankungen das Mittel der ersten Wahl dar, aber dennoch gibt es gerade innerhalb der Kinderdermatologie zahlreiche Krankheitsbilder, bei denen Kortison keine Option darstellt.

Fakt ist: Die Neurodermitis gehört zu denjenigen entzündlichen Erkrankungen, bei denen der gezielte Einsatz bestimmter antientzündlicher Wirkstoffe wesentlich dazu beiträgt, die Erkrankung in den Griff zu bekommen. Dabei handelt es sich um viele unterschiedliche Wirkstoffe mit teils sehr komplizierten Namen. Doch sie gehören allesamt zwei Gruppen an: Sie sind entweder Kortisone oder »Kortisonersatzstoffe« (sogenannte Calcineurin-Inhibitoren).

Beim Thema Kortison durchquere ich mit den Eltern innerhalb der Sprechstunde oft einen dichten und diffusen Nebel, in dem sich Dinge, von denen man gelesen hat, mit Dingen, von denen man gehört hat, vermischen. Um sich dem Thema Kortison rational anzunähern, bedarf es darum zunächst einer kurzen Bestandsaufnahme. Denn gerade auch in Bezug auf die medikamentöse Behandlung der Kinderhaut gilt: Fehlende Informationen und Vorerfahrungen erzeugen Unsicherheit und Angst. Daher nehme ich beides ernst, weil nur so mögliche Sorgen und Bedenken überwunden werden und Sicherheit im Umgang damit entstehen kann.

Kortison: Ein lebenswichtiger, körpereigener Stoff

Kortison zählt zu den körpereigenen Hormonen. Es ist sogar (über-)lebenswichtig für uns. Denn Kortison trägt mit seinen vielfältigen Wirkungen auf Kreislauf und Immunsystem dazu bei, dass wir aus brenzligen Situationen heil herauskommen können. Diese sogenannte Stressreaktion habe ich bereits erklärt, als es um den Zusammenhang von Entzündung und Stress ging (→ Seite 15).

Für die Ekzemtherapie nutzen wir zwar nicht das körpereigene Hormon selbst, wohl aber weiter entwickelte Abkömmlinge des »natürlichen« Moleküls. Mit nur wenigen Wirkstoffen haben wir so viel Erfahrung hinsichtlich ihrer Wirkungen und möglichen Risiken wie mit Kortison. Denn die Wirkung von Kortison auf den menschlichen Körper kennt und nutzt man bereits seit vielen Jahrzehnten zur Behandlung verschiedener Erkrankungen. Damit gehört Kortison nicht nur zu den ältesten, sondern auch sichersten Medikamenten in der Medizin – sofern bestimmte Grundregeln, die je nach Erkrankung variieren können, beachtet werden.

Für die Behandlung der Neurodermitis werden die beiden wesentlichen Eigenschaften von Kortisonen genutzt: die antientzündliche (antiinflammatorische) Wirkung und die juckreizhemmende (antipruriginöse) Wirkung. Damit lindert man zwei wesentliche Symptome der Erkrankung und bekämpft die wichtigste Ursache: nämlich die mal mehr, mal weniger intensive Entzündung.

Keine Sorge wegen möglicher Nebenwirkungen

Wie fast alles im Leben hat auch fast alles in der Medizin zwei Seiten: eine Seite mit erwünschten und eine andere mit weniger erwünschten Wirkungen. Bei Medikamenten sprechen wir von Wirkung und Nebenwirkung. Wie sieht das bei Kortison aus?

Das oft vorgebrachte Hauptargument gegen Kortison lautet: »Kortison macht die Haut dünn.« Das ist tatsächlich möglich, in erster Linie, wenn Kortison zu hoch dosiert und über zu lange Zeit angewendet wird. Wenn moderne und kindgerechte Kortisone nach sicheren Schemata eingesetzt werden, ist diese Nebenwirkung der Hautverdünnung allerdings nicht zu erwarten. Beim Umgang mit Kortison geht es also um die richtige Dosis. Und diese wird, ebenso wie die Art des Kortisons und seine Handhabung, individuell genau festgelegt.

Manche Eltern haben auch Bedenken wegen Nebenwirkungen, die sich im Wesentlichen aber nur auf innerlich verabreichtes Kortison beziehen (Tabletten, Spritzen, Infusionen) – und auch dann nur bei längerfristiger Anwendung auftreten. Dazu gehören Beeinträchtigungen des Hormonhaushaltes, Wassereinlagerungen und Gewichtszunahme, »Mondgesicht« und »Büffelnacken«, Knochenbrüchigkeit, Blutdruckveränderungen und Verschlechterung der Sehkraft.

INFO

Mögliche Nebenwirkungen von Kortison an der Haut

- Hautverdünnung (Atrophie) mit erhöhter Fragilität (Hauteinblutungen)
- Ausbildung von Äderchen (Teleangiektasien)
- Gewebeeinrisse (»Dehnungsstreifen«, Striae cutis distensae)
- Störungen der Wundheilung
- Akne (»Steroidakne«)
- Übermäßige Behaarung (Hypertrichose)
- Superinfektionen mit Bakterien, Viren und Pilzen bei abgeschwächter Immunabwehr

Wichtig: Diese Nebenwirkungen treten nur bei unsachgemäßem Gebrauch auf.

Wie man sieht, gibt es fundamentale Unterschiede zwischen dem innerlichen und dem äußerlichen Einsatz von Kortison. Die für Kinder sicheren Vertreter der Kortisone verbleiben bei ordnungsgemäßer Anwendung primär in der Haut und gelangen nicht in den Blutkreislauf. Damit haben sie auch keine Auswirkungen auf den Stoffwechsel oder andere Organe.

Kortison, kindgerecht eingesetzt

In der Medizin unterscheiden wir die Wirkstoffe in kortisonhaltigen Cremes nach ihrer jeweiligen Stärke der antientzündlichen Wirkung (»Potenz«) und ihrem sogenannten »therapeutischen Index«.[52]

In Bezug auf die Wirkstärke eines Kortisons hat man schwache (Klasse I), mittelstarke (Klasse II), starke (Klasse III) und sehr starke Wirkstoffe (Klasse IV).

Die Einteilung der Kortisone nach ihrem therapeutischen Index setzt die jeweiligen erwünschten positiven Wirkungen (Entzündungshemmung, Juckreizlinderung) rechnerisch ins Verhältnis mit möglichen unerwünschten Wirkungen, auf die ich im vorangegangenen Abschnitt zu sprechen kam. Die sichersten modernen Kortisone haben einen hohen therapeutischen Index, das heißt, bei ihnen liegt das Hauptgewicht klar auf der Seite der erwünschten Wirkungen. Kortisone mit einem solch hohen therapeutischen Index sind auch bei Kindern sicher einsetzbar und gelten damit als »kindgerecht«. Denn Nebenwirkungen sind – wie bereits erläutert – tatsächlich nur bei unsachgemäßer Anwendung zu erwarten.

Es fällt auf, dass unter den kindgerechten Kortisonen kein »schwaches« Kortison der Stärkeklasse I vertreten ist. Intuitiv würde man ja meinen, dass die junge und sensible Kinderhaut möglichst mit dem schwächsten aller Kortisone behandelt werden sollte – in der Erwartung, dass bei dessen Anwendung auch noch weniger Nebenwirkungen zu befürchten sind.

Tatsächlich ist es aber so, dass einige dieser schwächeren Wirkstoffe einen deutlich ungünstigeren therapeutischen Index aufweisen. Hydrocortison, das es sogar frei verkäuflich in der Apotheke gibt, ist dafür ein Beispiel. Wenn es um die Therapie eines kurzzeitigen Anliegens geht, wie eine sehr starke Entzündung infolge eines Insektenstichs, ist die Anwendung kein Problem. Denn sie bleibt auf wenige Tage begrenzt, sodass keine Nebenwirkungen an der Haut zu erwarten sind.

Problematisch wird der Einsatz solcher Kortisone jedoch, wenn damit ein längerfristiges oder regelmäßig wiederkehrendes Anliegen behandelt werden soll. Denn um hier mit einem schwachen Präparat überhaupt eine Verbesserung an der Haut zu erzielen, muss tendenziell länger behandelt werden – sofern die Wirkung überhaupt hierfür ausreicht. Weil Wirkstoffe mit niedrigem therapeutischem Index in der langfristigen (!) Anwendung jedoch unter anderem ein deutlich höheres Risiko für Hautverdünnung mit sich bringen können, sind sie für die Therapie der Neurodermitis als chronische Haut-

INFO

Sichere, kindgerechte Kortisone

Zu den kindgerechten Kortisonen zählen anhand ihres Sicherheitsprofils unter anderem folgende Wirkstoffe:

- Hydrocortisonbuteprat (Klasse II)
- Hydrocortisonbutyrat (Klasse II)
- Methylprednisolonaceponat (Klasse II/III)
- Prednicarbat (Klasse II/III)
- Mometasonfuroat (Klasse III)

erkrankung nicht erste Wahl – und schon gar nicht für die Behandlung von Kindern.

Die Konsequenz ist nun aber nicht, dass Säuglinge und Kleinkinder wie Jugendliche oder gar Erwachsene behandelt werden. Stattdessen kann den Besonderheiten der jungen Säuglings- und Kleinkindhaut mit einem Griff in die Trickkiste Genüge getan werden: indem die Möglichkeit der »Verdünnung« genutzt wird!

Gerade im Säuglingsalter setze ich regelmäßig darauf, Kortisone über die Apotheke zu verordnen, und zwar als angemischte Cremes in reduzierten Konzentrationen. Damit kann die Wirkstärke an die noch junge Haut angepasst werden, ohne damit das günstige Verhältnis zwischen erwünschter Wirkung und Nebenwirkungen zu verändern. Zudem lassen sich weitere Wirkstoffe in die Behandlung miteinbeziehen, zum Beispiel desinfizierende Zusätze (→ Seite 176).

Führen wir uns daher noch mal kritisch vor Augen: In Bezug auf mögliche Nebenwirkungen sind neben der Wirkstärke vor allem die Behandlungsdauer und der therapeutische Index wichtig. Es kann sinnvoller sein, auf etwas stärkere Wirkstoffe mit hohem therapeutischem Index zu setzen und diese gegebenenfalls zu verdünnen – anstelle über längere Zeit auf schwächere Vertreter mit eher ungünstigem Index zu setzen. Die Therapie ist so in der Regel nicht nur effektiver, sondern mit Blick auf den chronischen Charakter der Neurodermitis langfristig gesehen auch sicherer.

Welche Klasse und welcher Wirkstoff letztlich für die Behandlung eingesetzt wird, entscheide ich bei jedem Kind individuell. Entscheidungskrite-

MEIN TIPP

Augen auf bei Kombinationspräparaten mit Kortison

Vorsicht ist geboten bei (Fertig-)Präparaten, die Kortison und Antibiotika oder Antimykotika kombinieren. Sie enthalten oft recht starke Kortisone und/oder solche mit weniger günstigem therapeutischem Index. Daher ist ihre Anwendung über längere Zeit besonders kritisch. Hinzu kommt das Problem der Resistenzbildung, das beim äußerlichen Einsatz von Antibiotika zu beachten ist.

rien sind dabei der Schweregrad der Entzündung, das Alter des Kindes und vor allem auch, welche Hautregion des Körpers von den Ekzemen betroffen ist.

Kortison nur, wenn es besonders schlimm ist?

Die Euphorie ist häufig groß, wenn sich mit der ersten Anwendung von Kortison das Hautbild rasch bessert und nach Wochen unruhiger Nächte endlich wieder »Ruhe im Kinderzimmer« einkehrt. Denn viele der Kleinkinder mit Ekzemen gehören zu den sogenannten »schlechten Schläfern«. Anfangs werden das Hautproblem und der gestörte Schlaf gerade bei Säuglingen, bei denen die motorischen Voraussetzungen für das klassische Kratzen noch fehlen, oft gar nicht miteinander in Verbindung gebracht. Wie eng beides bei der Neurodermitis aber in Wahrheit zusammenhängt, wird häufig erst rückblickend erkannt, wenn mit der Ekzemtherapie die Kinderhaut und so vieles andere zur Ruhe kommt. Häufig berichten mir Eltern, dass sie diesem »Frieden« gar nicht trauen mochten und sich in den ersten Nächten daher auch erst einmal rückversichern mussten, dass es dem Kind, das plötzlich durchschläft, auch wirklich gut geht. Doch nach einer solchen ersten Kortison- beziehungsweise Schlafeuphorie ist die Enttäuschung meist mindestens genauso groß, wenn der Juckreiz und das überstanden geglaubte Ekzem recht rasch wieder ausbrechen.

Der Hintergrund: Weil Bedenken gegenüber der Anwendung kortisonhaltiger Cremes ein ständiger Begleiter sind, werden sie in der Regel auch nur dann eingesetzt, »wenn es besonders schlimm ist«. An sich erscheint das auch nicht verkehrt, nachdem wir die Feuerwehr auch nur dann rufen, wenn es brennt – um im Bild des Entzündungsfeuers zu bleiben. Problematisch ist dieses Vorgehen jedoch, wenn in Wirklichkeit ein Dauerbrand beziehungsweise eine dauerhafte Brandgefahr besteht, weil kleine Funken beständig neue Entzündungsfeuer bewirken.

Viele Eltern wenden die Cremes nur so lange an, »bis es besser wird« – was in den meisten Fällen nur zwei bis drei Tagen entspricht. Wenn das Ekzem dann wie ein Bumerang zurückkommt, wenn die Schübe weiterhin in der gewohnten Häufigkeit und Intensität auftreten und das Kratzen wie üblich weitergeht, wird das meist dem Kortison zugeschrieben. Nach einigen Anwendungen mit immer denselben Erfahrungen steht die Ernüchterung: »Kortison hilft am Ende auch nicht.« Die Wahrheit ist jedoch, dass es die

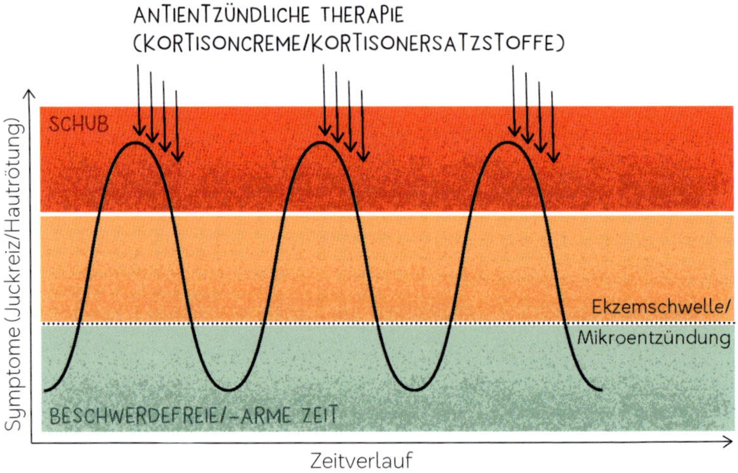

Beispiel reaktive Therapie: Indem antientzündliche Wirkstoffe (Pfeile) nur kurze Zeit (»bis es besser wird«) eingesetzt werden, kommt es zwar zu einer kurzzeitigen Linderung der Beschwerden. Doch weil das Entzündungsfeuer im Zuge der »Mikroentzündung« rasch wieder aufflammt, nehmen die Beschwerden schnell wieder zu, es kommt zu einem neuen Schub. Die Welle der Entzündung wird damit nicht gebrochen, sondern man läuft ihr mehr oder weniger hinterher (»reaktive« Therapie).

Erkrankung ist, die wieder durchbricht, und nicht, dass das Kortison selbst unwirksam ist.

Entscheidend bei der Behandlung der Ekzeme ist es, ihren hartnäckigen und in jedem Fall wiederkehrenden und damit chronischen Charakter zu berücksichtigen. Dieser zeigt sich auch daran, dass oft immer dieselben Stellen betroffen sind. Vermutlich alle Eltern könnten mir – sogar nachts und mit verbundenen Augen – die bekannten »Problembereiche« zeigen, die sich immer wieder röten, nässen und jucken.

Nun verleiten diese Gedanken vielleicht zu dem Schluss, dass diese Stellen einfach dauerhaft behandelt werden sollten. Um mögliche Nebenwirkungen an der Haut zu vermeiden, ist ein dauerhafter Einsatz von Kortison allerdings nicht möglich. Zum Glück ist er bei der Neurodermitis aber auch nicht erforderlich. Vielmehr geht es um einen strategisch klugen Einsatz, mit dem das Auf und Ab der Entzündungswelle gebrochen werden soll.

Die Entzündungswelle brechen mit dem 1-2-3-Prinzip der Intervalltherapie

Ekzeme, gerade wenn sie rundlich umschrieben sind, vergleiche ich bei der Frage nach einem sinnvollen Umgang mit wirkstoffhaltigen Cremes gerne mit »heißen Herdplatten«. Am Bild der heißen Herdplatte wird deutlich, dass eine Behandlung »bis es besser wird« in der Regel nicht ausreicht. Denn kocht ein Topf aufgrund einer heißen Herdplatte einmal über, so genügt es meist nicht, diesen nur kurz beiseitezuziehen. Er würde sofort wieder überkochen, sobald er wieder auf die noch heiße Herdplatte zurückgezogen wird. Genauso besteht noch die Gefahr, sich die Hände zu verbrennen, selbst wenn bereits die Temperatur heruntergefahren oder die Platte gar schon ausgestellt ist.

Genau das Gleiche geschieht, wenn ausschließlich behandelt wird, »bis es besser wird« – womit in erster Linie eine Linderung des Juckreizes gemeint ist. Bei der Neurodermitistherapie geht es jedoch nicht nur um Juckreizbekämpfung, sondern das Entzündungsfeuer soll so weit herunterreguliert werden, dass die Haut sich stabilisieren und möglichst lange in einem stabilen Zustand gehalten werden kann – und das sogar mit sehr wenig oder gar keinem Kortison mehr.

INFO Das 1-2-3-Prinzip der Intervalltherapie

Nach einmal täglicher Behandlung (1) folgt beim Schema der Intervalltherapie ein schrittweises Reduzieren der Therapie. Man spricht vom sogenannten »Ausschleichen«, indem die Anwendung zunächst noch an jedem zweiten Tag (2) stattfindet und zuletzt nur mehr an jedem dritten Tag (3) behandelt wird.

Tägliche Anwendung	✓	✓	✓	✓	✓	✓	✓
Jeden 2. Tag	✓	✗	✓	✗	✓	✗	✓
Jeden 3. Tag	✗	✗	✓	✗	✗	✓	✗

↓ Ausschleichen

Genauso wie die über längere Zeit angeschaltete und anschließend noch heiße Herdplatte hat auch ein chronisches Ekzem eine kritische »Restwärme«. Das ist auch der Grund, wieso ein Ekzem nach zu kurzer Behandlung (nur »bis es besser wird«) in aller Regel rasch wieder aufflammt. Die Behandlung braucht also eine gewisse Zeit, um nicht nur den Juckreiz, sondern auch die Entzündung herunterfahren zu können. Dafür ist die Haut noch über den Zeitpunkt der Besserung hinaus auf Unterstützung von außen angewiesen.

Die Anwendung wirkstoffhaltiger Cremes (z. B. mit Kortison) erfolgt also über einige Tage täglich, um dann langsam zurückgefahren zu werden. Dies wird als »Ausschleichen« bezeichnet, bei dem in der Regel die Intervalle zwischen den Anwendungen kontinuierlich verlängert werden. Üblicherweise verläuft dieses Ausschleichen als sogenannte Intervalltherapie nach dem 1-2-3-Prinzip (→ Seite 151). Damit lässt sich vermeiden, dass sich der Hautzustand unmittelbar verschlechtert und die Ekzeme wie ein Bumerang zu uns zurückkommen.

Was man von schwäbischen Hausfrauen oder -männern lernen kann: Die proaktive Therapie

Das bekannte Grundprinzip »So wenig wie möglich, so viel wie nötig« beschreibt die gelungene Gratwanderung, mit dem wir die erwünschten Kortisonwirkungen für die Therapie nutzen, ohne die Kinderhaut dem Risiko unerwünschter Wirkungen auszusetzen.

Den schwäbischen Hausfrauen und -männern sagt man nach, dass sie besonders sparsam und vorausschauend wirtschaften können. Das können sicherlich nicht nur die Schwaben, obwohl ich hier anmerken muss, dass ich selbst einer von ihnen bin. Dennoch ist es so, dass diese »schwäbische Tugend« gerne beschworen wird, wenn es darum geht, das richtige Maß zu finden. Wie lässt sich das nun für die Hauttherapie und speziell für den Umgang mit Kortisonen nutzen?

»So wenig wie möglich, so viel wie nötig« nennt sich an der Haut: proaktiv. Über die vergangenen Jahre hat sich das Prinzip der proaktiven Therapie fest innerhalb der Behandlung der Neurodermitis verankert.

Statt die Therapie unmittelbar zu beenden, sobald sich das Ekzem gebessert hat oder im besten Fall abgeheilt ist (»reaktiv«), geht die Therapie also auf niedriger Stufe weiter. Erst bei einer anhaltenden Abheilung unter mehrwöchiger proaktiver Therapie kann gegebenenfalls ein Auslassversuch unternommen oder die wirkstoffhaltige Therapie versuchsweise auf nur noch einen Tag pro Woche zurückgefahren werden. Manchmal sprechen Eltern in diesem Zusammenhang davon, dass »Kortison prophylaktisch geschmiert« werde, was streng genommen jedoch nicht richtig ist. Denn bei Neurodermitis lassen sich ja auch in augenscheinlich nicht mehr befallener (vermeintlich wieder »gesunder«) Haut entzündliche Veränderungen nachweisen – nur dass sie manchmal gar nicht durch Rötungen ins Auge fallen.

INFO Proaktive Therapie

Bei der proaktiven Therapie geht die Behandlung nach zunächst intensiver Therapie und nachfolgendem Ausschleichen (Intervalltherapie nach dem 1-2-3-Prinzip, Pfeile) in eine stabilisierende Erhaltungsphase über. Gemeint sind damit üblicherweise zwei Anwendungen der wirkstoffhaltigen Therapie pro Woche zusätzlich zur gewohnten (mehrmals täglichen) Basistherapie. Damit werden die antientzündlichen Wirkstoffe (Pfeile) im Bereich hartnäckiger beziehungsweise bekannter Problembereiche auf niedrig dosierter Basis weiter angewendet, auch wenn schon eine Besserung erreicht wurde. So wird eine nachhaltige Stabilisierung der Haut erreicht, weil die Entzündungswelle gebrochen wird.

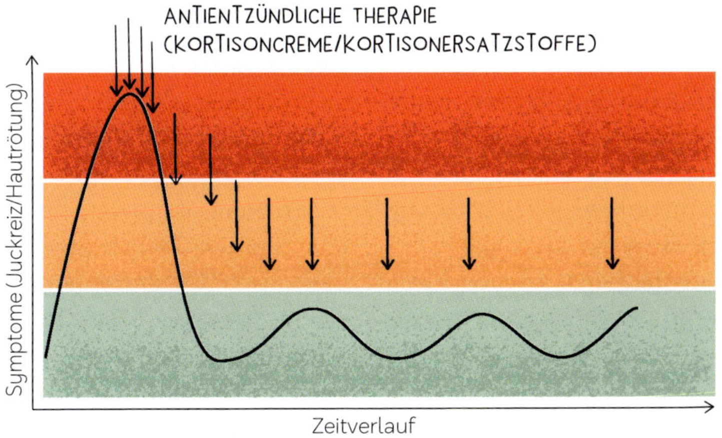

Die Mikroentzündung schwelt im Bereich hartnäckig und wiederkehrend betroffener Hautpartien weiter, nachdem die akute Entzündungswelle durch die Therapie gebrochen wurde. Ohne die proaktive Therapie können sich kleine Funken zu einem neuen Feuer zusammenfinden, sodass es an bekannten Problemstellen recht schnell zur nächsten Verschlechterung kommt. Die Entzündung nimmt wieder Fahrt auf, die nächste Welle baut sich auf.

Genau das ist der Grund, warum bei mittelschweren bis schweren Formen der Neurodermitis neben der Basistherapie immer auch zusätzlich etwas wirkstoffhaltige Therapie nötig ist, um das Feuer in Schach zu halten.

Proaktiv heißt nicht prophylaktisch

Fassen wir zusammen: Mit der proaktiven Therapie wird mithilfe einer niedrig dosierten, jedoch regelmäßigen Anwendung antientzündlicher Wirkstoffe die Entzündungswelle vor dem Überschreiten einer kritischen Höhe gebrochen und damit ein neuer Schub abgewendet. Das Schema der proaktiven Therapie wurde in Studien gut untersucht. Dabei zeigte sich, dass sie nicht nur in Bezug auf mögliche Kortison-Nebenwirkungen sicher ist, sondern sie zeigt sich darüber hinaus auch in mehrfacher Hinsicht effektiv:[53]

- Die Schubhäufigkeit wird gesenkt.
- Die Schubintensität wird gesenkt.
- Auf lange Sicht wird wirkstoffhaltige Therapie, zum Beispiel mit Kortison, eingespart.
- Die Lebensqualität wird verbessert.

Unter einem gelungenen Krankheitsmanagement versteht man also nicht, dem Problem hinterherzurennen, sondern das Problem im Griff zu haben. Die proaktive Therapie berücksichtigt dafür den chronischen, hartnäckigen und in jedem Fall wiederkehrenden Charakter der Neurodermitis. Auf diese Weise wird die zugrunde liegende Entzündung der Erkrankung aktiv mitbeeinflusst. Schön wäre es, wenn die proaktive Therapie jeglichen Schub abwenden könnte. Leider hilft dieses Schema jedoch nur so weit, um den chronischen Verlauf günstig zu beeinflussen: Indem sowohl Juckreiz als auch die zugrunde liegenden Veränderungen an der Haut selbst weitgehend unter Kontrolle kommen. Oft beschreiben Eltern, dass sie unmittelbar vor dem »Kortison-Tag« wieder mehr Aktivität im Bereich der bekannten Problemstellen wahr-

INFO

Das Wichtigste zum Thema Kortison

- Ziel der antientzündlichen Therapie ist es, den Juckreiz zu lindern und die Haut zu stabilisieren. Dazu wird die Haut über einen von Arzt oder Ärztin festgelegten Zeitraum mit einem wirkstoffhaltigen Präparat behandelt.
- Viele moderne Kortisone zeichnen sich durch einen hohen therapeutischen Index aus, der einen effektiven und sicheren Einsatz auch im Kindesalter erlaubt (»kindgerechtes Kortison«).
- Die Anwendung von Kortison erfolgt üblicherweise einmal täglich. Eine zwei- oder mehrmals tägliche Anwendung bringt keinen Vorteil, stattdessen kann es rascher zu Nebenwirkungen kommen.
- Die Dosierung von Kortisoncremes erfolgt gemäß der sogenannten »Fingertip Unit« (→ Abb. Seite 125).
- Die Anwendung von Kortison kann nach verschiedenen Schemata erfolgen. Am gängigsten und praktikabelsten ist das sogenannte Intervallschema (→ Seite 151).
- Bei schubweise wiederkehrendem Verlauf mit nur kurzen beschwerdefreien/-armen Phasen ist es sinnvoll, die Behandlung als proaktive Erhaltungstherapie (→ Seite 153) im Bereich bekannter Problemstellen fortzusetzen.
- Kritisch ist die Anwendung von Kortison im Windel- und Gesichtsbereich, da die Haut hier besonders dünn und empfindlich ist.

MEIN TIPP

Sprechen Sie Ihre Ängste, Unsicherheiten und Bedenken in der Sprechstunde offen aus. Nur so können diese in einen medizinisch korrekten Zusammenhang gebracht und unnötige Sorgen vermieden werden. Auch lassen sich Halbwahrheiten und fehlerhafte Rückschlüsse aus meiner Erfahrung im Gespräch schnell klären.

nehmen können, zum Beispiel in Form zunehmender Rötungen oder juckender Haut. Das belegt eindrucksvoll, dass nicht prophylaktisch gecremt wird, sondern dass die proaktive Therapie als erfolgreicher Wellenbrecher dient.

Ganz anders liegt der Fall bei einer reaktiven Strategie: Obwohl man bei deren jeweils nur kurzen Behandlungszeiträumen vielleicht meint, sparsamer mit Kortison umzugehen, ist dies ein Trugschluss. Denn weil es unter einer reaktiven Therapie mit ihren kurzen Kortisonphasen sehr viel häufiger »besonders schlimm« wird, sind auch häufigere Kortisoneinsätze erforderlich, »bis es wieder besser« wird. Im Griff hat man eine Erkrankung damit nicht, da man im Grunde nur auf ihren »natürlichen Verlauf« reagiert.

Calcineurin-Inhibitoren - »Kortisonersatzstoffe«?

Neben den Kortisonen stehen seit einigen Jahren auch sogenannte Kortisonersatzstoffe für die Therapie der Neurodermitis zur Verfügung. Dabei handelt es sich ebenfalls um Medikamente, die jedoch der Gruppe der Calcineurin-Inhibitoren angehören. Calcineurin ist ein Signal-Eiweißmolekül im menschlichen Körper – unter anderem auch in der Haut, wo es bei der Regulation der Immunantwort eine wichtige Rolle spielt.

Die Wirkstoffe Pimecrolimus und Tacrolimus zählen zu den beiden Hemmern (englisch *inhibitor*) von Calcineurin und sind als solche in der Lage, eine überschießende Entzündungsreaktion innerhalb der Haut herunterzufahren. Beide Wirkstoffe sind Weiterentwicklungen natürlicher Moleküle, die von einem pilzähnlichen Bakterium produziert werden.

Die Anwendung von Pimecrolimus ist schon für Säuglinge (ab dem dritten Lebensmonat) und bei Tacrolimus für Kinder ab zwei (Konzentration 0,03 Prozent) beziehungsweise 16 Jahren (Konzentration 0,1 Prozent) zugelassen. Ein wesentlicher Unterschied sind die jeweils unterschiedlichen Konsistenzen: Tacrolimus ist bislang nur als fette Salbe, Pimecrolimus nur als leichte Creme erhältlich. Weil über die Konsistenz einer Creme oder Salbe auch Therapieeigenschaften vermittelt werden (→ Seite 128), hängt die Entscheidung, welches der beiden Produkte angewendet wird, vorrangig von der zu behandelnden Region, dem Ekzemstadium und dem Kindesalter ab.

Aufgrund ihrer entzündungshemmenden Wirkung haben die Calcineurin-Inhibitoren einen festen Stellenwert bei der Behandlung der Neurodermitis. Ihr Vorteil gegenüber Kortisonen ist, dass sie keine hautverdünnenden Eigenschaften haben – auch nicht bei längerer Anwendung. Diesen Vorteil macht man sich bei der Therapie im Bereich sogenannter kortisonkritischer, weil besonders empfindlicher Hautareale zunutze.

Hierzu zählen das Gesicht, der Hals, die Achseln und der Bereich des äußeren Genitales und Afters (»Windelbereich«). Aufgrund der besonders feinen

MEIN TIPP

Hilfe bei Entzündungen im Wangen- und Windelbereich

Beide Bereiche zählen zu den besonders sensiblen Regionen, nicht nur weil die Haut hier besonders empfindlich ist, sondern auch weil sie einer Vielzahl an äußeren Faktoren (Windel: u. a. Urin, Stuhlgang, Wärme; Wangen: u. a. Speichel/Nahrungsbrei, Witterung) ausgesetzt ist.

- Betupfen Sie die Haut bei der Reinigung nur, da beim Abwischen die mechanische Reizung deutlich stärker ist.
- Hilfreich ist in beiden Regionen der Einsatz von Schwarztee (→ Seite 135) zum Betupfen oder als Sitzbad.
- Um die Haut vor unvermeidbaren Einflüssen zu schützen, kommt der Basistherapie mit rückfettenden Cremes eine besondere Bedeutung zu: unter anderem vor und nach dem Essen sowie beim Windelwechsel. Dadurch erhält die Haut jeweils eine Schutzschicht.

(»dünnen«) Struktur ist die Haut in diesen Arealen empfindlicher gegenüber Nebenwirkungen von Kortison. Dazu kommt, dass in einigen der Bereiche (Leiste, Pobacken, Achsel) Haut auf Haut liegt. Dieser abdichtende Effekt verstärkt die Wirkung von Wirkstoffen – sowohl was die erwünschten als auch was die unerwünschten Effekte anbelangt.

Genau diese Nische besetzen die Calcineurin-Inhibitoren. Auch sind sie dann von Vorteil, wenn sich die Ekzeme durch die Anwendung von Kortison zwar bessern lässt, eine niedrig dosierte (proaktive) Erhaltungstherapie (→ Seite 153) jedoch für eine Ekzemkontrolle nicht ausreicht.

Nebenwirkungen von Kortisonersatzstoffen richtig beurteilen

Für große Verunsicherung sorgen Berichte über mögliche langfristige Nebenwirkungen von Kortisonersatzstoffen. Diese betreffen vor allem den Wirkstoff Tacrolimus. In erster Linie geht es um eine krebsförderliche Wirkung (Hautkrebs, Lymphdrüsenkrebs). Obwohl im Rahmen von Langzeituntersuchungen kein gehäuftes Auftreten beobachtet wurde und Übersichtsarbeiten die Sicherheit gerade auch bei Kindern regelmäßig belegen, finden sich in Beipackzetteln noch immer entsprechende Warnhinweise.[54]

Über diese Diskrepanz spreche ich aktiv mit Eltern. So lassen sich mögliche Hürden für die Therapie nehmen und gleichzeitig zu beachtende Punkte bei der Therapie miteinander klären. Wichtig ist beispielsweise ein UV-Schutz bei der Behandlung freier Körperareale wie Gesicht oder Hände.

Kortisonersatzstoffe stellen daher meines Erachtens nur für die oben beschriebenen besonders empfindlichen (kleinen) Hautareale einen wirklichen »Ersatz« für Kortison dar. Bei der Anwendung hier ist die Wirkung von Pimecrolimus und Tacrolimus dem Kortison oft nahezu gleichwertig. Außerhalb dessen zeigen die Calcineurin-Inhibitoren dagegen meist eine deutlich schwächere Wirkung, was ihren Einsatz bei der Behandlung schwerer Ekzeme einschränkt. Calcineurin-Inhibitoren sind für mich zudem keine Option für die Therapie von Ekzemen, wenn größere Körperareale befallen sind.

Neue Kortisonersatzstoffe

Nachdem sich durch ein besseres Krankheitsverständnis über die vergangenen Jahre bereits das therapeutische Portfolio zur innerlichen Behandlung der Neurodermitis (→ Seite 163) erweitert hat, zeichnet sich Gleiches nun auch für die äußerliche Therapie ab. So werden in naher Zukunft vermutlich neue »Kortisonersatzstoffe« unser Arsenal an gezielten antientzündlichen Wirkstoffen erweitern, die ihren unterschiedlichen Wirkmechanismen entsprechend als topische Januskinase-Inhibitoren, Phosphodiesterase-4-Inhibitoren oder Aryl-Hydrocarbon-Rezeptor-Modulatoren benannt werden. Einige von ihnen sind im Ausland bereits zugelassen, wobei unklar bleibt, ob und ab wann sie auch in Deutschland und speziell für Kinder und Jugendliche zum Einsatz kommen können. Die Forschungsaktivitäten auf diesem Feld gehen beständig weiter.

Die vier großen Ws: Was? Wann? Wo? Wie lange?

Ich bin sehr, sehr froh, dass ich innerhalb meiner Familie und meines Freundeskreises talentierte Handwerker habe, denn ohne Unterstützung wäre ich sicherlich mehr als einmal am Aufbauen eines Möbelstücks gescheitert. Nicht nur deswegen, weil manchmal die Bauanleitung fehlte, sondern schlichtweg, weil diese für mich oft unverständlich war. Was für den Aufbau eines Möbelstückes gilt, gilt ebenso für den Wiederaufbau der Haut: Beide Male ist ein verständlicher Plan vonnöten. Konkret heißt das: Für ein gutes Krankheits-

INFO

Das Wichtigste zum Thema Kortisonersatzstoffe

- Das Prinzip »So wenig wie möglich, so viel wie nötig« gilt auch für die kortisonfreien Wirkstoffe Pimecrolimus und Tacrolimus.
- Die Wirkstärke dieser Wirkstoffe ist deutlich schwächer als die gängigen kindgerechten Kortisone.
- Die antientzündliche Therapie mit Calcineurin-Inhibitoren folgt üblicherweise einem ähnlichen Schema wie die mit Kortisonen – mit dem Unterschied, dass die Anwendung sogar zweimal täglich erfolgen kann.
- Die zweimal tägliche Anwendung ist in der Regel auf kurze Zeit beschränkt, bis die Behandlung – angepasst an den Hautzustand – schrittweise ausgeschlichen wird.
- Zu Beginn der Behandlung kann es bei der Anwendung von Kortisonersatzstoffen zu einem Wärmegefühl oder Brennen kommen. Dies legt sich üblicherweise innerhalb weniger Tage.
- Die Dosierung erfolgt nach der bekannten »Fingertip Unit« (FTU) (→ Abb. Seite 125).
- Vorteil der Calcineurin-Inhibitoren ist ihr im Vergleich zu Kortisonen zeitlich weniger streng begrenzter Einsatz, besonders in empfindlichen Hautbereichen. Hier sollten Kortisone aufgrund ihrer möglichen hautverdünnenden Eigenschaften nur wenige Tage verwendet werden.
- Bei schubartig wiederkehrendem Verlauf mit nur kurzen beschwerdefreien/-armen Phasen ist es sinnvoll, die Behandlung als proaktive Erhaltungstherapie im Bereich bekannter Problemstellen fortzusetzen.
- Bei der Behandlung von Körperbereichen, die der Sonne ausgesetzt sind (wie dem Gesicht), ist ein konsequenter UV-Schutz während der Therapie wichtig.
- Vorsicht ist geboten bei Infektionen mit Herpes simplex oder dem Befall von Mollusken (Dellwarzen). Sprechen Sie in diesen Fällen den Arzt oder die Ärztin darauf an.

MEIN TIPP

Ängste, Unsicherheiten und Bedenken sollten auch in Bezug auf Kortisonersatzstoffe offen thematisiert werden, da hier ebenfalls Missverständnisse oder fehlende Informationen eine effektive und sichere Behandlung erschweren können.

MEIN TIPP

Basistherapie und wirkstoffhaltige Therapie klug kombinieren

- Ich empfehle, zunächst die Basistherapie und etwas später (z. B. ca. 30 Minuten Abstand) die wirkstoffhaltige Therapie aufzutragen. Durch die Verbesserung des Feuchtigkeitsgehalts mithilfe der rückfettenden Pflegecreme können die Wirkstoffe der Therapiecreme besser aufgenommen werden.
- Einen solchen Abstand einzuhalten ist im Familienalltag nicht immer praktikabel. Dann ist es alltagstauglicher, die Basis- und wirkstoffhaltige Therapie über den Tag strategisch klug zu verteilen - zum Beispiel mit einer Basistherapie morgens, mittags oder gegebenenfalls spätnachmittags, um dann vor dem Zubettgehen die wirkstoffhaltige Therapie gezielt aufzutragen.
- Der Juckreiz ist vor allem zum Abend hin präsent und steht häufig dem unbeschwerten Ein- und Durchschlafen im Wege (→ Seite 72). Daher hat es sich meiner Erfahrung nach bewährt, die wirkstoffhaltige Therapie spätnachmittags oder am Abend anzuwenden.

management ist neben klaren Instruktionen auch die Benennung realistischer Therapieziele (nämlich: »im Griff haben« – und nicht: »heilen«) wichtig.

Häufige Hürden bei der Neurodermitistherapie sind:

- Die Anwendungszeit ist nicht klar formuliert: Die Betroffenen bekommen den falschen Eindruck, es müsse nur behandelt werden, »bis es besser wird«.
- Es bestehen Angst und Sorgen vor möglichen Nebenwirkungen (»Kortisonangst«) durch »Übertherapie« oder »Überdosierung«.

Damit diese Hürden einem erfolgreichen Management nicht im Wege stehen, helfen Therapiepläne. Sie geben Eltern eine Richtung vor und schaffen so Vertrauen und Sicherheit. Das schlägt sich meiner Erfahrung nach positiv auf die Therapie nieder. Gerade auch deshalb, weil die Neurodermitis verlangt, dass die Therapie beständig an den schubartigen Verlauf angepasst werden muss, ist ein Plan so wichtig, in dem die jeweiligen Schritte beschrieben sind. Ein Therapieplan sollte Eltern Antworten auf die vier großen Ws geben: Was? Wann (bzw. wie oft)? Wo? Wie lange?

Diese Fragen betreffen insbesondere die wirkstoffhaltige Therapie, gleichzeitig aber auch die Anwendung der Basistherapie, die zusätzlich mehrmals täglich aufgetragen wird. Damit stellen sich berechtigterweise Fragen: Welche Creme sollte wann aufgetragen werden? Macht es einen Unterschied, welche Creme zuerst aufgetragen wird? Dies ist deshalb relevant, weil in den angewandten Cremes oder Salben Arzneiwirkstoffe enthalten sind. Die Empfehlungen waren und sind nicht immer einheitlich: zeitgleich, mit oder ohne Abstand zwischen den Cremes ...? Meine persönlichen Empfehlungen dazu finden Sie im Kasten auf Seite 160.

Weil reden hilft: Neurodermitisschulungen

Gar nicht so selten besuchen mich Familien in meiner Sprechstunde, bei denen grundsätzlich alles bereitsteht, was man für ein gutes Management der Neurodermitis benötigt: Mögliche Verstärkungsfaktoren wurden innerhalb einer festen Hautroutine (»Rahmen«) bereits reduziert oder abgestellt, eine konsequente Basistherapie findet statt und sogar eine wirkstoffhaltige Therapie steht in ausreichender Menge zur Verfügung. Allerdings fehlt oft ein »roter Faden«, der die Theorie (»Was ist wichtig – und warum?«) und die Praxis (»Wie setze ich das konkret um?«) miteinander verbindet und so eine »Richtschnur« für die Ekzemtherapie bildet. Für einen solchen roten Faden ist ein grundlegendes Krankheitsverständnis mit Einbinden der jeweils sinnvollen Maßnahmen in den Familienalltag essenziell.

Kontrollierte Studien haben gezeigt, dass Betroffene mit Neurodermitis und ihre Familien von einer strukturierten Schulung profitieren.[55] Dies lässt sich unter anderem an einer Verbesserung des Hautzustandes und der Lebensqualität nachvollziehen. Das sind auch meine persönlichen Erfahrungen als Neurodermitistrainer. Ich folge dabei dem Programm der Arbeitsgemeinschaft Neurodermitisschulung e. V. (AGNES), das sich in der Praxis bewährt hat und sich speziell mit den besonderen Bedürfnissen von Kindern und Jugendlichen befasst. Innerhalb solcher strukturierten Schulungen kann dem hohen Informationsbedarf von Eltern Rechnung getragen werden, während die Zeit innerhalb vieler Sprechstunden immer knapper zu werden scheint.

INFO

Neurodermitisschulung (nach AGNES e. V.) – die wichtigsten Fakten

- Ziele der Neurodermitisschulung sind:
  - Wissensvermittlung zu Krankheitsursachen, -entstehung und -einflüssen
  - Verbesserung der Handlungssicherheit bei der praktischen Umsetzung der Therapie
  - Einbezug psychosomatischer Behandlungsstrategien in das Krankheitsmanagement: mit Maßnahmen zur Stressregulation und Entspannung sowie Förderung der Selbstwirksamkeit und -kontrolle als Bewältigungsstrategien in Bezug auf die vielschichtigen krankheitsbezogenen Belastungen, zu denen auch psychische Faktoren beitragen
- Schulungsteam mit mindestens drei »Trainern«: einem Haut- oder Kinderarzt sowie zwei Fachkräften aus den Bereichen Psychologie beziehungsweise Pädagogik und Ernährung sowie gegebenenfalls Pflege
- Sechs Treffen à zwei Stunden, in denen die Themenbereiche interaktiv miteinander besprochen werden
- Kleingruppen mit sechs bis zwölf Personen (meist die Kindeseltern)
- Übernahme der Schulungskosten in der Regel durch die Krankenkasse (eine entsprechende Empfehlung der Spitzenverbände der Krankenkassen zur flächendeckenden Kostenübernahme liegt jedenfalls vor)
- Voraussetzung: bestätigte Neurodermitisdiagnose mit mindestens mittelschwerem Schweregrad (SCORAD > 20)
- Schulungszentren in ganz Deutschland (www.neurodermitisschulung.de)

Die Schulungen sind bewusst interaktiv ausgelegt, ein Austausch zwischen den Familien und Trainern ist ausdrücklich erwünscht. Indem Fragen und Probleme offen thematisiert werden können, wird das Vertrauen in das eigene Handeln gestärkt.

Aus meiner Erfahrung profitieren alle Familien, bei denen ein Kind mit Neurodermitis betroffen ist, von einer solchen Schulung. Besonders dankbar sind meist jedoch Eltern, bei deren Kind erst kürzlich die Diagnose gestellt wurde. Denn durch noch fehlende Erfahrungen und die damit verbundene Handlungsunsicherheit sind die An- und Herausforderungen gerade für diese Familien anfangs besonders groß. Aber auch Familien, die bereits eine vermeintliche Routine im Umgang mit Juckreiz und Ekzemen haben, können noch von einer Schulung profitieren – gerade dann, wenn die Neurodermitis noch nicht gut unter Kontrolle ist. Sowohl das Krankheitsverständnis als auch die praktischen Fertigkeiten lassen sich im Rahmen einer Schulung häufig noch vertiefen und erweitern, was sich positiv auf das Management auswirkt.

THERAPIESTUFE 3: HILFE BEI SCHWERER NEURODERMITIS

Man geht davon aus, dass mindestens jedes zehnte Kind mit Neurodermitis von einer schweren Form betroffen ist. Die Gründe, wieso sich das Hautbild nicht bessert, sind vielfältig. Wichtig ist daher eine gründliche Bestandsaufnahme, die anhand einer ausführlichen Anamnese klärt, ob die Therapie tatsächlich oder nur scheinbar ausgeschöpft ist und was für Optionen es noch gibt.

Die allermeisten Ekzeme lassen sich mit einer konsequenten Basistherapie und einer dem Schweregrad und Verlauf angepassten, wirkstoffhaltigen Therapie unter Kontrolle bringen. Solche Therapieformen setzt man in der Regel für Kinder mit einer moderaten oder mittelschweren Neurodermitis ein. Leider leidet ein nicht unbeträchtlicher Anteil der Kinder unter schwerer Neurodermitis. Das bedeutet nicht nur, dass oft große Teile des Körpers entzündet sind, sondern vor allem auch, dass keine zufriedenstellende Ekzemkontrolle erreicht werden kann. Weil die Behandlung der Neurodermitis einen Schwerpunkt innerhalb meiner Sprechstunde darstellt, sehe ich Kinder mit einem solch unerfreulichen Verlauf sehr häufig in meiner Praxis. Warum eine Therapie hinter ihren Möglichkeiten zurückbleibt, kann verschiedene Gründe haben:

- Bedenken gegenüber dem Einsatz von topischen Glukokortikoiden (→ Seite 144) oder Calcineurin-Inhibitoren (→ Seite 156)
- Unsicherheiten hinsichtlich der erforderlichen Menge (→ Abb. Seite 125) und der Anwendungsdauer (Intervall- und proaktive Erhaltungstherapie)
- Unsicherheit in Bezug auf die selbstständige Anpassung der Therapie an den schubartigen Verlauf der Krankheit
- Mangelnde Anpassung der wirkstoffhaltigen Therapie an das Kindesalter oder den Schweregrad der Ekzeme, dadurch Wahl eines zu schwachen Wirkstoffes oder einer zu schwachen Wirkstoffkonzentration
- Fehlende Möglichkeit der Rückversicherung, keine feste Sprechstundenanbindung

In den genannten Fällen lässt sich durch eine intensivierte Anleitung zur Umsetzung der Lokaltherapie und durch eine Neurodermitisschulung meist eine Besserung des Schweregrades erreichen. Auch Behandlungen in einer Klinik können bei schwerem Verlauf eine zusätzliche Unterstützung sein – nicht nur, weil die Therapie dort nochmals erweitert und angepasst werden kann, sondern auch, weil Familien dort in der Regel in die Behandlung miteingebunden und angeleitet werden können (»Wie mache ich das für gewöhnlich und wie tun das die anderen?«). Zudem können sich rehabilitative Maßnahmen (Mutter-Kind-Kur), in denen Schulungskomponenten aufgegriffen werden, positiv auf den weiteren Krankheitsverlauf auswirken.

Kinderdermatologie ist ein so schönes Fach. Das liegt nicht allein nur daran, dass hier die Kinder und Jugendlichen im Mittelpunkt stehen, sondern auch daran, dass es bei der Betreuung immer mit darum geht, über den Tellerrand zu schauen und sich mit mitbehandelnden Kinder- und Familienärzten, manchmal auch Ernährungs- oder Psychotherapeuten auszutauschen. Ich bin der Überzeugung, dass Familien in einem solchen vertrauensvollen Netzwerk am besten aufgehoben sind. Idealerweise sprechen alle Netzwerkbeteiligten eine gemeinsame Sprache. Daher ist mir der Dialog ein besonderes Anliegen, um gemeinsam die kurz- und gegebenenfalls längerfristige Strategie abzustimmen: gerade auch wenn sich abzeichnet, dass die äußerliche Behandlung an ihre Grenzen gerät und Überlegungen zu einer innerlichen Behandlung aufkommen.

Wenn es um ein Kind geht, ist Aufgeben keine Option

Das Fragezeichen, das über den Köpfen der Eltern schwebt, ist groß, wenn trotz aller sinnvollen Maßnahmen des Stufenplans keine nachhaltige Stabilisierung des Hautbildes zu erreichen ist. Auch Leo, Pia, Martha und Maximilian gehörten nach Behandlungsversuchen mit verschiedenen Salben und Cremes, Aufenthalten in Reha- und Kinderkliniken sowie Meidung diverser Nahrungsmittel zu diesen vermeintlich »austherapierten« Kindern.

Die Verzweiflung war entsprechend groß und spürbar – so wie immer, wenn Eltern nach einem »Wir können nicht mehr helfen« seitens der Ärzte weiterziehen. Denn wenn es um das eigene Kind geht, ist Aufgeben keine Option! Tatsächlich waren nach Einbezug fett-feuchter Verbände und einer Anpassung der antientzündlichen Wirkstoffe bei den vier Kindern alle Möglichkeiten der Lokaltherapie ausgeschöpft. Und im Zuge der ausführlichen Anamnese und Untersuchung ließen sich auch keine spezifischen Verstärkungsfaktoren identifizieren, durch die ihre schweren und chronischen Entzündungen beeinflusst werden könnten. Damit stand fest, dass bei ihnen das Entzündungsfeuer nur von innen zu löschen war. So eine innerliche medikamentöse Behandlung (Systemtherapie) versteht sich als Ergänzung und nicht als Ersatz der äußerlichen Therapie. Darum steht sie im Stufenplan auch ganz oben und baut auf den Stufen 1 und 2 auf (→ Abb. Seite 107).

Bei Leo, Pia, Martha und Maximilian und vielen Kindern mehr haben wir mit einer Biologika-Therapie (→ Seite 167) begonnen. Monat für Monat haben sie tapfer den Piks für die Injektion des Medikaments hinter sich gebracht. Der Einfluss auf die Haut und den Alltag war beträchtlich. Nachdem der Juckreiz rasch und deutlich abgenommen hatte, besserte sich auch das Hautbild unter Fortsetzung der Creme-Behandlung. Nach Monaten der dauerhaften Entzündung konnte im Verlauf sogar eine nahezu vollständige Abheilung der Haut erreicht werden. Was zum Vorschein kam, war überraschend. Denn die Eltern der vier Kinder hatten ihre Kleinen vorher noch nie ohne Juckreiz, Hautbrennen und die damit verbundenen Alltagseinschränkungen kennenlernen können: unbeschwert und gelöst. So geht es vielen Eltern.

Wenn ich heute Patientenbilder von Nikolausfeiern, Geburtstagen oder Badeurlauben erhalte, die glückliche Kinder und ebenso glückliche Eltern zeigen, dann kommt in mir große Dankbarkeit dafür auf, dass ich an diesen Momenten teilhaben darf. Denn sie machen auch mein Leben reich – weil sie Kinder zeigen, die endlich wieder unbeschwert Kind sein können.

Innerliche Behandlung: Es hat sich viel getan

So wichtig kindgerechte Kortisone bei der äußerlichen antientzündlichen Behandlung sind, so gering ist ihr Stellenwert für die innerliche Therapie, denn Kortison, als Zäpfchen, Saft oder Tablette gegeben, hat langfristig schwerwiegende Nebenwirkungen. Allenfalls als eine »Notfallmaßnahme« kommt dies heute noch in Betracht, um einen besonders schweren akuten Schub abzufangen und massive Beschwerden zu lindern.

Auch die Lichttherapie, die in der Vergangenheit an vielen Hautkliniken und ärztlichen Praxen zur Behandlung verschiedener Hautkrankheiten bei Erwachsenen angewendet wurde, stellt für Kinder keine Option dar. Genutzt werden dabei die antientzündlichen Wirkungen von UV-Licht. Zwar handelt es sich um eine äußerliche Therapie, die vergleichsweise nebenwirkungsarm erscheint. Kritisch ist jedoch, dass im Zuge der notwendigen häufigen Bestrahlungssitzungen die besonders sensible Kinderhaut UV-Schäden erleiden würde, die wiederum langfristig das Risiko beispielsweise für Hautkrebs erhöhen.

Ein Problem war, dass bis vor Kurzem streng genommen keine Medikamente für die innerliche Neurodermitisbehandlung bei Kindern zugelassen waren. Anstelle von Kortison behalf man sich für die Behandlung der schweren Neurodermitis mit sogenannten Immunsuppressiva – die heute allenfalls noch in Einzelfällen eingesetzt werden. Bei Immunsuppressiva (lateinisch *supprimere*: unterdrücken) handelt es sich um eine Gruppe von Medikamenten, die auf unterschiedliche Art und Weise in die Funktion des Immunsystems eingreifen, um damit überschießende Entzündungsreaktionen im Körper zu unterdrücken. Zu diesen Immunsuppressiva zählen Wirkstoffe mit den Namen Ciclosporin, Methotrexat, Azathioprin oder Mycophenolat-Mofetil. Diese Medikamente lindern die Hautentzündung nur durch ein »allgemeines Herunterfahren« des Immunsystems. Weil sich daraus potenziell schwere Nebenwirkungen (unter anderem ein allgemein erhöhtes Infektionsrisiko) ergeben können, muss ihr Einsatz engmaschig überwacht werden. Umso erfreulicher ist es, dass sich gerade für Kinder in den letzten Jahren so viel getan hat und damit nun erstmals zugelassene Medikamente erhältlich sind.

Zu den Errungenschaften hinsichtlich moderner Neurodermitismedikamente zählen die sogenannten Biologika und JAK-Inhibitoren (→ Abb. Seite 167), auf die ich im Folgenden näher eingehe.

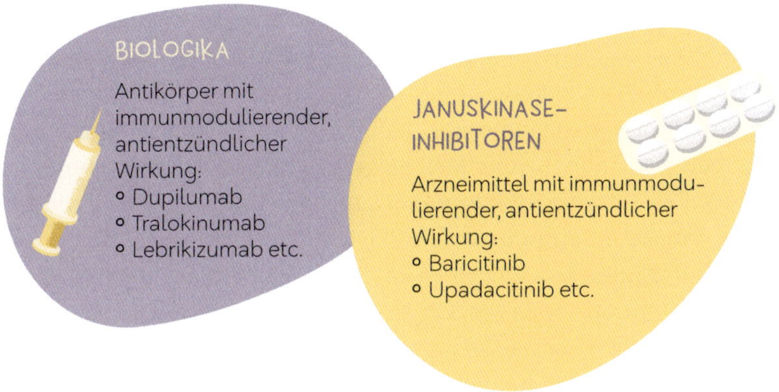

Zur Therapie der schweren Neurodermitis kommen nach Ausschöpfen äußerlicher Maßnahmen auch innerliche Medikamente in Betracht. Die verschiedenen Wirkstoffe unterscheiden sich nicht nur in ihrem Wirkprinzip, sondern auch darin, ob sie als Tablette oder mittels Injektion verabreicht werden müssen und ab welchem Alter sie bei Kindern eingesetzt werden können.

Zielgerichtete Therapie mit Biologika

Erst seit einigen Jahren stehen Medikamente für die schwere Neurodermitis zur Verfügung, die auch für Kinder zugelassen sind. Den Anfang machte ein Medikament mit dem Namen Dupilumab. Dieses erhielt 2017 seine Zulassung zur Behandlung der schweren Neurodermitis im Erwachsenenalter, es folgten Zulassungen für Kinder und Jugendliche, seit 2023 sogar für Säuglinge ab dem sechsten Lebensmonat.

Dupilumab zählt zur Medikamentengruppe der Biologika. Damit werden spezielle Eiweißmoleküle bezeichnet, sogenannte Antikörper. Inzwischen gibt es neben Dupilumab weitere Biologika, die bei älteren Kindern und Jugendlichen angewendet werden können: beispielsweise die Wirkstoffe Tralokinumab und Lebrikizumab.

Diese Antikörper binden – wie Schlüssel und Schloss – an bestimmte Botenstoffe, die zu den wesentlichen Treibern der Entzündungsreaktion in der Neurodermitishaut zählen. Bei Dupilumab sind das die Moleküle IL-4 und IL-13, bei Tralokinumab und Lebrikizumab ist es nur IL-13. »IL« steht für den Begriff »Interleukin« (lateinisch *inter*: zwischen; *leukos*: weiß). Interleukine sind Botenstoffe, die von körpereigenen Abwehrzellen (den weißen Blutkörperchen) produziert werden. Mit ihnen können verschiedene Zellen die Funktion des Immunsystems beeinflussen, besonders auch Entzündungsprozesse. Weil durch die gezielte Blockade dieser ausgewählten Interleukine andere Elemente des Immunsystems unberührt bleiben, wirken sich Biologika nicht auf die allgemeine Immunabwehr aus, so wie es bei klassischen Immunsuppressiva der Fall ist. Man spricht daher anstelle von Immun*suppression* auch von einer Immun*modulation* (lateinisch *modulari*: abmessen).

Als Eiweißstoffe können Biologika nicht als Saft oder Tablette eingenommen werden, denn sie würden – wie ein Stück Schnitzel – im Magensaft verdaut und damit ihre Wirkung verlieren. Daher müssen sie, wie eine Impfung, in den Oberarm oder auch in Oberschenkel beziehungsweise Unterbauch gespritzt werden. Die Dosierung von Biologika erfolgt bezogen auf Körpergewicht und Patientenalter, die Gabe im Intervall von jeweils zwei bis vier Wochen.

Die Verträglichkeit ist allgemein gut – besonders auch verglichen mit Immunsuppressiva. Kurzzeitige Lokalreaktionen an der Einstichstelle (Schmerz, Druckgefühl, Juckreiz, Brennen) kommen allerdings vor. Eine für Dupilumab typische Nebenwirkung ist beispielsweise eine chronische Form der Bindehautentzündung (Konjunktivitis), die bei Kindern allerdings seltener auftritt als bei Erwachsenen und Jugendlichen.

Vorteilhaft ist, dass unter der Therapie mit Biologika keine Wechselwirkungen mit gängigen Medikamenten wie zum Beispiel Antibiotika, Schmerz- und Fiebermitteln oder Antiallergika zu erwarten sind. Weil noch unklar ist, ob die Wirkung von Lebendimpfstoffen (im Kleinkindalter relevant: Rotavirus-, Masern-Mumps-Röteln- und Varizellenimpfung) durch die immunmodulierende Wirkung von Biologika beeinflusst wird, wird derzeit (2024) empfohlen, diese nicht zeitgleich zu verabreichen. Daher sollte der Impfstatus des Kindes, speziell in Bezug auf Lebendimpfstoffe, vor dem Therapiebeginn mit Biologika möglichst vollständig sein.

Ein weiterer Vorteil von Biologika ist, dass Laborkontrollen unter Therapie nicht notwendig sind. Das erspart besonders Kleinkindern zusätzliche Strapazen durch Blutentnahmen.

Orale Therapie mit JAK-Inhibitoren

Einen ganz anderen Wirkmechanismus als Biologika verfolgen die sogenannten Januskinase-Inhibitoren (lateinisch *inhibere*: hemmen), kurz JAK-Inhibitoren. Für die Therapie der schweren Neurodermitis im Kindesalter stehen zum Beispiel die Wirkstoffe Baricitinib und Upadacitinib für unterschiedliche Altersstufen zur Verfügung. Bei beiden handelt es sich ebenfalls um immunmodulierende Medikamente. Namensgebend für die JAK-Inhibitoren ist der Mechanismus, wie diese in die körpereigene Abwehr eingreifen.

Januskinasen sind Eiweißmoleküle (Enzyme), die als Schalt- und Verstärkungselemente im Immunsystem für Entzündungsreaktionen fungieren, so auch in der Haut. Upadacitinib blockiert nur ein Januskinase-Molekül (JAK 1), Baricitinib dagegen zwei (JAK 1 und JAK 2). Mit deren Hemmung werden wichtige Entzündungssignale nicht mehr weitergereicht, weshalb das Entzündungsfeuer in der Haut kleiner wird. Weil mehrere Entzündungsbotenstoffe auf Januskinasen angewiesen sind (nicht nur IL-4 und IL-13, die durch Biologika blockiert werden), ist ihre Wirkung auf das Immunsystem deutlich breiter als die von Biologika.

Das zeigt sich auch in einem anderen Nebenwirkungsprofil: Weil die Januskinasen beispielsweise auch an der Blutzellbildung beteiligt sind, sind zum Beispiel mitunter Blutkontrollen notwendig. Anders als bei Biologika sind vor Therapiebeginn zudem umfassende Voruntersuchungen erforderlich. Durch ihre immunmodulierende Wirkung gilt auch für die Januskinase-Inhibitoren, dass Lebendimpfstoffe nicht zeitgleich verabreicht werden können.

Gerade im Kleinkindalter haben JAK-Inhibitoren gegenüber Biologika den Vorteil, dass sie als Tablette gegeben und nicht injiziert werden. Durch die tägliche Einnahme kann die Therapie zudem flexibler gesteuert werden, zum Beispiel im Fall von Infektionen oder bei Nebenwirkungen.

GUTE FRAGE

Wer führt innerliche Therapien durch?

Grundsätzlich können die modernen Therapien mit Biologika oder JAK-Inhibitoren von allen Ärztinnen und Ärzten begonnen und begleitet werden, die damit Erfahrung haben. Häufig fällt die Entscheidung für eine innerliche Behandlung im Zuge einer Vorstellung in einer Fachabteilung oder in einer spezialisierten Sprechstunde (Kinderdermatologie, Kinderallergologie) in einer Kinder- beziehungsweise Hautklinik oder einer entsprechenden Schwerpunktpraxis.

BESONDERE HERAUS-FORDERUNGEN IM ALLTAG

In diesem Kapitel erfahren Sie ...

- wie Sie Schwerpunktpraxen mit Erfahrung in der Kinderdermatologie finden können,
- warum Superinfektionen eine Gefahr darstellen und was sich dagegen tun lässt,
- was bei der Ernährung von neurodermitiskranken Kindern zu beachten ist,
- welche Risiken bestimmte Inhaltsstoffe von Pflegecremes mit sich bringen,
- was Sie zu den Themen Impfen, Schwimmen, Sonnenschutz wissen müssen,
- wie Sie sich gegenüber falschen Therapieversprechen wappnen können.

EXPERTENSUCHE: UMWEGE FÜHREN MANCHMAL ZUM ZIEL

Oft müssen Eltern auf der Suche nach einem Experten für Kinderhaut Umwege gehen. Das ist mir schon früh innerhalb meiner Ausbildung aufgefallen und hat mich auf meinem Weg in und durch die Kinderdermatologie immer bestärkt.

Kinderärzte sind die erste Anlaufstelle für die verschiedenen Beschwerden des Kindes. Im Zuge ihrer Ausbildung erwerben sie Wissen und hohe Kompetenz in den unterschiedlichsten Bereichen – egal ob die Nase läuft, der Bauch schmerzt oder andere Anliegen in die Sprechstunde führen. Auch wenn die Haut erkrankt ist, stehen sie Familien mit Rat und Tat zur Seite. Schwieriger wird es, wenn es um unklare oder komplexere Hautkrankheiten geht.

Kolleginnen und Kollegen aus der Kinder- und Jugendmedizin beklagen häufig, dass gerade die Haut einen zu geringen Stellenwert in der Ausbildung einnimmt. Andererseits fehlt angehenden Hautärzten innerhalb der Weiterbildung oft die Routine im Umgang mit Kindern – auch was Einsatz und Dosierung bestimmter Medikamente betrifft. Das liegt sicherlich mit daran, dass Hautkliniken und Kinderkliniken zumeist an ganz unterschiedlichen Standorten angesiedelt sind. Haut- und Kinderärzte sammeln so innerhalb ihrer jeweiligen Ausbildung unterschiedlich viele Erfahrungen aus dem jeweils anderen Bereich. Damit ergeben sich innerhalb beider Fachgebiete Grenzen, die Versorgungslücken für hautkranke Kinder mit sich bringen können.

Dazu trägt auch bei, dass Kinderdermatologie in Deutschland bislang keine offizielle Zusatzbezeichnung ist. Fachliche Kompetenz und Erfahrung entstehen im Zuge einer mehrjährigen Weiterbildung auf diesem Gebiet, meist an spezialisierten Zentren. Doch weder an allen Hautkliniken noch an allen Kinderkliniken gibt es entsprechende Fachabteilungen. Und weil die Möglichkeiten der Niederlassung in einer entsprechenden Schwerpunktpraxis begrenzt sind, ist damit auch die Zahl der Ärzte und Ärztinnen, die dieses Wagnis eingehen, entsprechend gering.

Weil es für eine flächendeckende Versorgung hautkranker Kinder noch so viel zu tun gibt, versuche ich gemeinsam mit Kolleginnen und Kollegen der Arbeitsgemeinschaft Pädiatrische Dermatologie, das Interesse für dieses

MEIN TIPP

Eine Praxis für Kinderdermatologie finden

- Auf der Suche nach einem Experten kann manchmal schon eine konkrete Nachfrage helfen. Oft haben Haut- beziehungsweise Kinderärztinnen und -ärzte über die Jahre bereits gute Erfahrungen mit Spezialisten gemacht, an die sie entsprechend vertrauensvoll verweisen können. Dies ist eine gute Voraussetzung dafür, dass bei komplexeren Anliegen gegebenenfalls auch der Austausch zwischen den einzelnen Fachbereichen leichter gelingt.
- Die Arbeitsgemeinschaft Pädiatrische Dermatologie hat auf ihrer Website eine Liste an Mitgliedern, die sich in Klinik und Praxis mit kinderdermatologischen Anliegen beschäftigen: https://www.paediatrische-dermatologie.de.

wichtige und spannende Gebiet zu wecken, beispielsweise durch Stipendien. Inzwischen hat die Arbeitsgemeinschaft mehr als 200 Mitglieder: von Nord bis Süd, von Ost bis West.

WAS DIE NEURODERMITIS KOMPLIZIEREN KANN: SUPERINFEKTIONEN

Sowohl die gestörte Hautbarriere als auch die fehlregulierte Entzündungsreaktion begünstigen bei Neurodermitis Infektionen mit Bakterien, Viren und Pilzen. Auch infolge kleiner Verletzungen, wie durch das Kratzen, kann es zu Haut- und Wundinfektionen kommen.

Solche Superinfektion können sich leicht auf bestehende Ekzeme aufpfropfen und dadurch den Krankheitsverlauf zusätzlich verkomplizieren. Das erklärt auch, weshalb bei der Hautbehandlung auf besondere Hygiene geachtet werden sollte, zum Beispiel wenn Verbände gewechselt oder Cremes und Salben aufgetragen werden.

MEIN TIPP

Sterile Entnahmesysteme

Eine Untersuchung bei Patienten mit Neurodermitis zeigte, dass etwa die Hälfte aller in Verwendung befindlichen Cremetiegel mit Bakterien verunreinigt war, darunter häufig mit Staphylococcus aureus.[56] Daher bieten Kosmetikhersteller zunehmend sterile Entnahmesysteme wie Pumpspender an, die solchen Verunreinigungen vorbeugen sollen. Zu viel entnommene Creme sollte - unabhängig von der Art des Behältnisses - immer verworfen oder anderweitig verwendet werden (z. B. für Mama oder Papa).

Häufige Infektionen, die man kennen sollte

Infektionen mit Bakterien

Bakterielle Infektionen gehen häufig von Staphylococcus aureus und/oder Streptokokken aus. Abhängig davon, welche Struktur von den Bakterien infiziert ist, kann es so zu Infektionen an der Hautoberfläche kommen oder die Infektionen können auf tiefere Anteile der Haut übergehen:

- Oberflächliche Haut - Borkenflechte (Impetigo contagiosa): stark nässende Entzündung mit Ausbildung honiggelber Krusten
- Haarfollikel - Follikulitis: punktförmige, oberflächliche Eiteransammlungen (Pusteln)
- Tiefere Hautstrukturen - Hautabszess: umschriebene Eiteransammlungen im Hautbindegewebe

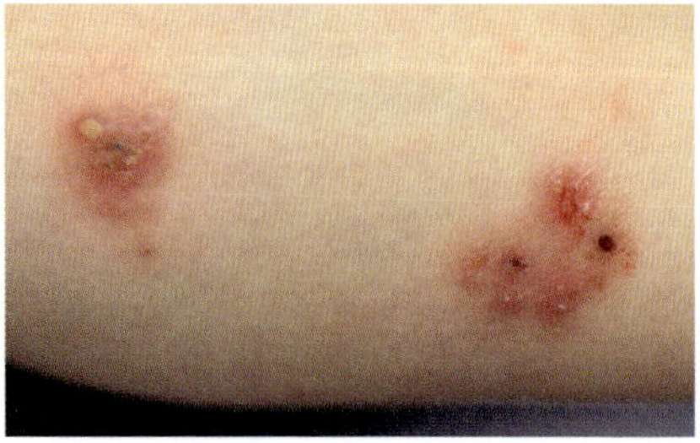

Pusteln im Bereich eines Ekzems (Impetigo)

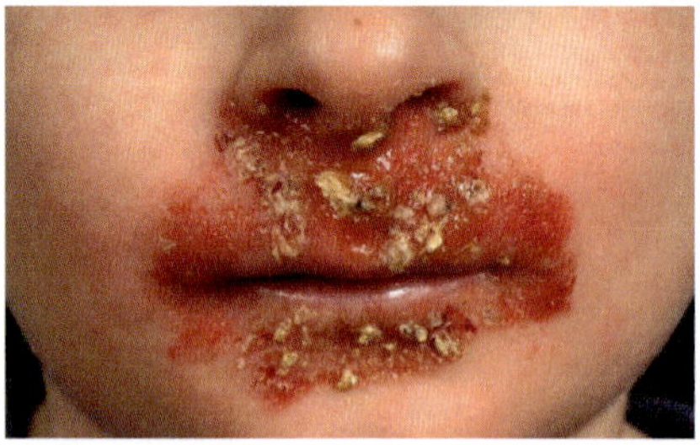

Superinfiziertes Ekzem mit »honiggelben« Krusten

Bei rascher Ausbreitungstendenz, Befall mehrerer Körperregionen und insbesondere auch Fieber oder allgemeinem Krankheitsgefühl kommen in diesen Fällen innerlich verabreichte Antibiotika zum Einsatz. Je nach Kindesalter und Situation (z. B. Trinkschwäche, stark reduziertes Allgemeinbefinden, Krankheitsgefühl) kann sogar eine Krankenhausbehandlung notwendig sein.

Virusinfektionen

Besonders gefürchtet sind Infektionen mit dem Herpes-simplex-Virus (Ekzema herpeticatum) und dem Varizella-Virus (Windpocken). Beim Ekzema herpeticatum zeigt sich an der Haut ein »schrotschussartiges Bild« mit kleinsten Bläschen und Wundflächen. Die Kinder haben meist Fieber und sind in ihrem Allgemeinbefinden deutlich geschwächt. Weil es sich um eine potenziell lebensbedrohliche Situation handelt (u. a. infolge der Gefahr der Hirnhautentzündung), erfolgt die antivirale Therapie in aller Regel im Krankenhaus.

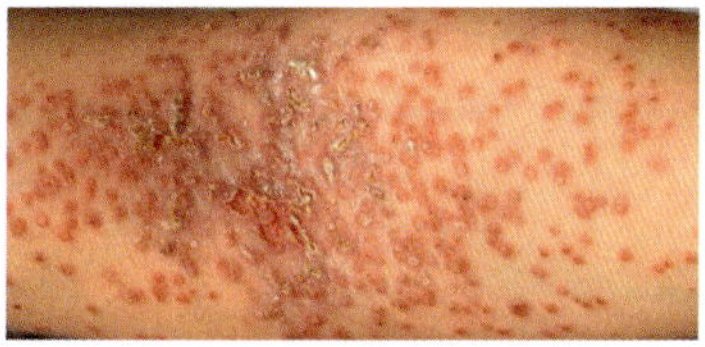

Ekzema herpeticatum (»schrotschussartiges« Bild)

Varizellen (Windpocken) sind zwar weniger gefährlich als eine Infektion mit Herpesviren, doch kann es bei Kindern mit Neurodermitis zu schwerer Narbenbildung kommen. Auch aus diesem Grund wird insbesondere für Kinder mit Ekzemneigung oder bekannter Neurodermitis eine Impfung gegen Windpocken empfohlen.

Andere Viren, die das Ekzem häufig auf besondere Weise aufflammen lassen, sind Coxsackie-Viren (Hand-Fuß-Mund-Krankheit, Ekzema coxsackium). Das Molluscum-contagiosum-Virus als weiteres Virus löst Dellwarzen aus. Diese können infolge der gestörten Hautbarriere bei der Neurodermitis zu einem hartnäckigen Problem werden, indem sie in großer Zahl auftreten und im Zuge des Kratzens flächige Areale des Körpers befallen (Ekzema molluscatum). Für die Abheilung ist es wichtig, eine gute Ekzemkontrolle zu erreichen.

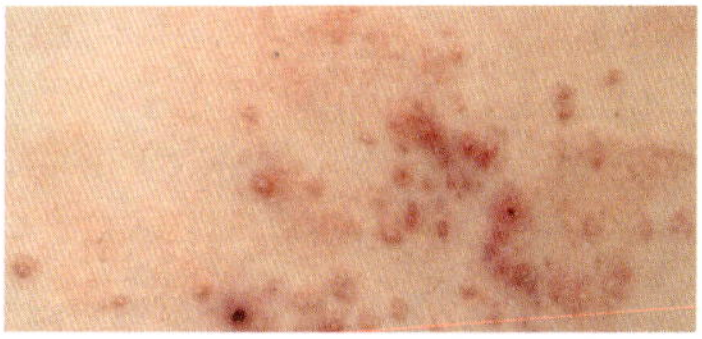

Ekzema molluscatum: Dellwarzen auf ekzematöser Haut

Pilzinfektionen

Eine Infektion der Haut mit Pilzen ist gar nicht selten – sogar bei Hautgesunden. Zu den für den Menschen relevanten Pilzen zählen die Fadenpilze (Dermatophyten) und Spross- oder Hefepilze (Candida, Malassezia).

Infektionen mit Dermatophyten zeigen oft eine ringartige Struktur mit Ausbreitungstendenz nach außen. Häufig schuppt die Haut, aber auch nässende Veränderungen mit Bläschen, Pusteln und Krusten sind möglich.

Der Hefepilz Candida zeigt sich bevorzugt an den Schleimhäuten (Mund, Genital, Windelbereich) oder in deren Umgebung (zum Beispiel der Leistenregion) und treibt dort sein Unwesen, weil er es gerne feucht und warm hat.

Im Zuge der Neurodermitis erwähnenswert ist auch der Sprosspilz mit dem komplizierten Namen Malassezia furfur (auch Pityrosporum ovale genannt). Dieser Kleiepilz fühlt sich überall dort wohl, wo es durch Talgdrüsen eher »fettig« zugeht – vor allem an der Kopfhaut. Er findet sich auch bei hautgesunden Menschen und gehört somit zur menschlichen Hautflora. Problematisch wird es, wenn er im Zuge der Neurodermitis die Überhand gewinnt, die Entzündung anfacht und sich von der Kopfhaut seinen Weg auf die angrenzende Kopf-, Hals- und Oberkörperregion bahnt. Aufgrund dieser typischen Verteilung hat die sogenannte Head-and-Neck-Dermatitis (→ Seite 92) ihren Namen erhalten.

Über Antibiotika, Pilzmittel und Antiseptika

Superinfektionen werden mit bakterien- und pilzwirksamen Medikamenten behandelt (Antibiotika beziehungsweise Antimykotika) – je nach Infektion innerlich oder nur äußerlich. Problematisch ist dabei leider, dass diese Präparate häufig vor dem Einsatz von Kortisonen oder Kortisonersatzstoffen für die Behandlung der Ekzeme herangezogen werden – auch wenn gar keine Zeichen für eine entsprechende Infektion bestehen. Weil die Neurodermitishaut infolge der Dysbiose dicht mit Staphylokokken besiedelt ist, zeigen Antibiotika anfangs oft sogar eine positive Wirkung auf die Ekzeme, insbesondere wenn es sich um eher nässende Ekzeme handelt. Allerdings wird durch den häufigen Einsatz von Antibiotika die Entwicklung von Resistenzen gefördert. Dies gilt für Antibiotika im Allgemeinen, besonders aber für die äußerliche Anwendung auf der Haut. Daher sollte ihr Einsatz auf Superinfektionen beschränkt sein.

Mit Blick auf das Problem zunehmender Resistenzen wird inzwischen empfohlen, anstelle von äußerlichen Antibiotika vorzugsweise desinfizierende Wirkstoffe einzusetzen. Diese werden als Antiseptika bezeichnet. Sie wirken nicht nur gegen Bakterien, sondern auch gegen viele Viren und Pilze, ohne dabei Resistenzen zu fördern. Zu den desinfizierenden Wirkstoffen, die bei Zeichen einer Superinfektion als Gel, Creme oder Lösung eingesetzt werden können, zählen Octenidin, Chlorhexidin und Polyhexanid.

Noch immer bewährt sind auch niedrig konzentrierte beziehungsweise stark verdünnte »Farbstoffe« mit desinfizierenden Eigenschaften wie Eosin, Kaliumpermanganat und Methylrosanilin.

MEIN TIPP

Der richtige Umgang mit Antibiotika und Antiseptika

- Ob ein Antibiotikum zur Behandlung der Haut eingesetzt werden soll, ist eine Entscheidung, die nur in Absprache mit einem Arzt oder einer Ärztin fallen sollte - auch, weil bei Verdacht auf eine Superinfektion vor Behandlungsbeginn ein Hautabstrich sinnvoll ist. Ein unkritischer Einsatz fördert die Entwicklung von Resistenzen!
- Bei nässenden Ekzemen können desinfizierende Maßnahmen die Basis- und wirkstoffhaltige Therapie unterstützen.
- Weil die Hautflora neben potenziell krankheitsverstärkenden Staphylokokken auch für die Hautgesundheit förderliche Keime beherbergt, ist eine dauerhafte Anwendung von Antiseptika nicht sinnvoll. Bei häufigen Superinfektionen kann auf ärztliche Anordnung ein regelmäßiger Einbezug sinnvoll sein.
- Eine regelmäßige Hautreinigung mit Leitungswasser und gegebenenfalls milden Waschzusätzen trägt im Alltag ebenfalls zu einer Reduktion der Keimbesiedelung der Haut bei.

NEURODERMITIS UND ALLERGIE – EIN KOMPLIZIERTES VERHÄLTNIS

Noch immer weitverbreitet ist die Vorstellung, dass bestimmte Lebensmittel für Kinder mit Neurodermitis ein grundsätzliches Allergierisiko darstellen: Vor allem die Kuhmilch, das Hühnerei und der Weizen gehören dazu. Ein vorbeugender Verzicht dieser Lebensmittel ist daher vielfach gelebte Praxis. Nach heutigem Wissenstand sind es jedoch nicht die Lebensmittel selbst, sondern pauschale Meidungsstrategien, die ein erhöhtes Allergierisiko mit sich bringen können.

Tatsächlich handelt es sich bei Milch, Ei und Weizen um drei der häufigsten Auslöser für Nahrungsmittelallergien im Kindesalter – neben Nüssen, Fisch und Soja. Nun gehört die Neurodermitis bekanntlich genauso wie Asthma, Heuschnupfen und Nahrungsmittelallergien zum atopischen Formenkreis. Und genau diese Gemeinsamkeit verknüpft sie so eng mit dem Allergiebegriff und rückt potenzielle Allergieauslöser in den Mittelpunkt. Darum war beziehungsweise ist es noch vielfach gelebte Praxis, Ei, Milch, Weizen & Co. ebenso wie andere als potenziell »gefährlich« betrachtete Lebensmittel in der Beikost von Säuglingen mit Neurodermitis bewusst zu reduzieren oder gar komplett zu meiden. Nach heutigem Wissenstand scheint allerdings eher ein solcher vorbeugender Verzicht oder auch eine späte Einführung ein mögliches Risiko darzustellen – weniger das Nahrungsmittel an sich.[57]

Ziel der Beikosteinführung ist es, die Ernährung des Säuglings seinem wachsenden Nährstoffbedarf entsprechend von der Muttermilch zu »entkoppeln« und die Nahrungsmittelauswahl Schritt für Schritt zu erweitern. Während in der Schwangerschaft die Versorgung durch die direkte Verbindung zwischen Mutter und Kind über die Nabelschnur sichergestellt war, beginnt nach der Geburt die Auseinandersetzung mit der Welt außerhalb des Mutterleibs, also mit allem Nicht-Körpereigenen. Zu all dem Unbekannten gehören zunächst auch sämtliche Nahrungsmittel, die den kleinen Menschen groß und stark werden lassen – und zudem satt und zufrieden. In der frühen Lebensphase geht es im Speziellen darum, Toleranz gegenüber allem auszubilden, von dem keine Gefahr ausgeht und das für die Entwicklung förderlich ist. Zu den ersten Dingen zählt hier die Mutter- oder Ersatzmilch, im Zuge der späteren Beikost dann auch Gemüse und Obst sowie Kuhmilch, Weizen und vieles mehr.

Eine solche Toleranz zu entwickeln, ist nach heutigem Wissensstand ein aktiver Prozess und keine Gegebenheit. Oder anders formuliert: Kinder kommen weder als Allergiker auf die Welt noch ist eine Verträglichkeit sämtlicher Nahrungsmittel gegeben. In der frühen Lebensphase ist das Ausbilden von Toleranz vielmehr ein dynamischer Lernprozess.

Dabei geht es um eine regelmäßige Auseinandersetzung mit all dem, was in der Umgebung des Kindes verzehrt wird. Denn das, was regelmäßig auf dem Esstisch der Eltern und Geschwister steht, liegt automatisch auch »in der Luft«: Durch die Zubereitung und den Verzehr von Lebensmitteln entstehen neben den sichtbaren Krümeln auch allerkleinste Partikel, die über die Raumluft Teil des Hausstaubes werden und so mal mehr, mal weniger in Kontakt mit der Haut kommen – selbst im vermeintlich reinlichsten Haushalt. Das scheint in Bezug auf die Allergieentwicklung bei einer gestörten Hautbarriere entscheidend zu sein, wenn eine Toleranzentwicklung durch eine prophylaktische Meidung unterbrochen wird.

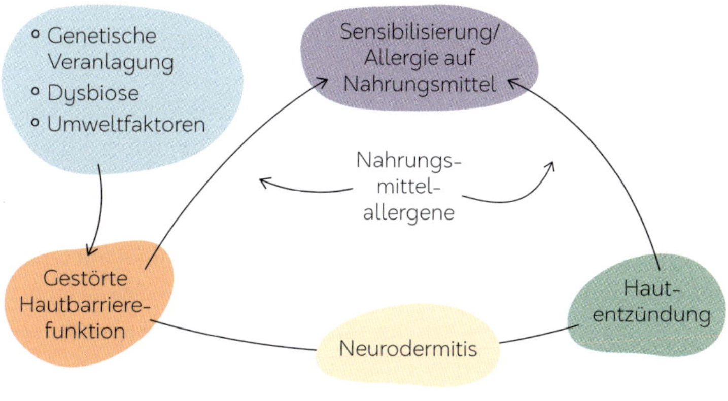

Durch die erhöhte Durchlässigkeit der Haut im Zuge der Hautbarrierestörung und Entzündung können neben Keimen auch potenzielle Allergene regelmäßig in Kontakt mit dem Immunsystem innerhalb der Haut kommen. Bereits kleine Kontakte, wie zum Beispiel über den Hausstaub, können nach heutigem Kenntnisstand relevant sein.[58] Im Zuge der atopischen Veranlagung, die auch eine erhöhte Allergiebereitschaft mit sich bringt, kann es so zur Entwicklung einer Allergie kommen.

Wenn wir das Bild der porösen und brüchigen Außenmauer hier noch mal aufgreifen, lässt sich nun leicht verstehen, dass über die vorhandenen Risse und Fugen die mikroskopisch kleinen Lebensmittelpartikel im Hausstaub oder an den Händen in die Haut gelangen können. Und weil die atopische Prägung sogar die Arbeitsweise unserer Immunzellen betrifft (→ Seite 33), kann dieses Eindringen nach heutiger Theorie die Entwicklung einer entsprechenden Unverträglichkeit fördern. Wie kommt es dazu?

Die Haut »isst« mit: Wenn die Meidung von Nahrungsmitteln selbst zum Risiko wird

Vielleicht haben Sie bereits einmal davon gehört, dass schon bei Säuglingen mit Neurodermitis eine Erdnussallergie vorliegen kann. Und womöglich haben Sie sich dabei gedacht: Wie kann das denn sein? Zumal zur Entwicklung einer Allergie mindestens zwei, meist jedoch sehr viel mehr Kontakte mit dem betreffenden Allergen stattgefunden haben müssen – und Säuglinge für gewöhnlich so früh noch gar keine Erdnüsse essen.

Interessanterweise konnte innerhalb einer Studie gezeigt werden, dass das Auftreten einer Erdnussallergie bei den Kindern, die Erdnüsse gemieden haben, im Vergleich zu denen mit einer frühen Einführung von Erdnüssen in der Nahrung deutlich erhöht war. Diese Beobachtung sorgte für große Aufmerksamkeit in der Fachwelt.[59]

Was sich aus der Erdnuss- beziehungsweise LEAP-Studie (Learning Early About Peanut Allergy) ableitete, ist die Theorie, dass es innerhalb der frühen Kindheit eine Art Zeitfenster gibt, in dem die Möglichkeit besteht, Toleranz zu fördern (»Window of Opportunity«). Und um diese Toleranz zu entwickeln, braucht es die regelmäßige Konfrontation des Magen-Darm-Trakts mit einem Lebensmittel. Weil das Fenster sich nach aktuellem Kenntnisstand schon relativ früh öffnet, wird inzwischen ein deutlich früherer Beikostbeginn zur Allergieprävention empfohlen, als dies in der Vergangenheit der Fall war[60] (→ Seite 182). Eine intensive oder gar strikte Vermeidung potenziell allergieauslösender Nahrungsmittel aus dem familiären Umfeld kann hingegen das Allergierisiko sogar steigern.[61]

So wichtig und interessant diese Erkenntnisse sind, so dürfen diese nicht als dogmatische Aufforderung verstanden werden, erdnusshaltige Lebensmittel grundsätzlich möglichst früh in die kindliche Ernährung einzuführen. Es geht vielmehr darum, dass das Kind mit all dem, was regelmäßig auf dem Esstisch der Eltern und Geschwister steht, kontinuierlich in Kontakt kommen sollte.

Deshalb ist es auch nicht sinnvoll, Lebensmittel einzuführen, die nicht zu den festen Bestandteilen des Speiseplans der Familie gehören. Beikosteinführung und -aufbau sollten vielmehr darauf abzielen, die Vielfalt der Ernährung abzubilden, die auch innerhalb der Familie vorherrscht und in die das Kind hineinwächst.[62] Dies sollte selbstverständlich nicht – vor lauter Sorge vor Allergien – übereilt stattfinden, sondern Schritt für Schritt und unter Berücksichtigung der Bereitschaft des Kindes.

Für die Ausbildung von Toleranz ist es förderlich, wenn die Kontakte direkt über den Magen-Darm-Trakt und nicht unterschwellig und indirekt über die gestörte Hautbarriere stattfinden. Das zumindest legt die aktuelle Studienlage nahe.[63] Die Kinderhaut »isst« also in gewisser Weise mit.

Wenn wir uns die Entwicklung als pendelnde Waage (→ Abb. unten) vorstellen, die noch ihre Position zwischen Verträglichkeit und Unverträglichkeit sucht, so zählt dabei nicht die einmalige Konfrontation mit einem Nahrungsmittel. Vielmehr ist es wichtig, die Waagschale regelmäßig mit vielen kleinen

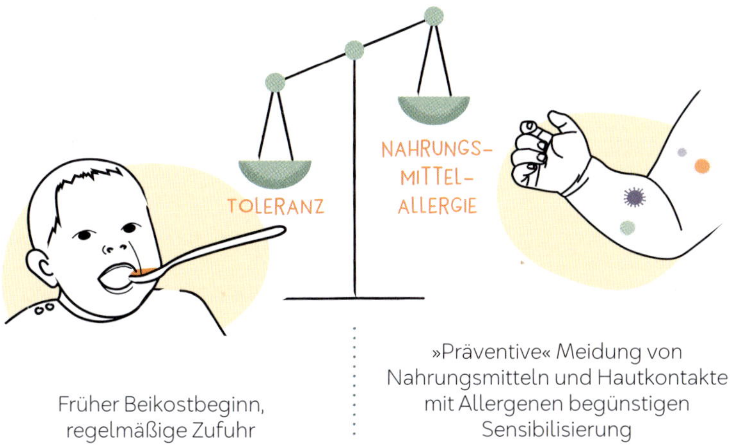

Mit der Einführung und regelmäßigen Gabe eines Nahrungsmittels innerhalb der Beikost kommt es zu einer kontinuierlichen Auseinandersetzung mit dem Immunsystem. Während der Kontakt über den Magen-Darm-Trakt Toleranz fördert, können alleinige Kontakte über die Haut (Hausstaub, Hände), zum Beispiel bei Meidung bestimmter Nahrungsmittel, zur Entwicklung von Allergien beitragen.[64]

Checkliste

Die wichtigsten Empfehlungen der aktuellen Leitlinie zur Allergieprävention[65]

- Ernähren Sie sich als Mutter während Schwangerschaft und Stillzeit ausgewogen und abwechslungsreich.
- Beginnen Sie frühestens ab Anfang des fünften und spätestens ab Anfang des siebten Lebensmonats mit der Beikost.
- Ernähren Sie Ihr Kind im ersten Lebensjahr möglichst vielfältig – ohne pauschale Meidung oder Verzichtstrategien aus Angst vor Allergien.
- Führen Sie innerhalb der Beikost gebackenes (z. B. in Form von Kuchen), nicht jedoch Halbgares (Rührei) oder gar rohes Hühnerei ein.
- In Familien, in denen regelmäßig Erdnüsse verzehrt werden, sollte Erdnuss in altersgerechter Form eingeführt werden (z. B. mit Erdnussbutter angereicherter Brei). Wichtig ist, dass bei Kindern mit mittelschwerer bis schwerer Neurodermitis vorher eine Erdnussallergie ausgeschlossen werden sollte, da bei ihnen ein höheres Risiko für schwere Reaktionen besteht.

Portionen zu füllen. In der Medizin wird diese Theorie als duale Allergenhypothese bezeichnet.[66] Diese und weitere Erkenntnisse haben dazu geführt, dass einige der früheren Empfehlungen zur Beikost und Allergieprävention neu überdacht und teils abgeändert wurden.

»Kann es nicht auch eine Nahrungsmittelallergie sein?«

Nicht selten sehe ich Kinder in der Sprechstunde, die vermeintlich »gegen alles allergisch« sind. Zu diesem Urteil können Eltern kommen, wenn eine schubartige Verschlechterung der Ekzeme und des Juckreizes in direktem zeitlichem Bezug zu einem bestimmten Lebensmittel steht. Und tatsächlich verleitet der schubartige Verlauf mit stärkeren und milderen Beschwerden ja dazu, zeitliche Zusammenhänge mit einer ursächlichen Beziehung zu verwechseln – womit häufig auch Nahrungsmittel in den Mittelpunkt rücken.

Meist handelt es sich jedoch um keine »echte« Allergie, sondern vielmehr um Irritationen (z. B. durch Fruchtsäuren in Beeren, Tomaten, Zitrusfrüchten), seltener auch um sogenannte Pseudoallergien. Weil es auch dort zu Rötungen und Quaddelbildung kommt, können Ähnlichkeiten mit einer Allergie bestehen.

Problematisch ist, dass bei Kindern mit Neurodermitis oft ohne konkreten Anhaltspunkt oder gar Beweis eine Allergie diagnostiziert wird. Anlass dazu ist häufig ein nicht optimaler, aber halbwegs kontrollierter Hautzustand und der Wunsch, mögliche »unerkannte Auslöser« zu identifizieren. In diesem Zusammenhang können sich positive Testresultate ergeben, die zunächst aber nur eine sogenannte Sensibilisierung anzeigen.

Im vorangegangenen Abschnitt habe ich bereits erklärt, welche Rolle die gestörte Hautbarriere in Bezug auf die Entwicklung von Sensibilisierungen und Allergien spielt. Vermutlich lassen sich bei Kindern mit Neurodermitis deshalb mit zunehmendem Alter häufiger klinisch nicht relevante Sensibilisierungen auf Grundnahrungsmittel nachweisen.[67] Positive Testergebnisse haben daher auch nicht zwangsläufig Krankheitswert und dürfen nicht pauschal mit einer Allergie gleichgesetzt werden. Ohne einen entsprechenden

GUTE FRAGE

Sensibilisierung oder Allergie: Was ist der Unterschied?

Von einer Sensibilisierung sprechen Ärzte, wenn ein Blut- oder Hauttest auf ein bestimmtes Allergen positiv ausfällt, jedoch keine entsprechenden allergischen Beschwerden damit verbunden sind. Sie versteht sich erst einmal nur als Nachweis, dass ein Kontakt zwischen einem Fremdstoff und unserem Immunsystem stattgefunden hat. Eine Sensibilisierung hat so auch noch keinen Krankheitswert.

Anders sieht es aus, wenn die Sensibilisierung in direkter Verbindung mit allergischen Symptomen wie Beschwerden an Haut, Magen-Darm-Trakt, Atemwegen oder Kreislauf steht – und nicht nur als Befund auf dem Papier existiert. Erst dann ist von einer Allergie die Rede, die auch tatsächliche Konsequenzen nach sich zieht.

Die Relevanz einer unklaren Sensibilisierung lässt sich nur durch eine Provokationstestung sicher feststellen. Dabei nimmt das Kind unter Beobachtung das fragliche Allergen zu sich und wird dabei auf mögliche Symptome überwacht.

Nachweis über ihre Relevanz rechtfertigen sie keine pauschalen oder radikalen Diäten beziehungsweise Ernährungsumstellungen. Das gilt nicht nur, weil der erhoffte, nachhaltig positive Effekt an der Haut in der Regel ausbleibt, sondern auch, weil sich der Leidensdruck des Kindes durch Verbote und damit verbundene Einschnitte im Alltag zusätzlich erhöhen kann.[68] Im Säuglings- und Kleinkindalter kann die Meidung von Grundnahrungsmitteln sogar zu einer kritischen Einschränkung der Nährstoffzufuhr führen. Die Folge kann ein Mangelzustand sein, der sich negativ auf Gewicht, Wachstum, Knochendichte und allgemeine Entwicklung auswirkt. Solche Maßnahmen sollten daher stets in der kinderärztlichen und/oder allergologischen Praxis abgesprochen und idealerweise durch eine Ernährungsberatung unterstützt beziehungsweise begleitet werden.

(Grund-)Nahrungsmittel versorgen den Körper mit wichtigen Nährstoffen und damit auch mit Energie. Innerhalb aller Kulturen hat Essen zudem eine wichtige soziale Funktion: Indem Essen miteinander zubereitet, geteilt und verzehrt wird, teilen Menschen auch Zeit, Nähe und tauschen sich dabei aus. Mit jemandem an einem Tisch zu sitzen, ist somit ein Ausdruck des Miteinanders und der Zugehörigkeit. Ein anderes Mittagessen oder einen anderen Geburtstagskuchen zu bekommen als andere, nicht beherzt zugreifen zu dürfen, kann dagegen auch zum Ausdruck bringen, dass man nicht dazugehört, »anders« oder eben »krank« ist. Ganz zu schweigen von dem zusätzlichen Aufwand in der Küche und Auswirkungen auf das Portemonnaie, die Ernährungsumstellungen mit sich bringen.

Ich erinnere mich an eine Familie, die über viele Monate ihr schwer an Neurodermitis erkranktes Kind ausschließlich mit gesondert zubereiteter Kost ernährte – aus der Überzeugung heraus, dass die Krankheit Ausdruck diverser Lebensmittelunverträglichkeiten sei. Verschiedene Blutuntersuchungen auf Nahrungsmittel beziehungsweise Nahrungsmittelallergene waren bei dem vierjährigen Constantin positiv ausgefallen und hatten im Zuge dessen dazu geführt, dass diese Lebensmittel gemieden wurden. Das Problem war nur, dass mit Meidung von diversen Obst- und Gemüsesorten sowie von Kuhmilch, Hühnerei, Weizenmehl und Nüssen am Esstisch nicht mehr viel Normalität übrig blieb …

Die Mama des Jungen verbrachte viel Zeit damit, aus der überschaubaren Liste an »verträglichen Lebensmitteln« kindgerechte Mahlzeiten zuzubereiten. Weil der Junge so schwer hautkrank war, gab seine Mutter ihre

Berufstätigkeit zeitweise sogar komplett auf. Die Ernährungseinschränkung und -umstellung war nur eine von vielen Maßnahmen, die zusammengenommen sehr viel Zeit erforderlich machten.

Am Ende blieb der ganze Aufwand ohne den erhofften Effekt auf die Haut. Als ich den Jungen kennenlernte, war er noch immer schwer hautkrank und hatte deutlich an Gewicht verloren. Bei den positiven Testresultaten handelte es sich um keine nachgewiesenen Allergien, sondern nur um Sensibilisierungen. Damit war klar, dass die Haut überhaupt keine radikale »Grundnahrungsmitteldiät« brauchte, sondern eine ganz andere Therapie: eine innerliche Therapie mit einem Biologikum (→ Seite 167). Mit ihr kam die Haut des Jungen endlich zur Ruhe.

MEIN TIPP

Sinnvolle und »an den Haaren herbeigezogene« Allergietests unterscheiden

Sehr häufig treffe ich in der Sprechstunde auf Familien, bei denen anhand nicht geeigneter Allergietestmethoden eine »Allergie« diagnostiziert wurde und die daraufhin die entsprechenden Lebensmittel gemieden haben - ein unnötiger Aufwand und Einschnitt in den Alltag, der sogar zusätzliche Risiken bergen kann (→ Seite 180).
Keinen Stellenwert haben die folgenden Testverfahren, weshalb ihre Ergebnisse auch keine Diäten oder andere Therapiemaßnahmen begründen können:

- Bestimmung von IgG4-Antikörpern auf Nahrungsmittelallergene
- Allergietests aus Haaren
- Allergietests aus Stuhl
- Bioresonanzverfahren
- Kinesiologie
- Elektroakupunktur

Geeignete Testverfahren für die Diagnostik von Allergien (Nahrungsmittel, Pollen, Tierhaare, Milben & Co.) sind hingegen:

- Pricktest (Haut)
- Bestimmung von spezifischem IgE (Blut)

Ob und welche Art von Allergietest sinnvoll ist, entscheiden im Wesentlichen die Anamnese (konkrete Hinweise auf eine Allergie!) sowie das jeweilige Patientenalter, der Schweregrad der Neurodermitis und deren Ansprechen auf die Therapie. Allgemein gilt:

- Kinder, bei denen das Ekzem bereits früh beginnt und einen hohen Schweregrad aufweist, sind gefährdeter für die Entwicklung einer Nahrungsmittelallergie. Eine Untersuchung auf Nahrungsmittelallergene ist in erster Linie im Säuglings- und frühen Kleinkindalter sinnvoll, wenn trotz intensiver Therapie keine Ekzemkontrolle erreicht werden kann.
- Umgekehrt ist bei nur leichten oder moderaten Ekzemen und gutem Ansprechen auf die Lokaltherapie die Wahrscheinlichkeit eher gering, dass eine Nahrungsmittelallergie als Verstärkungsfaktor der Neurodermitis wirkt. Dagegen ist das Risiko für häufig nicht weiter relevante oder gar irreführende Zufallsbefunde im Zuge einer Testung erhöht.
- Mit zunehmendem Alter gewinnen bei Kindern mit schweren Ekzemen Luft-/Innenraumallergene wie Pollen, Milben und Tierhaare gegenüber Nahrungsmittelallergenen an Bedeutung.
- Ein erhöhter Gesamt-IgE-Wert diagnostiziert keine Allergie. Er kann Ausdruck einer erhöhten Allergiebereitschaft im Zuge der Atopie sein, die bei vielen Kindern mit Neurodermitis besteht. Einen Krankheitswert an sich hat dieser Wert nicht.
- Nahrungsmittelallergien können die Neurodermitis auch unabhängig von einer Verstärkung der Ekzeme verkomplizieren: zum Beispiel bei Beschwerden an Atemwegen, Magen-Darm-Trakt oder Kreislauf. Diese Symptome, wie sie beispielsweise bei einer schweren Nussallergie auftreten können, kennzeichnen die Anaphylaxie (»allergischer Schock«). Der Allergienachweis ist hier weniger für die Therapie der Ekzeme wichtig als vielmehr zur Vermeidung schwerer allergischer Reaktionen.
- Bei Kindern mit schwerem Ekzem kann es sinnvoll sein, vor dem ersten Kontakt mit Nüssen gezielt auf diese zu testen (→ Seite 180).
- Bei Kindern mit nachgewiesener Nahrungsmittelallergie werden viele der zunächst zu meidenden Nahrungsmittel nach ein- bis

zweijährigem Verzicht häufig wieder vertragen. Dies kann mithilfe einer Provokationstestung geklärt werden. Positiv ist die Prognose beispielsweise für Kuhmilch, Hühnerei und Weizen. Nüsse, Schalenfrüchte und Fisch müssen dagegen häufig auf Dauer gemieden werden.

Es liegt etwas in der Luft: Pollen, Staub und Tierhaare

Wie oben bereits erläutert, gelingt es Luftallergenen im Zuge der gestörten Hautbarriere leicht, die Außengrenze des Körpers zu überwinden und so in Kontakt mit dem Immunsystem der Haut zu kommen. Pollen, Milben und Tierhaare können so die Neurodermitis verstärken und zu einer Intensivierung von Ekzemen und Juckreiz beitragen. Luftallergene gewinnen mit zunehmendem Kindesalter an Bedeutung. Oft liegt bei den betroffenen Kindern und Jugendlichen gleichzeitig eine allergische Rhinitis (Heuschnupfen), Konjunktivitis (Bindehautentzündung) oder Asthma vor.

Strategien bei Hausstaubmilbenallergie

Die Hausstaubmilbe kann schon bei Kleinkindern das entzündliche Geschehen in der Haut mitbeeinflussen. Hausstaubmilben sind kleine Spinnentierchen, die sich von den Hautschüppchen des Menschen ernähren. Die wichtigsten Vertreter sind Dermatophagoides pteronyssinus und Dermatophagoides farinae. Die Hausstaubmilbe findet sich nicht nur auf staubigen Oberflächen, sondern vor allem auch überall dort, worauf und womit wir Menschen uns wohlfühlen und gerne aufhalten: in Matratzen, im Bettzeug, in Sitzpolstern,

MEIN TIPP

Stabilisierung der Hautbarriere nicht vergessen

Häufig zeigen Luftallergene ihre Wirkung an »belüfteten« Arealen wie dem Gesicht und dem Hals. Bei Empfindlichkeit gegen Luftallergene ist es besonders wichtig, den Effekt der Allergene auf die Haut gering zu halten. Das gelingt, indem man die Haut schonend reinigt und die Hautbarriere durch Pflege- und Therapiecremes stabilisiert.

Checkliste

Strategien gegen Hausstaub: Encasing & Co.

- Encasing bezeichnet die Verwendung milbendichter, atmungsaktiver Zwischenbezüge für Matratze, Kopfkissen und Bettdecke. Bei einer nachgewiesenen Milbensensibilisierung kann der Arzt oder die Ärztin Ihrem Kind für solche Bezüge ein Rezept ausstellen.
- Achten Sie für Kinder mit Milbenallergie neben den Überzügen auf bestimmte Materialen für Matratze (Schaumstoff) und Bettzeug (Kunstfasern anstelle von Daunen- oder Federbetten).
- Empfehlenswert ist die regelmäßige, idealerweise zweiwöchentliche Wäsche bei 60 Grad Celsius.
- Wichtige Staubfänger sind bei Kindern auch Kuscheltiere. Waschen Sie sie ebenfalls oder legen Sie sie alternativ in die Tiefkühltruhe.
- Auch Milben lieben es warm und kuschelig. Daher ist auch für Milbenallergiker ein eher kühles Raumklima (bis 19 Grad Celsius) mit einer Luftfeuchtigkeit von 40 bis 50 Prozent günstig.
- Wohnteppiche, Gardinen und Vorhänge, offene Regalsysteme für Bekleidung sowie Polstermöbel sind weitere bekannte Staubfänger im Kinderzimmer. Ersetzen Sie sie so weit wie möglich.

aber auch in Kuscheltieren. Eine hohe Hausstaubmilbenbelastung findet sich bei hoher Raumluftfeuchtigkeit (75 bis 80 Prozent) und Raumtemperaturen zwischen 20 und 30 Grad Celsius. Aufgrund klimatischer Bedingungen sind Milben in Höhenlagen (über 1500 Meter über dem Meeresspiegel) nicht überlebensfähig. Ein Urlaub in den Bergen kann für Kinder mit Hausstaubmilbenallergie daher eine vorübergehende Entlastung mit sich bringen.

Doch leider ist nicht jeden Tag Urlaub … Und so rücken Maßnahmen im Haushalt und speziell im Schlafzimmer in den Mittelpunkt, wenn es um die Reduktion von Hausstaub-/Milbenbelastung geht. Dabei ist der Staub selbst nicht das Problem, sondern vielmehr die Ausscheidungen der Milbe. Denn in den Ausscheidungen sind bestimmte Eiweißstoffe (Proteasen) enthalten, die die Hautbarriere direkt angreifen können. Nachdem die Barrierefunktion bei Kindern mit Neurodermitis ohnehin bereits beeinträchtigt ist, kann das Hautbild bei einer Hausstaubmilbenallergie durch den Milbenkontakt wesentlich mitbeeinflusst sein. Anders als bei Baumpollen handelt es sich bei der Milben- und (Haus-)Tierhaarallergie um keine saisonalen, sondern um ganzjährige Allergene. Bei einer solchen Allergie kann die Haut daher besonders hartnäckig von Ekzemen betroffen sein – gerade die Bereiche, die in innigen Kontakt mit dem Allergen kommen. Bei der Hausstaubmilbenallergie ist dies neben dem Gesicht und Hals auch die Haut am Körperstamm (Liegen auf einer Matratze). Weil während der kalten Jahreszeit die meiste Zeit im Innenraum verbracht wird, können die Ekzeme saisonal nochmals deutlich an Intensität zunehmen.

Strategien bei Tierhaarallergie

Problematischer als eine Milbenallergie sind Allergien gegenüber einem Haustier, das bereits zur Familie gehört. Bei Haustieren sind nicht die Haare selbst das Allergen, sondern bestimmte Eiweißstrukturen, die an den Haaren haften. Diese Hafteigenschaften sind bei felltragenden Tieren wie der Katze besonders hartnäckig: vor allem in Bezug zu Oberflächen wie die von Bekleidung und Polstern. Daher können für einige Allergiker bereits kleine und indirekte Kontakte allergische Beschwerden nach sich ziehen: zum Beispiel beim Besuch eines Katzenhaushalts oder durch die Autofahrt mit einem Katzenbesitzer. Weil sich die Hausstaubmilben nicht nur von Hautschuppen des Menschen, sondern auch von Katze und Hund ernähren können, tragen Haustiere mit zur Milbenbelastung bei. Familien mit Milbenallergikern tun daher gut daran, sich kein felltragendes Haustier anzuschaffen.

Strategien bei Pollenallergie

Weil der Pollenflug bekanntlich nicht unterbunden werden kann, lässt sich der Einfluss von Außenraumallergenen allenfalls minimieren. Bedeutung haben dabei insbesondere Maßnahmen, die das Lüften und Bekleiden betreffen (→ Seite 190). Hiermit lassen sich die Kontakte zwischen Allergen und Haut reduzieren.

Prägende Hautkontakte: Kontaktallergie

Einer Veröffentlichung des Kinder- und Hautarztes Prof. Dr. Peter Höger zufolge kommt gesunde Säuglingshaut im Alltag mit durchschnittlich knapp 50 verschiedenen Inhaltsstoffen in Kontakt, die für die Körperreinigung und -pflege eingesetzt werden.[69] Bei der Neurodermitis liegt die Zahl oft noch

Checkliste

Strategien bei Neurodermitis und Pollenallergie

- Waschen Sie Haut und Haare Ihres Kindes nach Aufenthalten im Freien abends schonend ab (→ Seite 115). Damit begleiten die über den Tag angesammelten Pollen das Kind nicht ins Bett und durch die Nacht.
- Aus dem gleichen Grund sollte auch die Tageskleidung möglichst nicht im Schlafraum aufbewahrt werden.
- Um die Pollenbelastung im Schlaf-/Wohnraum allgemein gering zu halten, lüften Sie möglichst zu Tageszeiten mit geringerem Pollenflug. Dies ist je nach Lebensraum entweder in den frühen Morgenstunden (Stadt: zwischen 6 und 8 Uhr) oder eher zum späteren Abend hin (in ländlichen Gebieten: zwischen 19 und 24 Uhr) der Fall.
- Durch das Anbringen von Pollenschutzgittern können Sie die Pollenbelastung zusätzlich reduzieren.
- Allergikerfreundlich ist zudem ein Verzicht auf Pflanzen im Schlafraum – weniger aufgrund der Pollen, sondern weil sich dadurch die Staub- und Schimmelbelastung erhöhen kann.

weit höher, weil zur Linderung der Beschwerden in der Regel noch auf weitaus mehr Salben, Cremes und Ähnliches zurückgegriffen wird.

In Bezug auf Hautpflegeprodukte ist das Bewusstsein für mögliche schädliche oder unerwünschte Wirkungen vielfach sehr viel geringer, als es beispielsweise bei äußerlich anzuwendenden oder innerlich einzunehmenden Medikamenten der Fall ist. Gewiss gibt es hier einen Unterschied, doch unter der Vielzahl an Inhaltsstoffen, die auf den Tiegeln, Tuben und Pumpspendern beschrieben sind und deren Namen manchmal kaum auszusprechen sind, finden sich immer wieder auch Einzelstoffe, die die besonders junge Säuglingshaut reizen oder gar schädigen: zum einen, weil sie durch die noch unreife Hautbarriere einfacher in den Organismus gelangen und sogar Nebenwirkungen verursachen können, zum anderen, weil sie auf lange Sicht ein Allergierisiko mit sich bringen können (→ Seite 192).

Betroffen sind in erster Linie Stoffe, mit denen die Haut in direkten Kontakt kommt. Einige von ihnen bergen ein besonders hohes Risiko, bei regelmäßiger Anwendung eine immunologische Entzündungsreaktion anzustoßen und so die Entwicklung einer Allergie zu fördern. Man spricht hier auch von der sogenannten Kontaktallergie, weil sie sich eben auf den direkten Kontaktbereich zwischen dem Allergen und der Haut beschränkt. Dabei zeigt sich häufig ein besonderes Verteilungsmuster: bei einer Allergie auf Nickel zum Beispiel durch umschriebene Ekzeme am Hals nach dem Tragen von nickelhaltigem Modeschmuck. Aber auch ein fehlendes Therapieansprechen kann ein möglicher Hinweis auf eine Kontaktallergie sein.

Kinder mit Neurodermitis sind im Vergleich zu Hautgesunden theoretisch aus zwei Gründen gefährdeter, eine Kontaktallergie zu entwickeln:

- Zum einen durch die zugrunde liegende Hautbarrierestörung, wegen der die Fähigkeit, sich gegenüber der Umwelt abzugrenzen, reduziert ist. Dadurch gelangen Fremdstoffe einfacher in die Haut, wo sie auf ein allergieförderliches Umfeld treffen.
- Zum anderen, weil die Kinderhaut im Zuge der Ekzemtherapie selbst häufiger und mit deutlich mehr Stoffen in Kontakt kommt.

Die Zahlen, wie häufig Kontaktallergien bei Kindern mit Neurodermitis auftreten, sind nicht einheitlich, weil in Untersuchungen zwar vielfach von Sensibilisierungen berichtet wird, deren klinische Relevanz – und damit die Frage, ob es sich um eine Allergie oder nur um eine Sensibilisierung handelt – aber nicht immer klar ist (→ Seite 183).

Nach einer aktuellen Untersuchung scheinen sich Kinder mit und ohne Neurodermitis zwar nicht in Bezug auf die Häufigkeit des Auftretens einer Kontaktallergie zu unterscheiden, wohl aber in Bezug auf deren jeweilige Auslöser:[70] Bei Kindern mit Neurodermitis gehören beispielsweise Inhaltsstoffe von Salben und Cremes, wie zum Beispiel Cocoamidopropyl-Betain, Propylenglykol,[71] Lanolin und Wollwachsalkohol, zu den häufigeren Kontaktallergenen. Im Kindesalter im Allgemeinen stellen hingegen Metalle (z. B. Nickel), Duft- und Parfümstoffe, Konservierungsmittel, Emulgatoren sowie Medikamentenwirkstoffe (z. B. bestimmte Antibiotika) die häufigsten Kontaktallergene dar.

Bedeutend ist in diesem Zusammenhang ferner, dass bei Hautproblemen oftmals Pflanzeninhaltsstoffe als Hausmittel eingesetzt werden, gerade auch bei Kindern mit Neurodermitis. Einige dieser Inhaltsstoffe (z. B. ätherische Öle) stellen bekannte Kontaktallergene dar. Pflanzen mit Sensibilisierungspotenzial sind beispielsweise die Korbblütler (Asteraceae), zu denen unter anderem Ringelblume, Kamille, Arnika und Echinacea zählen. Ihre Extrakte finden sich teils auch in Hautpflegemitteln. Ich achte daher bei der Auswahl der Pflege- und Therapieprodukte darauf, dass diese frei von potenziellen Kontaktallergenen sind. Entsprechend berate ich die Eltern innerhalb der Sprechstunde.

Und erinnern wir uns: Allergologisch bedenklich sind offenbar ebenso Hautkontakte mit Nahrungsmitteln, besonders bei einer Neurodermitis in der frühen Kindheit (→ Seite 180), weil es dadurch zu einer Sensibilisierung und Ausbildung einer Allergie kommen kann. Deswegen haben Kuhmilch und Sahne, Weizen- oder Haferkleie ebenso wie Muttermilch weder im Badewasser noch anderweitig »therapeutisch« auf der Haut etwas verloren.

INFO

Häufige Kontaktallergene im Kindesalter

Die Deutsche Kontaktallergie-Gruppe (DKG) veröffentlicht regelmäßig eine Auflistung der häufigsten Allergene im Kindesalter. Potenziell relevante Kontaktallergene im Umgang mit Hautpflegemitteln sind:

- Konservierungsmittel (verlängern die Haltbarkeit von Kosmetika) – häufige Vertreter: Methylisothiazolinon, (Chlor)-Methylisothiazolinon (MCI/MI)
- Duftstoffe (Geruchsgeber) – häufige Vertreter: Parfüm/Fragrance; ferner: Citronellol, Hydroxycitronellal und Lyral
- Ätherische Öle und Naturstoffe (Geruchsgeber oder »natürliche Heilmittel«) – häufige Vertreter: Propolis; ferner: Perubalsam, Ylang-Ylang, Jasmin, Sandelholzöl und Pflanzeninhaltsstoffe von Korbblütlern (Kamille, Arnika, Ringelblume)
- Emulgatoren (sorgen insbesondere für eine stabile Verbindung zwischen den einzelnen Inhaltsstoffen von Cremes und Lotionen) – häufige Vertreter: Sorbitansesquioleat; ferner Wollwachsalkohole (z. B. Amerchol), Propylenglykol

VON MINERALÖLEN UND NATURÖLEN IN PFLEGECREMES

Da die Basistherapie eine wirkstofffreie Therapie der Hautbarriere darstellt, werden die eingesetzten Pflegemittel üblicherweise nicht mit Nebenwirkungen oder gar Gesundheitsschäden in Verbindung gebracht. In den letzten Jahren kamen diesbezüglich jedoch Mineralöle in die Kritik, die in vielen Hautpflegemitteln enthalten sind.

Hintergrund ist, dass in Untersuchungen mineralölhaltiger Kosmetika in den vergangenen Jahren teils Bestandteile nachgewiesen wurden, die als gesundheitlich bedenklich eingestuft werden. Hierzu zählen die gesättigten und aromatischen Kohlenwasserstoffe aus Mineralölen (MOSH, MOAH). Man geht davon aus, dass diese Verunreinigungen darstellen, die während des Produktionsprozesses entstehen.

Das Bundesinstitut für Risikobewertung (BfR) nahm hierzu eine Prüfung vor – mit dem Ergebnis, dass »nach aktuellem wissenschaftlichem Kenntnisstand [...] gesundheitliche Risiken für Verbraucherinnen und Verbraucher bei Anwendung kosmetischer Mittel auf der Haut nicht zu erwarten« sind.[72] Als ein Argument wird angeführt, dass Mineralöle in Kosmetika den hohen Reinheitsanforderungen an Arzneimittel entsprechen müssen.

Trotz dieser offiziellen Stellungnahme halten Diskussionen über mögliche Gesundheitsrisiken an. Denn einige Mineralölkohlenwasserstoffe (MOSH/MOSH-Analoge) können sich im menschlichen Fettgewebe und in der Leber anreichern. Ihre Wirkung auf den Menschen ist noch ungeklärt; im Tiermodell haben sich gesundheitlich schädliche Wirkungen beobachten lassen. Besonders bedenklich sind die sogenannten aromatischen Mineralölkohlenwasserstoffe (MOAH), denn sie stehen im Verdacht, krebserregend zu sein.

Aktuell geht man davon aus, dass diese Kohlenwasserstoffe in den oberen Hautschichten verbleiben und so keine gesundheitlich relevanten Mengen vom Körper aufgenommen werden.[73] Ein Großteil der Kohlenwasserstoffe, die man im menschlichen Körper feststellen kann, gelangt wohl durch Lebensmittel (insbesondere deren Umverpackungen) dorthin und nicht über Hautpflegeprodukte.

GUTE FRAGE

Wie erkennt man Mineralölbestandteile in Pflegecremes?

Mineralölbestandteile können auf der Inhaltsstoffliste unterschiedlich ausgewiesen sein. Zu den häufigsten Bezeichnungen zählen Mineral Oil, Paraffin, Petrolatum, Cera Microcristallina, Microcristallina Wax, Ceresin oder Ozokerite. Zur Orientierung im Alltag helfen neben der genauen Durchsicht der Inhaltsstoffe Testergebnisse von unabhängigen Testinstituten wie zum Beispiel ÖKO-TEST oder Stiftung Warentest, anhand derer Kosmetika mit nachgewiesenen Verunreinigungen gezielt gemieden werden können.

Doch wieso wurden und werden Mineralöle in der Medizin überhaupt zur Behandlung der Haut genutzt? Ein Grund ist: Mineralöle wirken stärker hautabdichtend als pflanzliche Öle. Dieser Effekt kann bei der Behandlung schwerer Hauttrockenheit und bei bestimmten Erkrankungen therapeutisch erwünscht sein, denn sie reduzieren den Wasserverlust über die Haut und erhöhen damit die Hautfeuchtigkeit. Außerdem sind sie frei von Allergenen, gut haltbar und preiswert.

Anzumerken ist, dass die Medizin die wesentlichen Erkenntnisse zur Wirkung und damit auch Bedeutung der Basistherapie durch Studien gewonnen hat, in denen mineralölbasierte Basistherapeutika (sehr häufig Vaseline) verwendet wurden. Neue Erkenntnisse müssen vor dem Hintergrund dieser langen Erfahrung bewertet werden. In Bezug auf Kosmetika werden weitere Untersuchungen helfen, eine (noch) bessere Einschätzung vornehmen zu können. Auch transparentere Deklarationen der Hersteller und unabhängige Tests tragen dazu bei.

Synthetische und natürliche Mineralölalternativen

Als Alternative zu Pflegemitteln auf Mineralölbasis gibt es Produkte, bei denen andere Inhaltsstoffe die hautabdichtende Funktion übernehmen. Silikonöle kommen beispielsweise zu diesem Zweck zum Einsatz. Bei ihnen handelt es sich ebenfalls um »Kunststoffe«, die industriell hergestellt werden. Sie verleihen der Haut zwar ein geschmeidiges Gefühl, wirken selbst aber nicht wirklich pflegend. Man erkennt die Silikone auf der Inhaltsstoffliste an der Endung -con(e), wie zum Beispiel bei Dimethicone als häufiger Vertreter.

Bedenken gegenüber Silikonölen bestehen weniger aus gesundheitlicher Sicht als vielmehr wegen ihrer schweren Abbaubarkeit in Bezug auf die Umwelt. Die Diskussionen um Mineralöle haben auch dazu geführt, dass pflanzliche Körperöle und natürliche Wachse (wie zum Beispiel Bienenwachs, auch unter dem Begriff »Cera alba« auf der Inhaltsstoffliste zu erkennen) mittlerweile häufiger für die Behandlung von Hauterkrankungen eingesetzt werden. Als Argument wird deren Reinheit als »natürliche Mittel« zur Hautpflege angeführt.

Der Nachteil: Körperöle wirken zwar wie andere Körpercremes und Lotionen rückfettend. Allerdings enthalten Cremes und Lotionen neben Lipiden (Fett) auch Wasser und Feuchthaltefaktoren, was den Ölen jedoch fehlt – ausgenommen, wenn sie direkt nach dem Baden und Duschen angewendet werden. Hinzu kommt, dass pflanzliche Öle in ihrer Struktur den menschlichen Hautlipiden ähnlicher sind, weshalb sie weniger hautabdichtend wirken und daher weniger gut Wasser in der Haut binden.

Eine zusätzliche Bedeutung für die Hauttherapie hat, dass pflanzliche Öle allein die Haut reizen können – interessanterweise auch solche, deren gesundheitliche Wirkungen wir innerhalb der Ernährung besonders schätzen, zum Beispiel Olivenöl. Nicht zuletzt können natürliche Körperöle manchmal aromatisiert sein (ätherische Öle) oder wie Bienenwachs in naturreiner Form mögliche Allergene enthalten, was das Risiko für Kontaktallergien mit sich bringt. Das kann zum Beispiel für Nussallergiker relevant sein, bei denen schon Allergenspuren schwere allergische Reaktionen auslösen können.

MEIN TIPP

Klassische Cremes bevorzugen

Insgesamt zeigen die klassischen Cremes bei regelmäßiger Anwendung eine bessere Wirkung auf die Hautbarrierefunktion als Körperöle. Sie sollten daher weiterhin bevorzugt innerhalb der Basistherapie eingesetzt werden, bei sehr trockener Haut aufgrund der hautabdichtenden Wirkung am besten Fettcremes und Salben.

(K)EINE HERAUSFORDERUNG: IMPFEN BEI NEURODERMITIS

Der Mythos, dass Impfungen das Risiko für allergische Erkrankungen allgemein und speziell auch für die Neurodermitis erhöhen, ist noch immer weitverbreitet. Dabei stellen Impfungen auch für Kinder mit Neurodermitis einen wesentlichen Bestandteil der Vorsorge dar.

Wie bisher deutlich wurde, liegen Ekzemen entzündliche Prozesse innerhalb der Haut zugrunde, die durch eine Aktivierung des hautansässigen Immunsystems in Gang kommen. Daher können sich auch Faktoren auf den Hautzustand auswirken, die Einfluss auf die Arbeitsweise des Immunsystems nehmen. Dies ist häufig im Zusammenhang mit Infekten zu sehen, bei denen die körpereigene Abwehr gegen Bakterien und Viren kämpft.

Auch nach einer Impfung, durch die das Immunsystem zu einer Schutzantwort stimuliert wird, lässt sich nicht selten eine zeitweise Zunahme der Ekzeme beobachten. Oft waren die Ekzeme jedoch bereits vor der Impfstoffgabe in Form einer dezenten Rötung oder Rauigkeit präsent. Diese zeitliche Nähe verleitet einige Eltern zu dem (Fehl-)Schluss, dass die Impfung eine Ursache der Neurodermitis sei. Dabei stellt sich nur scheinbar die Frage nach der Henne oder dem Ei. Denn ähnlich wie Infekte, können auch Impfungen einen Verstärkungsfaktor (Trigger) darstellen (→ Seite 49). Der zeitliche Zusammenhang ist also kein Beweis für einen ursächlichen Zusammenhang.

Doch selbst wenn die Eltern keine grundsätzlichen Impfbedenken haben, so stelle ich dennoch häufig fest, dass der Impfstatus der Kleinkinder nicht vollständig ist. Eine Erklärung dafür ist nicht selten die Neurodermitis selbst, weil aufgrund des schlechten Hautbildes vorgesehene Impfungen nicht durchgeführt oder zumindest bis auf Weiteres verschoben werden. Im Vergleich zu gleichaltrigen hautgesunden Kindern bleibt der Impfstatus manchmal auch deshalb unvollständig, weil Kombinationsimpfungen aufgeteilt werden – in der Hoffnung, damit mögliche Nebenwirkungen zu vermeiden beziehungsweise zu reduzieren. Bei Kindern mit bekannter Hühnereisensibilisierung oder gar -allergie werden Impfungen gegen Masern-Mumps-Röteln-Varizellen häufig noch immer wegen Bedenken bezüglich möglicher allergischer Reaktionen nicht durchgeführt. Tatsächlich kann dieser Impfstoff theoretisch produktionsbedingt Spuren von Hühnereibestandteilen enthalten. Allerdings enthalten die heutzutage verwendeten Impfstoffe keine allergologisch relevanten Mengen an Hühnereiallergenen. Daher empfehlen medizinische Fachgesellschaften wie die Gesellschaft für Pädiatrische Allergologie und Umweltmedizin (GPA) unter Beachtung etwaiger individueller Besonderheiten auch bei Kindern mit nachgewiesener Hühnereiallergie eine Impfung und stufen sie als sicher ein.[74]

Unabhängig von ihrer erwiesenen medizinischen Schutzwirkung hat die Impfung gegen Masern inzwischen weitere Relevanz im Alltag. Denn ohne mindestens einen entsprechenden Impfnachweis (beziehungsweise den Nachweis schützender Antikörper im Blut) ist ein Besuch öffentlicher Kindertagesstätten und Kindergärten in der Regel nicht mehr möglich.

Am Herzen liegt mir für Kinder mit Neurodermitis zudem die Impfung gegen Windpocken. Denn bei Kindern mit Neurodermitis, die zusätzlich an Windpocken erkranken, kann es zu schweren Komplikationen kommen: Neben Superinfektionen, die sich auf die im Zuge der Windpocken nochmals verstärkte Hautentzündung aufsatteln können, ist es vor allem die Abheilung mit schwerer Narbenbildung, die hier gefürchtet ist. Daher wird die Schutzimpfung speziell auch für Kinder mit Neurodermitis empfohlen.

MYTHOS

»Impfungen erhöhen das Risiko für Allergien.«

Obwohl die Häufigkeit von Allergien weltweit zunimmt und die Häufigkeitszunahme in eine Zeit fällt, in der auch immer mehr Kinder geimpft werden, gibt es keine Hinweise auf einen ursächlichen Zusammenhang von beidem. Dies bestätigt so auch eine wissenschaftliche Untersuchung, die geimpfte und ungeimpfte Kinder miteinander verglichen hat.[75] Um einen Vergleich möglich zu machen, beschränkten sich die Wissenschaftler auf häufige Impfungen wie die gegen Masern und Keuchhusten.

Es zeigte sich durch Impfungen im Kindesalter kein Hinweis für ein erhöhtes Risiko für eine spätere allergische Erkrankung. Stattdessen wiesen die in dieser Untersuchung gegen Masern geimpften Kinder sogar ein geringeres Risiko für Ekzeme und Asthma auf.

DER »UNSICHTBARE SCHWIMMANZUG« FÜRS BABYSCHWIMMEN

Für viele Familien bedeutet der gemeinsame Schwimmkurs sehr viel mehr als einen netten Zeitvertreib am Wochenende. Die gute Nachricht: Säuglinge mit Neurodermitis müssen nicht pauschal auf das gemeinsame Schwimmen verzichten.

Gerade für die Säuglinge wirkt sich Bewegung im Wasser auf verschiedene Weise positiv auf die gesundheitliche Entwicklung aus: unter anderem hinsichtlich Motorik, Koordination und Gleichgewichtssinn. Entsprechend häufig werde ich innerhalb der Sprechstunde gefragt, ob man es wagen könne, sich mit einem hautkranken Kind zu einem solchen Kurs anzumelden.

Aus der Perspektive der Kinderhaut ist das Babyschwimmen zunächst einmal eine erhebliche Belastung, in erster Linie durch die Dauer, in der man gemeinsam durchs Wasser zieht und planscht. Denn diese beträgt in aller Regel deutlich länger als die fünf bis sieben Minuten, die ein Bad in der Wanne zu Hause idealerweise dauern sollte. Hinzu kommt die Chlorierung des Wassers, die der bereits labilen Hautbarriere zusätzlich zusetzen kann.

Dennoch ist der gemeinsame Ausflug ins Schwimmbad unter bestimmten Umständen durchaus möglich. Sicherlich ist es keine gute Idee, im akuten Schub oder bei noch behandlungsbedürftigen beziehungsweise abklingenden Ekzemen baden zu gehen. Gleiches gilt für Kinder, die anhaltend von entzündlichen Hautrötungen betroffen sind.

MEIN TIPP

Gut vorbereitet zum Babyschwimmen

- Cremen Sie die Babyhaut auf jeden Fall schon vor dem Baden großzügig ein.
- Brausen Sie nach dem Babyschwimmen Chlorwasserreste mit einer kurzen lauwarmen Dusche ab.
- Cremen Sie die Haut direkt nach dem Abtrocknen nochmals großzügig ein (»Soak and Seal«).

Bei einem gut kontrollierten Hautzustand lassen sich die potenziell negativen Effekte des Schwimmens aber durch einen »unsichtbaren Schwimmanzug« reduzieren. Ich meine damit ein gezieltes und großzügiges Eincremen der gesamten Haut vor dem geplanten Schwimmkurs. Dies gibt zwar keine Garantie, dass es nicht doch zu Hautreizungen kommen kann, doch erhält die Haut hierdurch eine zusätzliche Schutzschicht, mit der es vielfach gelingt, ohne größere Verschlechterungen den Besuch zu genießen. Gleiches gilt natürlich auch für ältere Kinder und Jugendliche.

AUCH BEI NEURODERMITIS RICHTIG WICHTIG: SONNENSCHUTZ

Vor allem im Sommer berichten mir Eltern häufig, dass sich die Ekzeme durch die Anwendung einzelner Sonnencremes oder durch deren häufigere Anwendung im Urlaub zeitweise verschlechtert haben. Dabei ist Sonnenschutz so wichtig - und auch bei Neurodermitis möglich, wenn man bestimmte Dinge beachtet.

So gut es auch tut, wenn die Sonne scheint, so kann die enthaltene UV-Strahlung kurz- und langfristige Schädigungen der Haut verursachen, besonders bei intensiver Sonneneinstrahlung in den Mittags- und frühen Nachmittagsstunden sowie bei längeren Aufenthalten im Freien. Innerhalb kurzer Zeit kann es so zu einem Sonnenbrand kommen. Dass die Haut durch die schädlichen UV-Strahlen unangenehm gerötet ist, spannt und brennt, ist allein schon ein Grund, Sonnenbäder zu unterlassen. Unbedingt vermieden werden sollten Sonnenbrände im Kindesalter aber vor allem deshalb, weil Kinderhaut in Bezug auf die damit verbundenen Schädigungen sehr nachtragend ist. Tatsächlich vergisst sie nichts, selbst wenn nach einigen Tagen von dem Sonnenbrand nichts mehr zu sehen ist. Besonders Sonnenbrände im Kindesalter können das Risiko für schwarzen Hautkrebs im Erwachsenenalter erhöhen.

Das Thema UV-Schutz ist auch deshalb so relevant, weil über die letzten Jahrzehnte die Zahl der Erkrankungen an schwarzem Hautkrebs deutlich

Checkliste Kindgerechter Sonnenschutz

- Grundsatz: meiden - kleiden - cremen
- Direkte Sonne meiden
- Zu Tageszeiten mit der höchsten UV-Belastung (ca. 11 bis 16 Uhr) im Wohnraum aufhalten
- Möglichst langärmlige und lockere, atmungsaktive Bekleidung wählen - gerade bei flächigen Ekzemen an den Armen, Beinen und Körper
- Sonnenhut mit Krempe verwenden
- Besonders für den UV-Schutz im Wasser: UV-Shirts anziehen
- Sonnenbrille (UV-Standard 400) tragen
- Auf unbedeckter Haut Sonnencremes verwenden, mindestens mit Lichtschutzfaktor 30, besser LSF 50

zugenommen hat. Dabei lassen sich Sonnenbrände durch einen »gesunden« Umgang mit der Sonne vermeiden. Darum liegen mir die Aufklärung, die Förderung eines entsprechenden Risikobewusstseins und Tipps für sinnvolle Schutzmaßnahmen besonders am Herzen.

Konsequenter Schutz gegenüber der UV-Strahlung ist für jedes Kind – ob mit oder ohne Neurodermitis – wichtig. Weil speziell die Sonnencreme für viele Familien mit Neurodermitis aber ein sprichwörtliches Reizthema darstellen kann, beschäftigt betroffene Eltern die Frage sehr, wie man mit dieser Situation am besten umgehen kann.

Grundregel: Meiden - kleiden - cremen

Tatsächlich würde die kranke Kinderhaut, wenn man sie direkt befragen könnte, am liebsten auf die Vielzahl an teils unaussprechlichen Cremebestandteilen verzichten. Deren Verträglichkeit ist individuell verschieden und primär davon abhängig, in welchem Hautzustand (beschwerdefrei oder entzündet) die Haut gerade ist. Ebenso hat im Zusammenhang mit warmen Temperaturen und den eher dickeren Sonnencremetexturen das Thema Schwitzen Bedeutung, sodass auch die Wahl der Kleidung nicht unberücksichtigt bleiben darf (→ Seite 117). Entsprechend lauten die Grundpfeiler des Sonnenschutzes auch: meiden – kleiden – cremen.

Der beste Sonnenschutz wäre es, die Sonne und damit auch die UV-Strahlung komplett zu meiden. Doch weil man sich weder der Sonne ganz fernhalten noch sich ihr gegenüber komplett bedecken kann, stellen Sonnencremes auch für Kinder mit Neurodermitis eine wichtige Ergänzung zum Sonnenschutz dar.

Leider gibt es nicht »die eine« Sonnencreme, so wie es auch nicht »die eine« Pflegecreme gibt. Angesichts der Vielzahl an Inhaltsstoffen, die für das Erreichen der UV-Schutzwirkung notwendig ist, und der erhöhten Empfind-

MEIN TIPP

Sonnenschutz für Klein und Groß

- Entzündete Hautpartien sollten möglichst nur durch geeignete Textilien geschützt werden.
- Die Anwendung der Sonnencreme ersetzt nicht die Basistherapie. Im Gegenteil: Die Basistherapie hilft gerade nach dem abendlichen Abduschen von Sonnencremeresten, die Hautbarriere zu stabilisieren – auch für die und vor der Anwendung am kommenden Tag.
- Bei der Auswahl einer geeigneten Sonnencreme sollte man sich nicht auf die Angabe »für empfindliche Haut« oder »für Neurodermitis geeignet« verlassen, sondern die Creme vorab auf einem kleinen Hautareal auf ihre Verträglichkeit testen.
- Bei der Auswahl, gerade in Bezug auf kritische Inhaltsstoffe, helfen die Ergebnisse unabhängiger Produkttests wie beispielsweise ÖKO-TEST.
- Die Schutzwirkung mineralischer UV-Schutzfaktoren basiert im Wesentlichen darauf, dass die Partikel auf der Hautoberfläche das UV-Licht wie kleine Spiegel reflektieren. Weil sie anders als die organischen beziehungsweise löslichen UV-Filter nicht in die Haut eindringen, gelten sie als besonders sicher. Sie sind damit die erste Wahl für Säuglinge und Kleinkinder.
- Weil die Akzeptanz von Sonnencremes bei älteren Kindern und Jugendlichen häufig von deren Tragegefühl abhängt, bevorzugen sie (wie auch Erwachsene) in der Regel Sonnencremes mit chemischen UV-Filtern. Hier sollte auf entsprechend sicher eingestufte UV-Filter geachtet werden.

lichkeit der kindlichen Neurodermitishaut stellt damit jede Sonnencreme einen Kompromiss dar. Der kleinste Kompromiss ist dabei, die Anwendung der Sonnencreme auf die Areale zu beschränken, die nicht anders – nämlich: durch Meiden und Kleiden – geschützt werden können. Denn zusätzlich relevant ist beim Thema Sonnenschutz, dass die Kinderhaut im Zuge der Hautbarrierestörung bekanntlich auch durchlässiger für potenziell schädliche Inhaltsstoffe ist.

VERMEINTLICHE »ALTERNATIVEN« ZU KORTISON & CO.

Wenn man verzweifelt nach Möglichkeiten sucht, die Leiden des eigenen Kindes zu lindern, greift man manchmal zu jedem rettenden Strohhalm. Doch es ist wichtig, wirksame Behandlungsmöglichkeiten von solchen zu unterscheiden, deren Wirksamkeit nicht bewiesen ist.

Verschiedenste Heilmethoden verstehen sich als Alternativen zur Schulmedizin. Indem bestimmte Stoffe aus dem Körper »ausgeleitet« werden, etwas von außen zur »Sanierung« ergänzt oder »Blockaden gelöst« werden sollen, verfolgen sie meist eine Art »Kur«-Prinzip. Manchmal ist im Zuge dessen ein radikaler Lebenswandel notwendig, der die große Wende bringen soll. Die dazugehörigen Krankheitskonzepte stützen sich in der Regel auf Anschauungen, die sich anhand anerkannter wissenschaftlicher Methoden nicht nachvollziehen, geschweige denn beweisen lassen. Oft ist genau dieses »Mysterium« wiederum das Argument gegenüber der Schulmedizin, die zwar Beweise liefern kann, aber nach Ansicht mancher Betrachter keine »sanften Wege« bietet, geschweige denn »den ganzen Menschen sieht«.

Aufgrund fehlender Wirkungsnachweise und teils auch anderer Bedenken (z. B. Kontaktallergie auf Pflanzenstoffe) werden innerhalb der Leitlinie für Neurodermitis die folgenden Verfahren nicht empfohlen: Bioresonanztherapie, Eigenbluttherapie, Akupunktur, Phytotherapie und chinesische Kräutertherapie.

Den »ganzen Menschen« im Blick

Jeder Mensch verdient es, »ganz« gesehen zu werden. Dies entspricht zumindest meinem Selbstverständnis als Arzt. Und ich würde behaupten, dass jeder Arzt und jede Ärztin, unabhängig von der Fachrichtung und unabhängig davon, ob Kinder oder Erwachsene behandelt werden, darum bemüht ist. Dafür muss ich als Arzt zunächst einmal hinschauen, zuhören und mitfühlen. Denn nur so kann ich auf dieser Basis individuell beraten, behandeln und betreuen. Es geht somit darum, Beziehungen aufzubauen und zu pflegen, wie wir es auch im Alltag mit anderen Menschen kennen.

Für mich ist die Kinderdermatologie allgemein und speziell die Neurodermitis ein Beispiel dafür, dass eine Krankheit ganzheitlich betrachtet werden muss, um sie in den Griff zu bekommen: sowohl in Bezug auf das, was jetzt und hier Problem ist (Juckreiz, gestörter Schlaf), als auch in Bezug auf langfristige Folge- und Begleiterkrankungen (u. a. Allergien). Gemeint ist damit nicht nur, von der Haut abzulesen, was sie von uns braucht, sondern auch hinzuhören und hinzusehen, wie es um die Seele steht. Führt Schlafmangel zu Müdigkeit, Konzentrationsstörungen und Leistungsabfall? Verursacht der Blick in den Spiegel große Selbstzweifel oder Ängste vor Ausgrenzung und Stigmatisierung? Und wie steht es um die, die viel Zeit und Energie dafür einsetzen, damit die Kinderhaut wieder zur Ruhe kommt?

Die Neurodermitis bei Kindern und Jugendlichen zwingt uns alle, groß zu denken, denn wenn Kinderhaut rebelliert, dann ist das eine große Herausforderung für das Kind und sein Umfeld. Schulmedizin kann meiner festen Überzeugung nach daher sehr wohl »ganzheitlich« denken und behandeln. Und sie lässt sogar Platz neben sich, wenn alle den Menschen mit seinen individuellen Bedürfnissen in den Mittelpunkt setzen.

Einem antiken Sprichwort nach geht es in der Medizin primär darum, zu helfen und nicht zu schaden: »Primum non nocere, secundum cavere, tertium sanare« (lateinisch für »Erstens nicht schaden, zweitens vorsichtig sein, drittens heilen«). Wenn man diesen Grundsatz befolgt, ist viel Platz für unterschiedliche Vorgehensweisen. Für mich persönlich gehört jedoch auch dazu, gemeinsam realistische Ziele zu haben. Und genau das ist bei vielen der sogenannten »Alternativen« für mich einfach nicht gegeben. Nicht nur, weil Wirksamkeitsnachweise meist fehlen, sondern auch, weil als Ziel oftmals eine definitive Heilung durch eine bestimmte Prozedur oder durch tiefgreifende Veränderungen des Lebensstils versprochen wird.

Erwiesen, gut belegbar und nachvollziehbar sind im Gegensatz dazu die Wirkungen der Basistherapie sowie der eingesetzten Wirkstoffe innerhalb der Stufentherapie. Häufig blockieren jedoch längst überholte Mythen, allgemeine Bedenken oder Unsicherheiten den Einsatz dieser Therapien. Medizin muss daher erklärt werden und für den Menschen nahbar sein, damit sie verstanden und einvernehmlich umgesetzt werden kann. Eine wichtige Voraussetzung dafür ist eine gründliche Aufklärung und vertrauensvolle, offene Kommunikation miteinander, auf die eine Therapie aufbauen kann.

Vorsicht vor Wunderheilern!

Was die Behandlung der Neurodermitis für viele Eltern und Betroffene so kompliziert macht, ist ihr oftmals unvorhersehbarer Verlauf. Das ist in erster Linie auf die schubartigen Verschlechterungen zurückzuführen, die plötzlich wieder vieles auf den Kopf stellen. Hinzu kommt eine Vielzahl an möglichen Einfluss- oder Provokationsfaktoren (Triggern), die sich nicht alle abstellen oder beeinflussen lassen. Dabei steht ganz zu Beginn der Behandlung oft die Wunschvorstellung, dass – wenn nur dieser *eine* Faktor identifiziert wäre – wieder Ruhe für die und in der Haut einkehre. Meist zeigt sich aber sehr schnell, dass es diese eine Nadel im Heuhaufen gar nicht gibt. Das lässt das »Ungeheuer Neurodermitis« noch unberechenbarer erscheinen, zumal es doch so viele verschiedene Cremes, mit und ohne Wirkstoff, aus der Apotheke, der Drogerie oder im exklusiven Direktvertrieb gibt. Hinzu kommen noch viel mehr Meinungen und Empfehlungen, was »der richtige Weg« sei.

Tatsächlich gibt es hier so manche Stimme, die sogar eine Heilung verspricht. Oft handelt es sich dabei um vormals (oder noch immer) Betroffene, die anhand ihrer persönlichen Erfahrungen Methoden propagieren, die »endlich Linderung« schaffen sollen. Oder um Produkte und Seminare, die mit einer eigenen »großen Story« für sich werben – gerne mit einer scharfkantigen Abgrenzung zur Schulmedizin, »die ja ohnehin nicht helfen könne«.

Über die Jahre habe ich im Gespräch mit Eltern viele verschiedene und teils exotisch anmutende Behandlungsverläufe kennengelernt. Dabei bin ich immer wieder wegen unseriöser Heilsversprechen sprachlos, die das Leid der Familien ausnutzen. Manchmal handelt es sich dabei um exotische Kräuter mit »unfassbarer« Wirkung oder um als »rein« deklarierte Inhaltsstoffe und

»natürliche« Verfahren, die vermeintliche Vorschädigungen durch vorangegangene schulmedizinische Anwendung wieder beheben sollen ...

Ein gesundes Maß an Skepsis ist nie verkehrt. Insbesondere dann, wenn Heilversprechungen mit »hochinnovativen Produkten«, »neuesten Erkenntnissen aus der Wissenschaft«, manchmal jedoch auch mit »altbewährten Anwendungen« oder vergessen geglaubten »Spezialmethoden« gemacht werden, wobei fundierte Wirksamkeitsbelege immer fehlen.

GUTE FRAGE

Was sind Hinweise auf Scharlatanerie?[76]

- Der Wirksamkeitsnachweis basiert allein auf Schilderungen individueller Patientenerfahrungen und -verläufe.
- Der Wirksamkeitsnachweis kann nicht durch kontrollierte, personen-/firmenneutrale Studien belegt werden.
- Der Wirksamkeitsnachweis begründet sich auf einer überlieferten »Tradition«.
- Ein Verfahren oder Produkt wird als besonders schonend und natürlich angepriesen - ohne jegliche Form von Nebenwirkungen.
- Der Erfolg einer Methode lässt sich nur mit einem radikalen Lebenswandel und/oder komplizierten Maßnahmen erreichen.
- Ein Verfahren oder Produkt verspricht Erfolg bei vollkommen unterschiedlichen Gesundheitsanliegen (»Wundermittel«).
- Das Verfahren oder Produkt wird, zum Beispiel mit Bezug auf »neueste wissenschaftliche Erkenntnisse«, zu hohen Preisen angepriesen beziehungsweise ist nur durch Abschluss einer Art Abonnement verfügbar.
- Das Produkt wird nur im exklusiven Direktvertrieb verkauft (und ist z. B. nicht in Apotheken erhältlich).

EIN LÄCHELN UND EIN PAAR GEDANKEN ZUM SCHLUSS

Hier endet nun erst einmal unsere gemeinsame Reise über und unter die Hautoberfläche im Rahmen der »Mission Kinderhaut«. Es würde mich freuen, wenn ich Sie mit meiner Begeisterung für den Tausendsassa Kinderhaut anstecken konnte. Ich wünsche mir, dass das zusätzliche Verständnis und Wissen, das Sie in den einzelnen Kapiteln dieses Buches gewonnen haben, zum guten Gelingen des alltäglichen Neurodermitismanagements bei Ihrem Kind beiträgt.

Während ich das letzte Kapitel dieses Buches schrieb, erreichte mich die E-Mail einer Familie mit dem Betreff »Danke« und einem Bild im Anhang. Es zeigt einen Jungen, der mit seinen beiden Daumen und Zeigefingern ein Herz formt und bis über beide Ohren strahlt. Es sind Augen, die voller Freude sind und neugierig auf das (wieder) »normale« Leben mit all den kleinen und großen Abenteuern blicken: zu Hause, im Kindergarten, auf dem Spielplatz ...

Obwohl nur wenige Zeilen lang, steckte in dieser Nachricht sehr viel positive Energie – eine Gefühlslage, die für diese Familie zum Zeitpunkt unseres Kennenlernens so weit entfernt lag, dass kaum mehr Zuversicht übrig geblieben war, so viele Monate hatte die schwere Neurodermitis den gemeinsamen Alltag bestimmt!

Genau deshalb möchte ich dieses Bild und die damit verbundenen Gefühle zum Abschluss mit Ihnen teilen. Es soll Sie darin bestärken, zuversichtlich zu bleiben, obwohl zu jeder Krankheit auch Phasen gehören, in der Wut und Verzweiflung ihren Raum haben (dürfen). Diese Phasen zu überwinden, neue Kraft und Mut zu schöpfen, dabei helfen Patientengeschichten wie diese. Auch weil sie zeigen, dass keiner mit seinen Herausforderungen allein ist. Zumal auch das beste Management einer chronischen Erkrankung auf einem vertrauensvollen Miteinander beruht – Hand in Hand, gemeinsam im Griff.

DANKE

Ein kurzes Wort mit gerade einmal fünf Buchstaben. Obgleich klein und unscheinbar, verbirgt sich für mich dahinter ein sehr großes Gefühl: Das Gefühl der Dankbarkeit, das mich mit vielen Menschen verbindet. Menschen, die mich auf meiner »Mission Kinderhaut« begleitet und ebenso bei der Arbeit an diesem Buch unterstützt haben.

In erster Linie meine Familie, die mich von Beginn an ermutigt hat, meiner Überzeugung zu folgen und dafür neue Wege zu gehen. Dass ich heute dort bin, wo ich stehe, verdanke ich meinen Eltern, deren Lebensleistung für mich Beweis ist, dass aus Liebe und Mut alles möglich ist. Und meinem Mann, der mir beides gibt, um damit ein Leben zu füllen und zu gestalten.

Ihren Beitrag hatten zudem viele weitere Lieblings- und Lebensmenschen, die mein Leben auf so vielfältige Art und Weise reich machen. Jeder einzelne Gedanke und Ratschlag waren wertvoll – insbesondere auch die Anregungen und Anmerkungen von Martin, Denise, Nina und Doortje.

Danken möchte ich auch Sarah und dem gesamten Team des Penguin Random House Verlags: für ihre Idee, mit mir dieses Buch entstehen zu lassen. Für den Freiraum bei der Gestaltung sowie das allseits vertrauensvolle Miteinander bei den Arbeiten daran.

Einen besonderen Dank verdient haben auch Nadine Gibler und das Team von Buxdesign: für die ansprechende Buchgestaltung samt aller Bilder, Tabellen und Grafiken, die das Buch auf wertvolle Weise bereichern, da sich damit so manch komplexer Zusammenhang verständlich und anschaulich herunterbrechen ließ.

Gewidmet ist dieses Buch all »meinen« (Spatzen-)Kindern und Eltern. Für deren Vertrauen, das ich vom ersten Tag an erfahren habe, ebenso wie für den Zuspruch, der auch Inspiration für dieses Buch gab. Gleiches gilt auch für die Vielzahl an Kollegen, mit denen es gelang, ein vertrauensvolles Netzwerk für »unsere« Kinder zu spannen: in Ulm, um Ulm und weit über Ulm hinaus.

Noch viele Menschen mehr haben ihre Fingerabdrücke in diesem Buch hinterlassen, denen ich ebenso danken möchte. Danke bis hierhin und noch viel weiter.

REGISTER

QUELLENNACHWEIS

1 Gupta N, Deierl A, Hills E, et al. Systematic review confirmed the benefits of early skin-to-skin contact but highlighted lack of studies on very and extremely preterm infants. Acta Paediatr. 2021;110(8):2310-5.

2 DAK Gesundheit: Kindergesundheit 2015, https://www.dak.de/dak/bundesthemen/kindergesundheit-2121114.html#/.

3 Beattie PE, Lewis-Jones MS. A comparative study of impairment of quality of life in children with skin disease and children with other chronic childhood diseases. Br J Dermatol. 2006;155(1):145-51.

4 Zuberbier T, Orlow SJ, Paller AS, et al. Patient perspectives on the management of atopic dermatitis. J Allergy Clin Immunol. 2006;118(1):226-32.

5 Ben-Gashir MA, Seed PT, Hay RJ. Quality of life and disease severity are correlated in children with atopic dermatitis. Br J Dermatol. 2004;150(2):284-90.
Holm EA, Jemec GB. Time spent on treatment of atopic dermatitis: A new method of measuring pediatric morbidity? Pediatr Dermatol. 2004;21(6):623-7.
Zuberbier T, Orlow SJ, Paller AS, et al. Patient perspectives on the management of atopic dermatitis. J Allergy Clin Immunol. 2006;118(1):226-32.

6 Capozza K, Gadd H, Kelley K, et al. Insights from caregivers on the impact of pediatric atopic dermatitis on families: "I'm tired, overwhelmed, and feel like I'm failing as a mother". Dermatitis. 2020;31(3):223-7.

7 Filanovsky MG, Pootongkam S, Tamburro JE, et al. The financial and emotional impact of atopic dermatitis on children and their families. J Pediatr. 2016;169:284-90.e5.

8 Ricci G, Bendandi B, Pagliara L, et al. Atopic dermatitis in Italian children: Evaluation of its economic impact. J Pediatr Health Care. 2006 Sep-Oct;20(5):311-5.

9 Zink AGS, Arents B, Fink-Wagner A, et al. Out-of-pocket costs for individuals with atopic eczema: A cross-sectional study in nine european countries. Acta Derm Venereol. 2019;99(3):263-7.

10 Barbarot S, Silverberg JI, Gadkari A, et al. The family impact of atopic dermatitis in the pediatric population: Results from an international cross-sectional study. J Pediatr. 2022 Jul;246:220-6.

11 Reuveni H, Chapnick G, Tal A, et al. Sleep fragmentation in children with atopic dermatitis. Arch Pediatr Adolesc Med. 1999 Mar;153(3):249-53.

12 Capozza K, Gadd H, Kelley K, et al. Insights from caregivers on the impact of pediatric atopic dermatitis on families: "I'm tired, overwhelmed, and feel like I'm failing as a mother". Dermatitis. 2020;31(3):223-7.

13 Freund W, Weber F. The function of sleep and the treatment of primary insomnia. Dtsch Arztebl Int. 2023 Dec 15;120(50):863-70.

14 Weidinger S, Simpson EL, Silverberg JI, et al. Burden of atopic dermatitis in paediatric patients: An international cross-sectional study. Br J Dermatol. 2024 May 17;190(6):846-57.

15 Pálsson K, Slagor RM, Flachs EM, et al. Childhood atopic dermatitis is associated with a decreased chance of completing education later in life: A register-based cohort study. J Eur Acad Dermatol Venereol. 2021;35(9):1849-58.

16 Lewis-Jones S. Quality of life and childhood atopic dermatitis: The misery of living with childhood eczema. Int J Clin Pract. 2006;60(8):984-92.

17 Schmitt J, Apfelbacher C, Chen CM, et al. Infant-onset eczema in relation to mental health problems at age 10 years: Results from a prospective birth cohort study (German Infant Nutrition Intervention plus). J Allergy Clin Immunol. 2010;125(2):404-10.
Schmitt J, Chen CM, Apfelbacher C, et al. Infant eczema, infant sleeping problems, and mental health at 10 years of age: The prospective birth cohort study LISAplus. Allergy. 2011;66(3):404-11.

18 Romanos M, Gerlach M, Warnke A, Schmitt J. Association of attention-deficit/hyperactivity disorder and atopic eczema modified by sleep disturbance in a large population-based sample. J Epidemiol Community Health. 2010;64(3):269-73.

Strom MA, Fishbein AB, Paller AS, Silverberg JI. Association between atopic dermatitis and attention deficit hyperactivity disorder in U.S. children and adults. Br J Dermatol. 2016;175(5):920-9.

19 Brew BK, Lundholm C, Gong T, et al. The familial aggregation of atopic diseases and depression or anxiety in children. Clin Exp Allergy. 2018;48(6):703-11.

20 Paller AS, Kong HH, Seed P, et al. The microbiome in patients with atopic dermatitis. J Allergy Clin Immunol. 2019;143(1):26-35.

21 Höger P. Physiologie und Pflege der Haut in den ersten Lebensjahren. Consilium. 2017:03-22.

22 Tsakok T, Woolf R, Smith CH, et al. Atopic dermatitis: The skin barrier and beyond. Br J Dermatol. 2019;180(3):464-74.

23 Suarez-Farinas M, Tintle S, Shemer A, et al. Non-lesional atopic dermatitis (AD) skin is characterized by broad terminal differentiation defects and variable immune abnormalities. The Journal of allergy and clinical immunology; 2011;127(4):954-64.e1-4.

24 Flohr C, Perkin M, Logan K, et al. Atopic dermatitis and disease severity are the main risk factors for food sensitization in exclusively breastfed infants. J Invest Dermatol. 2014;134(2):345-50.

25 Engebretsen KA, Bager P, Wohlfahrt J, et al. Prevalence of atopic dermatitis in infants by domestic water hardness and season of birth: Cohort study. J Allergy Clin Immunol. 2017;139(5):1568-74 e1.

26 Silverberg JI, Barbarot S, Gadkari A, et al. Atopic dermatitis in the pediatric population: A cross-sectional, international epidemiologic study. Ann Allergy Asthma Immunol. 2021;126(4):417-28.

27 Ring J. Handbook of atopic eczema. Chapter 2: The History of Atopic Eczema/Dermatitis. Springer, Berlin/Heidelberg/New York 2006.

28 Cohen S, Dworetzky M, Frick OL. Coca and cooke on the classification of hypersensitiveness. J Allergy Clin Immunol. 2003;111(1):205-10.

29 Cheng BT, Patel MS, Xu M, et al. Timing of itch among children with atopic dermatitis. Ann Allergy Asthma Immunol. 2022;128(5):603-5.

30 Cameron S, Donnelly A, Broderick C, et al. Mind and skin: Exploring the links between inflammation, sleep disturbance and neurocognitive function in patients with atopic dermatitis. Allergy. 2024;79(1):26-36.

31 Paller AS, Kong HH, Seed P, et al. The microbiome in patients with atopic dermatitis. J Allergy Clin Immunol. 2019 Jan;143(1):26-35.

32 Ring J, Bachert C, Bauer CP, et al. Weißbuch Allergie in Deutschland. Springer, Berlin/Heidelberg 2000.

33 Bufe A. Hygienehypothese und Infektion. Umwelt und Lebensweise. Pädiatrische Allergologie in Klinik und Praxis. 2008:25-7.

34 Bufe A. Hygienehypothese und Infektion. Umwelt und Lebensweise. Pädiatrische Allergologie in Klinik und Praxis. 2008:25-7.

35 Sherriff A, Golding J; Alspac Study Team. Hygiene levels in a contemporary population cohort are associated with wheezing and atopic eczema in preschool infants. Arch Dis Child. 2002.

36 Hanifin JM, Rajka G. Diagnostic features of atopic dermatitis. Acta Dermato-Venereologica. 1980;60(92):44-7.

37 Weidinger S, Simpson EL, Silverberg JI, et al. Burden of atopic dermatitis in paediatric patients: An international cross-sectional study. Br J Dermatol. 2024 May 17;190(6):846-857.

38 Illi S, von Mutius E, Lau S, et al. The natural course of atopic dermatitis from birth to age 7 years and the association with asthma. J Allergy Clin Immunol. 2004;113(5):925-31.

39 Roduit C, Frei R, Depner M, et al. Phenotypes of atopic dermatitis depending on the timing of onset and progression in childhood. JAMA Pediatr. 2017;171(7):655-62.
Paternoster L, Savenije OEM, Heron J, et al. Identification of atopic dermatitis subgroups in children from 2 longitudinal birth cohorts. J Allergy Clin Immunol. 2018 Mar;141(3):964-971.

40 Martin PE, Eckert JK, Koplin JJ, et al. Which infants with eczema are at risk of food allergy? Results from a population-based cohort. Clin Exp Allergy. 2015;45(1):255-64.

Roduit C, Frei R, Depner M, et al. Phenotypes of atopic dermatitis depending on the timing of onset and progression in childhood. JAMA Pediatr. 2017;171(7):655-62.
Flohr C, Perkin M, Logan K, et al. Atopic dermatitis and disease severity are the main risk factors for food sensitization in exclusively breastfed infants. J Invest Dermatol. 2014;134(2):345-50.
41 Irvine AD, Mina-Osorio P. Disease trajectories in childhood atopic dermatitis: An update and practitioner's guide. Br J Dermatol. 2019;181(5):895-906.
von Kobyletzki L, Svensson A, Apfelbacher C, et al. Factors that predict remission of infant atopic dermatitis: A systematic review. Acta Derm Venereol. 2015;95(4):389-94.
42 Weins AB KS, Schnopp C. Die schwere atopische Dermatitis im frühen Kindesalter. Pädiatrische Allergologie in Klinik und Praxis. 2024:13-21.
Werfel T, Heratizadeh A, Aberer W, et al. S3 Guideline atopic dermatitis: Part 1 – General aspects, topical and non-drug therapies, special patient groups. J Dtsch Dermatol Ges. 2024;22(1):137-53.
43 Jabbar-Lopez ZK, Craven J, Logan K, et al. Longitudinal analysis of the effect of water hardness on atopic eczema: Evidence for gene-environment interaction. Br J Dermatol. 2020;183(2):285-93.
Engebretsen KA, Bager P, Wohlfahrt J, et al. Prevalence of atopic dermatitis in infants by domestic water hardness and season of birth: Cohort study. J Allergy Clin Immunol. 2017;139(5):1568-74.
44 Jabbar-Lopez ZK, Ezzamouri B, Briley A, et al. Randomized controlled pilot trial with ion-exchange water softeners to prevent eczema (SOFTER trial). Clin Exp Allergy. 2022;52(3):405-15.
45 Thomas KS, Dean T, O'Leary C, et al. A randomised controlled trial of ion-exchange water softeners for the treatment of eczema in children. PLoS Med. 2011;8(2):e1000395.
46 Blume-Peytavi U, Hauser M, Stamatas GN, et al. Skin care practices for newborns and infants: Review of the clinical evidence for best practices. Pediatr Dermatol. 2012;29(1):1-14.
47 Blume-Peytavi U, Hauser M, Stamatas GN, et al. Skin care practices for newborns and infants: Review of the clinical evidence for best practices. Pediatr Dermatol. 2012;29(1):1-14.
48 Santer M, Rumsby K, Ridd MJ, et al. Adding emollient bath additives to standard eczema management for children with eczema: The BATHE RCT. Health Technol Assess. 2018;22(57):1-116.
49 Long CC, Mills CM, Finlay AY. A practical guide to topical therapy in children. Br J Dermatol. 1998;138(2):293-6.
50 Folster-Holst R, Latussek E. Synthetic tannins in dermatology – a therapeutic option in a variety of pediatric dermatoses. Pediatr Dermatol. 2007;24(3):296-301.
51 Werfel T, Heratizadeh A, Aberer W, et al. S3 Guideline Atopic dermatitis: Part 1 – General aspects, topical and non-drug therapies, special patient groups. J Dtsch Dermatol Ges. 2024;22(1):137-53.
52 Luger T, Loske KD, Elsner P, et al. Topical skin therapy with glucocorticoids – therapeutic index. J Dtsch Dermatol Ges.2004;2(7):629-34.
53 Werfel T, Heratizadeh A, Aberer W, et al. S3 Guideline Atopic dermatitis: Part 1 – General aspects, topical and non-drug therapies, special patient groups. J Dtsch Dermatol Ges. 2024;22(1):137-53.
Wollenberg A, Frank R, Kroth J. Proactive therapy of atopic eczema – an evidence-based concept with a behavioral background. J Dtsch Dermatol Ges. 2009;7(2):117-21.
Wollenberg A, Kinberger M, Arents B, et al. European guideline (EuroGuiDerm) on atopic eczema – part II: Non-systemic treatments and treatment recommendations for special AE patient populations. J Eur Acad Dermatol Venereol. 2022;36(11):1904-26.
Wollenberg A, Reitamo S, Girolomoni G, et al. Proactive treatment of atopic dermatitis in adults with 0.1% tacrolimus ointment. Allergy. 2008;63(7):742-50.
54 Paller AS, Folster-Holst R, Chen SC, et al. No evidence of increased cancer incidence in children using topical tacrolimus for atopic dermatitis. J Am Acad Dermatol. 2020;83(2):375-81.
Luger T, Boguniewicz M, Carr W, et al. Pimecrolimus in atopic dermatitis: consensus on safety and the need to allow use in infants. Pediatr Allergy Immunol. 2015;26(4):306-15.
55 Staab D, Diepgen TL, Fartasch M, et al. Age related, structured educational programmes for the management of atopic dermatitis in children and adolescents: Multicentre, randomised controlled trial. BMJ. 2006;332(7547):933-8.
56 Carr J, Akram M, Sultan A, et al. Contamination of emollient creams and ointments with staphylococcus aureus in children with atopic dermatitis. Derm. 2008; 19(5):282.
57 Eigenmann PA, Beyer K, Lack G, et al. Are avoidance diets still warranted in children with atopic dermatitis? Pediatr Allergy Immunol. 2020;31(1):19-26.

58 Brough HA, Liu AH, Sicherer S, et al. Atopic dermatitis increases the effect of exposure to peanut antigen in dust on peanut sensitization and likely peanut allergy. J Allergy Clin Immunol. 2015;135(1):164-70.
Quelle Abbildung (modifiziert): Brough HA, Nadeau KC, Sindher SB, et al. Epicutaneous sensitization in the development of food allergy: What is the evidence and how can this be prevented? Allergy. 2020 Sep;75(9):2185-205.
59 Du Toit G, Roberts G, Sayre PH, et al. Randomized trial of peanut consumption in infants at risk for peanut allergy. N Engl J Med. 2015;372(9):803-13.
60 Kopp MV, Muche-Borowski C, Abou-Dakn M, et al. S3 guideline allergy prevention. Allergol Select. 2022;6:61-97.
61 Papapostolou N, Xepapadaki P, Gregoriou S, et al. Atopic dermatitis and food allergy: A complex interplay what we know and what we would like to learn. J Clin Med. 2022;11(14):4232.
62 Reese I. Lassen sich allergische Erkrankungen durch Ernährung beeinflussen? Allergologie. 2022;45(11):775-9.
63 Brough HA, Nadeau KC, Sindher SB, et al. Epicutaneous sensitization in the development of food allergy: What is the evidence and how can this be prevented? Allergy. 2020 Sep;75(9):2185-2205.
64 Quelle Abbildung (modifiziert): Papapostolou N, Xepapadaki P, Gregoriou S, et al. Atopic dermatitis and food allergy: A complex interplay what we know and what we would like to learn. J Clin Med. 2022;11(14):4232.
65 Kopp MV, Muche-Borowski C, Abou-Dakn M, et al. S3 guideline Allergy Prevention. Allergol Select. 2022;6:61-97.
66 Papapostolou N, Xepapadaki P, Gregoriou S, et al. Atopic dermatitis and food allergy: A complex interplay what we know and what we would like to learn. J Clin Med. 2022;11(14).
67 Schoos AM, Chawes BL, Folsgaard NV, et al. Disagreement between skin prick test and specific IgE in young children. Allergy. 2015;70(1):41-8.
Tsakok T, Marrs T, Mohsin M, et al. Does atopic dermatitis cause food allergy? A systematic review. J Allergy Clin Immunol. 2016;137(4):1071-8.
Martin PE, Eckert JK, Koplin JJ, et al. Which infants with eczema are at risk of food allergy? Results from a population-based cohort. Clin Exp Allergy. 2015;45(1):255-64.
68 Roerdink EM, Flokstra-de Blok BM, Blok JL, et al. Association of food allergy and atopic dermatitis exacerbations. Ann Allergy Asthma Immunol. 2016;116(4):334-8.
Lange L. Allergologische Diagnostik beim atopischen Ekzem im Kindesalter: Wann sinnvoll, wann überflüssig? Pädiatrische Allergologie in Klinik und Praxis: Sonderheft Neurodermitis. 2017:17-24.
69 Höger P. Physiologie und Pflege der Haut in den ersten Lebensjahren. Consilium. 2017:03-22.
70 Borok J, Matiz C, Goldenberg A, et al. Contact dermatitis in atopic dermatitis children-past, present, and future. Clin Rev Allergy Immunol. 2019;56(1):86-98.
71 Jacob SE, McGowan M, Silverberg NB, et al. Pediatric contact dermatitis registry data on contact allergy in children with atopic dermatitis. JAMA Dermatol. 2017;153(8):765-70.
72 Aktualisierte Stellungnahme Nr. 008/2018 des BfR vom 27. Februar 2018:
Hochraffinierte Mineralöle in Kosmetika: Gesundheitliche Risiken sind nach derzeitigem Kenntnisstand nicht zu erwarten.
73 Petry T, Bury D, Fautz R, et al. Review of data on the dermal penetration of mineral oils and waxes used in cosmetic applications. Toxicol Lett. 2017;280:70-8.
74 Schmidt SM. Impfungen und Allergien auf Hühnereiweiß – wann besteht klinische Relevanz? Allergologie. 2023;46: 363-70.
75 Navaratna S, Estcourt MJ, Burgess J, et al. A systematic review and meta-analysis. Allergy. 2021 Jul;76(7):2135-52.
76 Zehn Indizien für Quacksalberei. Arzneimittel Telegramm. 2003;34(95).

WEITERE LITERATUR ZUM THEMA

Ali F, Vyas J, Finlay AY. Counting the burden: Atopic dermatitis and health-related quality of life. Acta Derm Venereol. 2020;100(12).

Armstrong J, Rosinski NK, Fial A, et al. Emollients to prevent eczema in high-risk infants: Integrative review. MCN Am J Matern Child Nurs. 2022;47(3):122-9.

Astolfi A, Cipriani F, Messelodi D, et al. Filaggrin loss-of-function mutations are risk factors for severe food allergy in children with atopic dermatitis. J Clin Med.2021;10(2).

Augustin M, Wilsmann-Theis D, Körber A, et al. Positionspapier: Diagnostik und Therapie der Xerosis cutis. J Dtsch Dermatol Ges. 2018;16(S4):3-35.

Barbarot S, Silverberg JI, Gadkari A, et al. The family impact of atopic dermatitis in the pediatric population: Results from an international cross-sectional study. J Pediatr. 2022;246:220-6.

Bath-Hextall F, Delamere FM, Williams HC. Dietary exclusions for improving established atopic eczema in adults and children: Systematic review. Allergy. 2009;64(2):258-64.

Beattie PE, Lewis-Jones MS. A comparative study of impairment of quality of life in children with skin disease and children with other chronic childhood diseases. Br J Dermatol. 2006;155(1):145-51.

Ben-Gashir MA, Seed PT, Hay RJ. Quality of life and disease severity are correlated in children with atopic dermatitis. Br J Dermatol. 2004;150(2):284-90.

Blaak J, Staib P. The relation of pH and skin cleansing. Curr Probl Dermatol. 2018;54:132-42.

Blume-Peytavi U, Hauser M, Stamatas GN, et al. Skin care practices for newborns and infants: Review of the clinical evidence for best practices. Pediatr Dermatol. 2012;29(1):1-14.

Blume-Peytavi U, Lavender T, Jenerowicz D, et al. Recommendations from a european roundtable meeting on best practice healthy infant skin care. Pediatr Dermatol. 2016;33(3):311-21.

Borok J, Matiz C, Goldenberg A, et al. Contact Dermatitis in Atopic Dermatitis Children – Past, Present, and Future. Clin Rev Allergy Immunol. 2019;56(1):86-98.

Brew BK, Lundholm C, Gong T, et al. The familial aggregation of atopic diseases and depression or anxiety in children. Clin Exp Allergy. 2018;48(6):703-11.

Brough HA, Liu AH, Sicherer S, et al. Atopic dermatitis increases the effect of exposure to peanut antigen in dust on peanut sensitization and likely peanut allergy. J Allergy Clin Immunol. 2015;135(1):164-70.

Brough HA, Nadeau KC, Sindher SB, et al. Epicutaneous sensitization in the development of food allergy: What is the evidence and how can this be prevented? Allergy. 2020;75(9):2185-205.

Bufe A. Umwelt und Lebensweise: Hygienehypothese und Infektion. Pädiatrische Allergologie in Klinik und Praxis. 2018;Sonderheft: Prävention:25-7.

Bursztejn AC, Shourick J, Bodemer C, et al. Feelings of guilt in parents of children with atopic dermatitis. J Eur Acad Dermatol Venereol. 2022;36(2):e155-e157.

Cameron S, Donnelly A, Broderick C, et al. Mind and skin: Exploring the links between inflammation, sleep disturbance and neurocognitive function in patients with atopic dermatitis. Allergy. 2024;79(1):26-36.

Capozza K, Gadd H, Kelley K, et al. Insights from caregivers on the impact of pediatric atopic dermatitis on families: "I'm tired, overwhelmed, and feel like I'm failing as a mother". Dermatitis. 2020;31(3):223-27.

Cardona ID, Kempe EE, Lary C, et al. Frequent versus infrequent bathing in pediatric atopic dermatitis: A randomized clinical trial. J Allergy Clin Immunol Pract. 2020;8(3):1014-21.

Carr J, Akram M, Sultan A, et al. Contamination of emollient creams and ointments with Staphylococcus aureus in children with atopic dermatitis. DERM. 2008;19(5):282.

Carroll CL, Balkrishnan R, Feldman SR, et al. The burden of atopic dermatitis: impact on the patient, family, and society. Pediatr Dermatol. 2005;22(3):192-9.

Chalmers JR, Haines RH, Bradshaw LE, et al. Daily emollient during infancy for prevention of eczema: The BEEP randomised controlled trial. Lancet. 2020;395(10228):962-72.

Chamlin SL, Frieden IJ, Williams ML, et al. Effects of atopic dermatitis on young american children and their families. Pediatrics. 2004;114(3):607-611.

Chamlin SL, Kao J, Frieden IJ, et al. Ceramide-dominant barrier repair lipids alleviate childhood atopic dermatitis: changes in barrier function provide a sensitive indicator of disease activity. J Am Acad Dermatol. 2002;47(2):198-208.

Chamlin SL, Mattson CL, Frieden IJ, et al. The price of pruritus: sleep disturbance and cosleeping in atopic dermatitis. Arch Pediatr Adolesc Med. 2005;159(8):745-750.

Chang YS, Chou YT, Lee JH, et al. Atopic dermatitis, melatonin, and sleep disturbance. Pediatrics. 2014;134(2):e397-405.

Cheng BT, Patel MS, Xu M, et al. Timing of itch among children with atopic dermatitis. Ann Allergy Asthma Immunol. 2022;128(5):603-5.

Chopra R, Vakharia PP, Sacotte R, et al. Efficacy of bleach baths in reducing severity of atopic dermatitis: A systematic review and meta-analysis. Ann Allergy Asthma Immunol. 2017;119(5):435-40.

Chylla R, Schnopp C, Volz T. Basistherapie bei atopischer Dermatitis – Neues und Bewährtes. J Dtsch Dermatol Ges. 2018;16(8):976-9.

Cohen S, Dworetzky M, Frick OL. Coca and Cooke on the classification of hypersensitiveness. J Allergy Clin Immunol. 2003;111(1):205-10.

Danby SG, Brown K, Wigley AM, et al. The Effect of Water Hardness on Surfactant Deposition after Washing and Subsequent Skin Irritation in Atopic Dermatitis Patients and Healthy Control Subjects. J Invest Dermatol. 2018;138(1):68-77.

Du Toit G, Katz Y, Sasieni P, et al. Early consumption of peanuts in infancy is associated with a low prevalence of peanut allergy. J Allergy Clin Immunol. 2008;122(5):984-91.

Du Toit G, Roberts G, Sayre PH, et al. Randomized trial of peanut consumption in infants at risk for peanut allergy. N Engl J Med. 2015;372(9):803-13.

Eigenmann PA, Beyer K, Lack G, et al. Are avoidance diets still warranted in children with atopic dermatitis? Pediatr Allergy Immunol. 2020;31(1):19-26.

Engebretsen KA, Bager P, Wohlfahrt J, et al. Prevalence of atopic dermatitis in infants by domestic water hardness and season of birth: Cohort study. J Allergy Clin Immunol. 2017;139(5):1568-74.

Filanovsky MG, Pootongkam S, Tamburro JE, et al. The financial and emotional impact of atopic dermatitis on children and their families. J Pediatr. 2016;169:284-90.

Fishbein AB, Vitaterna O, Haugh IM, et al. Nocturnal eczema: Review of sleep and circadian rhythms in children with atopic dermatitis and future research directions. J Allergy Clin Immunol. 2015;136(5):1170-7.

Flohr C, Perkin M, Logan K, et al. Atopic dermatitis and disease severity are the main risk factors for food sensitization in exclusively breastfed infants. J Invest Dermatol. 2014;134(2):345-50.

Folster-Holst R, Latussek E. Synthetic tannins in dermatology – a therapeutic option in a variety of pediatric dermatoses. Pediatr Dermatol. 2007;24(3):296-301.

Freund W, Weber F. Funktion des Schlafs und Behandlung der primären Insomnie. Dtsch Arztebl Int. 2023;120(50):863-70.

Gerner T, Haugaard JH, Vestergaard C, et al. Disease severity and trigger factors in Danish children with atopic dermatitis: a nationwide study. J Eur Acad Dermatol Venereol. 2021;35(4):948-57.

DAK Gesundheit: Kindergesundheit 2015: https://www.dak.de/dak/bundesthemen/kindergesundheit-2121114.html#/. Abruf 19.7.2024

Golics CJ, Basra MK, Finlay AY, et al. The impact of disease on family members: A critical aspect of medical care. J R Soc Med. 2013;106(10):399-407.

Gupta N, Deierl A, Hills E, et al. Systematic review confirmed the benefits of early skin-to-skin contact but highlighted lack of studies on very and extremely preterm infants. Acta Paediatr. 2021;110(8):2310-5.

Hanifin JM, Rajka G. Diagnostic features of atopic dermatitis. Acta Dermato-Venereologica. 1980;60(92):44-7.

Hoath SB, Pickens WL, Visscher MO. The biology of vernix caseosa. Int J Cosmet Sci. 2006;28(5):319-33.

Hoeger PH. Physiologie und Pflege der Haut in den ersten Lebensjahren. Consilium. 2017: 3-22.

Hoeger PH. Kinderdermatologie. 4., aktualisierte und erweiterte Auflage. Georg Thieme Verlag KG, Stuttgart 2022.

Holm EA, Jemec GB. Time spent on treatment of atopic dermatitis: a new method of measuring pediatric morbidity? Pediatr Dermatol. 2004;21(6):623-7.

Huang JT, Abrams M, Tlougan B, et al. Treatment of Staphylococcus aureus colonization in atopic dermatitis decreases disease severity. Pediatrics. 2009;123(5):e808-814.

Hulshof L, Hack DP, Hasnoe QCJ, et al. A minimally invasive tool to study immune response and skin barrier in children with atopic dermatitis. Br J Dermatol. 2019;180(3):621-30.

Illi S, von Mutius E, Lau S, et al. The natural course of atopic dermatitis from birth to age 7 years and the association with asthma. J Allergy Clin Immunol. 2004;113(5):925-31.

Irvine AD, Mina-Osorio P. Disease trajectories in childhood atopic dermatitis: An update and practitioner's guide. Br J Dermatol. 2019;181(5):895-906.

Jabbar-Lopez ZK, Craven J, Logan K, et al. Longitudinal analysis of the effect of water hardness on atopic eczema: Evidence for gene-environment interaction. Br J Dermatol. 2020;183(2):285-93.

Jabbar-Lopez ZK, Ezzamouri B, Briley A, et al. Randomized controlled pilot trial with ion-exchange water softeners to prevent eczema (SOFTER trial). Clin Exp Allergy. 2022;52(3):405-15.

Jacob SE, McGowan M, Silverberg NB, et al. Pediatric contact dermatitis registry data on contact allergy in children with atopic dermatitis. JAMA Dermatol. 2017;153(8):765-70.

Jazdarehee A, Lee J, Lewis R, Mukovozov I. Potential mechanisms of the sparing of atopic dermatitis in the diaper region: A scoping review. J Cutan Med Surg. 2022;26(4):398-403.

Kalavala M, Mills CM, Long CC, et al. The fingertip unit: A practical guide to topical therapy in children. J Dermatolog Treat. 2007;18(5):319-20.

Kawada S, Futamura M, Hashimoto H, et al. Association between sites and severity of eczema and the onset of cow's milk and egg allergy in children. PLoS One. 2020;15(10):e0240980.

Kelleher MM, Cro S, Cornelius V, et al. Skin care interventions in infants for preventing eczema and food allergy. Cochrane Database Syst Rev. 2021;2(2):CD013534.

Khan A, Adalsteinsson J, Whitaker-Worth DL. Atopic dermatitis and nutrition. Clin Dermatol. 2022;40(2):135-44.

Kong HH, Oh J, Deming C, et al. Temporal shifts in the skin microbiome associated with disease flares and treatment in children with atopic dermatitis. Genome Res. 2012;22(5):850-59.

Kopp MV, Muche-Borowski C, Abou-Dakn M, et al. S3 guideline Allergy Prevention. Allergol Select. 2022;6:61-97.

Kulig M, Bergmann R, Tacke U, et al. Long-lasting sensitization to food during the first two years precedes allergic airway disease. The MAS Study Group, Germany. Pediatr Allergy Immunol. 1998;9(2):61-7.

Kupfer J, Gieler U, Diepgen TL, et al. Structured education program improves the coping with atopic dermatitis in children and their parents-a multicenter, randomized controlled trial. J Psychosom Res. 2010;68(4):353-58.

Lange L. Allergologische Diagnostik beim atopischen Ekzem im Kindesalter: Wann sinnvoll, wann überflüssig? Pädiatrische Allergologie in Klinik und Praxis: Sonderheft Neurodermitis. 2017:17-24.

Lawson V, Lewis-Jones MS, Finlay AY, et al. The family impact of childhood atopic dermatitis: The Dermatitis Family Impact Questionnaire. Br J Dermatol.1998;138(1): 107-13.

Lewis-Jones S. Quality of life and childhood atopic dermatitis: The misery of living with childhood eczema. Int J Clin Pract. 2006;60(8): 984-92.

Long CC, Mills CM, Finlay AY. A practical guide to topical therapy in children. Br J Dermatol. 1998;138(2):293-6.

Luger T, Amagai M, Dreno B, et al. Atopic dermatitis: Role of the skin barrier, environment, microbiome, and therapeutic agents. J Dermatol Sci. 2021;102(3):142-57.

Luger T, Boguniewicz M, Carr W, et al. Pimecrolimus in atopic dermatitis: Consensus on safety and the need to allow use in infants. Pediatr Allergy Immunol. 2015;26(4):306-15.

Luger T, Loske KD, Elsner P, et al. Topische Dermatotherapie mit Glukokortikoiden – Therapeutischer Index. J Dtsch Dermatol Ges. 2004;2(7):629-34.

Lyman M. The Remarkable Life of the Skin. Transworld Publishers, Penguin Random House Group, London 2019.

Madhu R, Vijayabhaskar C, Anandan V, et al. Indian Academy of Pediatrics Guidelines for Pediatric Skin Care. Indian Pediatr. 2021;58(2):153-61.

Majewski S, Bhattacharya T, Asztalos M, et al. Sodium hypochlorite body wash in the management of Staphylococcus aureus-colonized moderate-to-severe atopic dermatitis in infants, children, and adolescents. Pediatr Dermatol. 2019;36(4):442-7.

Martin PE, Eckert JK, Koplin JJ, et al. Which infants with eczema are at risk of food allergy? Results from a population-based cohort. Clin Exp Allergy. 2015;45(1):255-64.

Miyaji Y, Yang L, Yamamoto-Hanada K, et al. Earlier aggressive treatment to shorten the duration of eczema in infants resulted in fewer food allergies at 2 years of age. J Allergy Clin Immunol Pract. 2020;8(5):1721-4.

Mollanazar NK, Smith PK, Yosipovitch G. Mediators of chronic pruritus in atopic dermatitis: Getting the itch out? Clin Rev Allergy Immunol. 2016;51(3):263-92. Zehn Indizien für Quacksalberei. Arzneimittel Telegramm. 2003;34(95): https://www.arznei-telegramm.de/html/2003_10/0310095_01.html. Abruf 19.7.2024

Navaratna S, Estcourt MJ, Burgess J, et al. Childhood vaccination and allergy: A systematic review and meta-analysis. Allergy. 2021;76(7):2135-52.

Nemat K, Ahrens B. Basis-Externatherapie des Atopischen Ekzems: Vorgehen in der pädiatrischen Praxis. Pädiatrische Allergologie in Klinik und Praxis: Sonderheft Neurodermitis. 2017:25-34.

Nemat K, Abraham S. Neurodermitis im Kindesalter – Praktische Aspekte. Pädiatrische Praxis. 2019;91(4):1-15.

Ness MJ, Davis DM, Carey WA. Neonatal skin care: a concise review. Int J Dermatol. 2013;52(1):14-22.

Ng SY, Begum S, Chong SY. Does order of application of emollient and topical corticosteroids make a difference in the severity of atopic eczema in children? Pediatr Dermatol. 2016;33(2):160-4.

Ott H, Hoeger PH. Besonderheiten der Haut des Neugeborenen und jungen Säuglings. Hautarzt. 2005;56(10):905-14.

Paller AS, Flohr C, Cork M, et al. Efficacy and safety of tralokinumab in adolescents with moderate to severe atopic dermatitis: The phase 3 ECZTRA 6 randomized clinical trial. JAMA Dermatol. 2023;159(6):596-605.

Paller AS, Flohr C, Eichenfield LF, et al. Safety and efficacy of lebrikizumab in adolescent patients with moderate-to-severe atopic dermatitis: A 52-week, open-label, phase 3 study. Dermatol Ther. 2023;13(7):1517-34.

Paller AS, Folster-Holst R, Chen SC, et al. No evidence of increased cancer incidence in children using topical tacrolimus for atopic dermatitis. J Am Acad Dermatol. 2020;83(2):375-81.

Paller AS, Kong HH, Seed P, et al. The microbiome in patients with atopic dermatitis. J Allergy Clin Immunol. 2019;143(1):26-35.

Paller AS, Pinter A, Wine Lee L, et al. Efficacy and safety of dupilumab treatment with concomitant topical corticosteroids in children aged 6 months to 5 years with severe atopic dermatitis. Adv Ther. 2024;41(3):1046-61.

Paller AS, Siegfried EC, Thaci D, et al. Efficacy and safety of dupilumab with concomitant topical corticosteroids in children 6 to 11 years old with severe atopic dermatitis: A randomized, double-blinded, placebo-controlled phase 3 trial. J Am Acad Dermatol. 2020;83(5):1282-93.

Palmer CN, Irvine AD, Terron-Kwiatkowski A, et al. Common loss-of-function variants of the epidermal barrier protein filaggrin are a major predisposing factor for atopic dermatitis. Nat Genet. 2006;38(4):441-6.

Pálsson K, Slagor RM, Flachs EM, et al. Childhood atopic dermatitis is associated with a decreased chance of completing education later in life: A register-based cohort study. J Eur Acad Dermatol Venereol. 2021;35(9):1849-58.

Papapostolou N, Xepapadaki P, Gregoriou S, et al. Atopic dermatitis and food allergy: A complex interplay what we know and what we would like to learn. J Clin Med. 2022;11(14).

Paternoster L, Savenije OEM, Heron J, et al. Identification of atopic dermatitis subgroups in children from 2 longitudinal birth cohorts. J Allergy Clin Immunol. 2018;141(3):964-71.

Perkin MR, Craven J, Logan K, et al. Association between domestic water hardness, chlorine, and atopic dermatitis risk in early life: A population-based cross-sectional study. J Allergy Clin Immunol. 2016;138(2):509-16.

Perkin MR, Logan K, Marrs T, et al. Association of frequent moisturizer use in early infancy with the development of food allergy. J Allergy Clin Immunol. 2021;147(3):967-76.

Petry T, Bury D, Fautz R, et al. Review of data on the dermal penetration of mineral oils and waxes used in cosmetic applications. Toxicol Lett. 2017;280:70-8.

Polaskey MT, Bendelow A, Mukherji J, et al. Facial atopic dermatitis is associated with sensitization to cow's milk, egg whites, and peanuts in children under 36 months.

Pediatr Dermatol. 2023;40(3):497-9.

Pugliarello S, Cozzi A, Gisondi P, et al. Phänotypen der atopischen Dermatitis. J Dtsch Dermatol Ges. 2011;9(1):12-20.

Reese I. Lassen sich allergische Erkrankungen durch Ernährung beeinflussen? Allergologie. 2022;45(11):775-9.

Reich K, Teixeira HD, de Bruin-Weller M, et al. Safety and efficacy of upadacitinib in combination with topical corticosteroids in adolescents and adults with moderate-to-severe atopic dermatitis (AD Up): Results from a randomised, double-blind, placebo-controlled, phase 3 trial. Lancet. 2021;397(10290):2169-81.

Reid P, Lewis-Jones MS. Sleep difficulties and their management in preschoolers with atopic eczema. Clin Exp Dermatol.1995;20(1):38-41.

Reuveni H, Chapnick G, Tal A, et al. Sleep fragmentation in children with atopic dermatitis. Arch Pediatr Adolesc Med. 1999;153(3):249-53.

Ricci G, Bendandi B, Pagliara L, et al. Atopic dermatitis in Italian children: Evaluation of its economic impact. J Pediatr Health Care. 2006;20(5):311-5.

Ring J. Handbook of atopic eczema. Springer, Berlin/Heidelberg/New York 2006.

Ring J, Bachert C, Bauer CP, et al, Weißbuch Allergie in Deutschland. Springer, Berlin/Heidelberg 2000. Aktualisierte Stellungnahme Nr. 008/2018 des Bundesinstituts für Risikobewertung (BfR) vom 27.02.2018: Hochraffinierte Mineralöle in Kosmetika: Gesundheitliche Risiken sind nach derzeitigem Kenntnisstand nicht zu erwarten. https://www.bfr.bund.de/cm/343/hochraffinierte-mineraloele-in-kosmetika-gesundheitliche-risiken-sind-nach-derzeitigem-kenntnisstand-nicht-zu-erwarten.pdf. Abruf 19.7.2024

Roduit C, Frei R, Depner M, et al. Phenotypes of atopic dermatitis depending on the timing of onset and progression in childhood. JAMA Pediatr. 2017;171(7):655-62.

Roerdink EM, Flokstra-de Blok BM, Blok JL, et al. Association of food allergy and atopic dermatitis exacerbations. Ann Allergy Asthma Immunol. 2016;116(4):334-8.

Romanos M, Gerlach M, Warnke A, et al. Association of attention-deficit/hyperactivity disorder and atopic eczema modified by sleep disturbance in a large population-based sample. J Epidemiol Community Health. 2010;64(3):269-73.

Santer M, Rumsby K, Ridd MJ, et al. Adding emollient bath additives to standard eczema management for children with eczema: The BATHE RCT. Health Technol Assess. 2018;22(57):1-116.

Schmidt SM. Impfungen und Allergien auf Hühnereiweiß – wann besteht klinische Relevanz? Allergologie. 2023;46:363-70.

Schmitt J, Apfelbacher C, Chen CM, et al. Infant-onset eczema in relation to mental health problems at age 10 years: Results from a prospective birth cohort study (German Infant Nutrition Intervention plus). J Allergy Clin Immunol. 2010;125(2):404-10.

Schmitt J, Chen CM, Apfelbacher C, et al. Infant eczema, infant sleeping problems, and mental health at 10 years of age: The prospective birth cohort study LISAplus. Allergy. 2011;66(3):404-11.

Schoos AM, Chawes BL, Folsgaard NV, et al. Disagreement between skin prick test and specific IgE in young children. Allergy. 2015;70(1):41-8.

Sherriff A, Golding J. Hygiene levels in a contemporary population cohort are associated with wheezing and atopic eczema in preschool infants. Arch Dis Child. 2002;87(1):26-9.

Siegels D, Heratizadeh A, Abraham S, et al. Systemic treatments in the management of atopic dermatitis: A systematic review and meta-analysis. Allergy.2021;76(4):1053-76.

Silverberg JI, Barbarot S, Gadkari A, et al. Atopic dermatitis in the pediatric population: A cross-sectional, international epidemiologic study. Ann Allergy Asthma Immunol. 2021;126(4):417-28.

Silverberg JI, Hanifin J, Simpson EL. Climatic factors are associated with childhood eczema prevalence in the United States. J Invest Dermatol. 2013;133(7):1752-9.

Simonsen AB, Johansen JD, Deleuran M, et al. Contact allergy in children with atopic dermatitis: a systematic review. Br J Dermatol. 2017;177(2):395-405.

Simpson EL, Paller AS, Siegfried EC, et al. Efficacy and safety of dupilumab in adolescents with uncontrolled moderate to severe atopic dermatitis: A phase 3 randomized clinical trial. JAMA Dermatol. 2020;156(1):44-56.

Skjerven HO, Lie A, Vettukattil R, et al. Early food intervention and skin emollients to prevent food allergy in young children (PreventADALL): A factorial, multicentre, cluster-randomised trial. Lancet. 2022;399(10344):2398-411.

Skjerven HO, Rehbinder EM, Vettukattil R, et al. Skin emollient and early complementary feeding to prevent infant atopic dermatitis (PreventADALL): A factorial, multicentre, cluster-randomised trial. Lancet. 2020;395(10228):951-61.

Smith FJ, Irvine AD, Terron-Kwiatkowski A, et al. Loss-of-function mutations in the gene encoding filaggrin cause ichthyosis vulgaris. Nat Genet. 2006;38(3):337-42.

Staab D, Diepgen TL, Fartasch M, et al. Age related, structured educational programmes for the management of atopic dermatitis in children and adolescents: Multicentre, randomised controlled trial. BMJ. 2006;332(7547):933-8.

Staubach P, Melhorn S. Antiseptische Wirkstoffe in Topika. Hautarzt. 2017;68(10):835-51.

Staubach-Renz P, Staender S. Optimierte Basistherapie bei Xerosis cutis. Praxis Report. 2021:4-10.

Strom MA, Fishbein AB, Paller AS, et al. Association between atopic dermatitis and attention deficit hyperactivity disorder in U.S. children and adults. Br J Dermatol. 2016;175(5):920-9.

Su JC, Kemp AS, Varigos GA, et al. Atopic eczema: Its impact on the family and financial cost. Arch Dis Child. 1997;76(2):159-62.

Suárez-Fariñas M, Tintle SJ, Shemer A, et al. Nonlesional atopic dermatitis skin is characterized by broad terminal differentiation defects and variable immune abnormalities. J Allergy Clin Immunol. 2011;127(4):954-64.

Surber C, Humbert P, Abels C, et al. The acid mantle: A myth or an essential part of skin health? Curr Probl Dermatol. 2018;54:1-10.

Surber C, Robertis J, Reinau D. Topical corticosteroid or emollient product: Which to apply first? J Eur Acad Dermatol Venereol. 2023;37(5):e646-e7.

Thamm R, Poethko-Muller C, Huther A, et al. Allergic diseases in children and adolescents in Germany. Results of the cross-sectional KiGGS Wave 2 study and trends. J Health Monit. 2018;3(3):3-16.

Thomas KS, Dean T, O'Leary C, et al. A randomised controlled trial of ion-exchange water softeners for the treatment of eczema in children. PLoS Med. 2011;8(2):e1000395.

Torrelo A, Rewerska B, Galimberti M, et al. Efficacy and safety of baricitinib in combination with topical corticosteroids in paediatric patients with moderate-to-severe atopic dermatitis with an inadequate response to topical corticosteroids: results from a phase III, randomized, double-blind, placebo-controlled study (BREEZE-AD PEDS). Br J Dermatol. 2023;189(1):23-32.

Trendelenburg V, Ahrens B, Wehrmann AK, et al. Peanut allergen in house dust of eating area and bed-a risk factor for peanut sensitization? Allergy. 2013;68(11):1460-2.

Tsakok T, Marrs T, Mohsin M, et al. Does atopic dermatitis cause food allergy? A systematic review. J Allergy Clin Immunol. 2016;137(4):1071-8.

Tsakok T, Woolf R, Smith CH, et al. Atopic dermatitis: The skin barrier and beyond. Br J Dermatol. 2019;180(3):464-74.von Kobyletzki L, Svensson A, Apfelbacher C, et al. Factors that predict remission of infant atopic dermatitis: A systematic review. Acta Derm Venereol. 2015;95(4):389-94.

Wahn U, Warner J, Simons FE, et al. IgE antibody responses in young children with atopic dermatitis. Pediatr Allergy Immunol. 2008;19(4):332-6.

Weidinger S, Beck LA, Bieber T, et al. Atopic dermatitis. Nat Rev Dis Primers. 2018;4(1):1.

Weidinger S, Novak N. Atopic dermatitis. Lancet. 2016;387(10023):1109-22.

Weidinger S, Simpson EL, Silverberg JI, et al. Burden of atopic dermatitis in paediatric patients: An international cross-sectional study. Br J Dermatol. 2024;190(6):846-57.

Weins AB, Schnopp C. Wet Wrap Therapy. Global Atlas of Skin Allergy. 2019(1):238-9

Weins AB, Kerzel S, Schnopp C. Schwere atopische Dermatitis im frühen Kindesalter: Besonderheiten, Herausforderungen und neue Perspektiven in der Versorgung. J Dtsch Dermatol Ges. 2024;22(3):350-5.

Weins AB, Kerzel S, Schnopp C. Die schwere atopische Dermatitis im frühen Kindesalter. Pädiatrische Allergologie in Klinik und Praxis. 2024;02/2024:13-21.

Werfel T, Heratizadeh A, Aberer W, et al. S3 Leitlinie Atopische Dermatitis: Teil 2 – Systemische Therapie. J Dtsch Dermatol Ges. 2024;22(2):307-20.

Werfel T, Heratizadeh A, Aberer W, et al. S3 Leitlinie Atopische Dermatitis: Teil 1 – Allgemeine Aspekte, topische und nichtmedikamentöse, besondere Patientengruppen. J Dtsch Dermatol Ges. 2024;22(1):137-53.

Werfel T, Heratizadeh A, Niebuhr M, et al. Exacerbation of atopic dermatitis on grass pollen exposure in an environmental challenge chamber. J Allergy Clin Immunol. 2015;136(1):96-103.

Wollenberg A, Barbarot S, Bieber T, et al. Consensus-based European guidelines for treatment of atopic eczema (atopic dermatitis) in adults and children: Part II. J Eur Acad Dermatol Venereol. 2018;32(6):850-78.

Wollenberg A, Barbarot S, Bieber T, et al. Consensus-based European guidelines for treatment of atopic eczema (atopic dermatitis) in adults and children: Part I. J Eur Acad Dermatol Venereol.2018;32(5):657-682.

Wollenberg A, Frank R, Kroth J, et al. Proaktive Therapie des atopischen Ekzems – ein evidenzbasiertes Therapiekonzept mit verhaltenstherapeutischem Hintergrund. J Dtsch Dermatol Ges. 2009;7(2):117-21.

Wollenberg A, Kinberger M, Arents B, et al. European guideline (EuroGuiDerm) on atopic eczema – part II: Non-systemic treatments and treatment recommendations for special AE patient populations. J Eur Acad Dermatol Venereol. 2022;36(11):1904-26.

Wollenberg A, Kinberger M, Arents B, et al. European guideline (EuroGuiDerm) on atopic eczema: Part I – systemic therapy. J Eur Acad Dermatol Venereol. 2022;36(9):1409-31.

Wollenberg A, Reitamo S, Girolomoni G, et al. Proactive treatment of atopic dermatitis in adults with 0.1% tacrolimus ointment. Allergy. 2008;63(7):742-50.

Worm M, Lippert U, Geier J, et al. Kontaktallergien im Kindesalter. Hautarzt. 2015;66(9):646-51.

Yamamoto-Hanada K, Kobayashi T, Mikami M, et al. Enhanced early skin treatment for atopic dermatitis in infants reduces food allergy. J Allergy Clin Immunol. 2023;152(1):126-35.

Yang EJ, Beck KM, Sekhon S, et al. The impact of pediatric atopic dermatitis on families: A review. Pediatr Dermatol. 2019;36(1):66-71.

Zheng T, Yu J, Oh MH, et al. The atopic march: Progression from atopic dermatitis to allergic rhinitis and asthma. Allergy Asthma Immunol Res. 2011;3(2):67-73.

Zink AGS, Arents B, Fink-Wagner A, et al. Out-of-pocket costs for individuals with atopic eczema: A cross-sectional study in nine european countries. Acta Derm Venereol. 2019;99(3):263-7.

Zuberbier T, Orlow SJ, Paller AS, et al. Patient perspectives on the management of atopic dermatitis. J Allergy Clin Immunol. 2006;118(1):226-32.

Impressum

1. Auflage 2024

Bildnachweis: Coverfoto: Svenja Krüger; Illustrationen: Nadine Gibler, Stuttgart; Innenteilfotos: Die meisten Abbildungen der Haut im Buch stammen von vielen kleinen Patientinnen und Patienten aus dem Praxisalltag von Dr. Andreas Weins. Autor und Verlag danken den Eltern für das Einverständnis, diese hier zeigen zu dürfen. S. 56: Shutterstock.com (MH-Lee); S. 88: Adobe Stock (HENADZY).

Projektleitung: Sarah Gast
Lektorat: Dr. Doortje Cramer-Scharnagl, Edewecht
Korrektorat: Susanne Schneider und Susanne Langer
Umschlaggestaltung: Veruschkamia, Vera Schlachter, München, www.veruschkamia.de
Innenlayout: buxdesign, München, www.buxdesign.de
Satz: Nadine Thiel, München
Herstellung: Timo Wenda
Reproduktion: Mohn Media Mohndruck GmbH, Gütersloh
Druck und Bindung: Pixartprinting, Lavis

Printed in Italy

MIX
Papier | Fördert gute Waldnutzung
FSC® C147178

Penguin Random House Verlagsgruppe FSC® N001967

ISBN 978-3-517-10345-7
www.suedwest-verlag.de